Linda
Tellington-Jones
Sybil Taylor

Der neue Weg im Umgang mit Tieren

Linda Tellington-Jones
Sybil Taylor

Der neue Weg im Umgang mit Tieren

Die Tellington TTouch Methode

Kosmos

Aus dem Amerikanischen übersetzt von Eva-Maria Gerlach
Bearbeitung: Prof. Dr. Ewald Isenbügel

Titel der Originalausgabe: »The Tellington TTouch. A Breakthrough Technique to Train and Care your Favorite Animal«, erschienen bei Viking Penguin, a division of Penguin Books USA Inc., New York 1992
ISBN 0-670-82578-6.

Mit 46 Zeichnungen im Text und 35 Schwarzweißfotos von Harriet Crosby (S. 204 o, 204 u, 205 o, 205 u), Werner Ernst (S. 70 o, 71 m, 71 u), Ann Finley (S. 68 o), Jodi Frediani (S. 203 o), Stevi Johnson (S. 66 m, 66 u, 67 o, 67 u, 68 u, 69 o, 69 u, 72 o, 72 u, 201 o, 201 u, 202 o, 207 u), Carol Lang (S. 68 m), Copper Love (S. 207 o), Denise Lynch (S. 71 o), Eleanor McCulley (S. 206 o, 206 u), Roger Russel (S. 65 o), Sylvia Rust (S. 202 u), Valerie Santagto (S. 70 u), Liz Turnquist (S. 203 u) und mit freundlicher Genehmigung von Prof. Dr. Ewald Isenbügel (S. 208).
Die Illustration auf S. 111 unten zeichnete Jeanne Kloepfer.

Umschlaggestaltung von Atelier Reichert, Stuttgart, unter Verwendung von zwei Farbfotos von Stevi Johnson (oben) und Edition Boiselle.

Für die vorliegende Druckquote wurde die Gestaltung des Schutzumschlags geringfügig verändert.

Die Deutsche Bibliothek – CIP-Einheitsaufnahme

Tellington-Jones, Linda:
Der neue Weg im Umgang mit Tieren : die Tellington-TTouch-Methode / Linda Tellington-Jones ; Sybil Taylor. [Aus dem Amerikan. übers. von Eva-Maria Gerlach. Bearb.: Ewald Isenbügel]. – Stuttgart : Franckh-Kosmos, 1993
Einheitssacht.: The Tellington TTouch <dt.>
ISBN 3-440-06627-4
NE: Taylor, Sybil:; Isenbügel, Ewald [Bearb.]

Für die deutschsprachige Ausgabe:

Lektorat: Angela Wolf
Herstellung: Kirsten Raue
ISBN: 3-440-06627-4
Printed in Czech Republic/Imprimé en République tchèque
Satz: G. Müller, Heilbronn
Herstellung: Těšínska Tiskárna, Český Těšín

Danksagung **9**
Vorwort **11**

Einführung in den Tellington TTouch 13

Entdeckung des TTouch: Entstehung und Entwicklung **13**
Der eigentliche TTouch **29**
Die geistige Einstellung 30
Wie man Hände und Finger gebraucht 31
Bewußtes Atmen 32
Die Druck-Skala 32
TTEAM und TTouch 34
Zum Gebrauch dieses Buches 34

Die Verbindung zum Tier 35

Vom Tiger zur Katze **35**
Große und kleine wilde Katzen 37
Hauskatzen 45
»Die Unnahbaren« – Katzen, die uns gegenüber gleichgültig sind oder uns fürchten 45
Sich wilder Katzen annehmen 48
Aggression und Ausgelassenheit 51
Aggression und Revier 53
Der TTouch bei Verletzungen 55
Schock 55
Rehabilitation 57
Der TTouch für ältere Katzen 58
Wimsey 58
Sich Zeit für den TTouch nehmen 60
Hundeschicksale **63**
Hunde und der TTouch 75
Training und Gehorsam 75
Aggression: Die versteckte Ursache ändern 76
Bud: Eine grundlegende Veränderung 80
Aggression, Schmerz und Reizbarkeit 89
Wenn der Haushalt zernagt wird 91
Kläffer 93
Das Trauma Badewanne und Bürste 94
Besuch beim Tierarzt 96
Überaktives Verhalten 97
Junge und alte Hunde 98

Pferde lernen tanzen 102
Maggie 105
Über die Instinkte hinausgehen 113
Wie Pferde agieren statt zu reagieren – durch TTEAM 114
Kopf senken 114
Das Maul 118
Ohren 120
Abenteuer Sowjetunion:
Pferde als Brücke zur Völkerverständigung 125
Gefiederte Brüder 131
Die Macht der »Gefiederten« 131
Höhen und Tiefen bei der Rettung von Wildvögeln 136
Die Macht der Einbildung und der Schwan mit dem unsichtbaren Flügel 138
Die warmherzigen Kaltblüter: Reptilien 143
Eine Frage von Leben und Tod 143
Joyce 145
Springende Echsen sind wundervoll 148
Klapperschlangen: Wo es noch Wildnis gibt 150
Was brauchen Reptilien, die als Heimtiere gehalten werden? 155
Auf der Farm: Der Kreislauf des Lebens 157
Geburt 158
Kann man mit einem Fötus reden? 160
Der praktische TTouch: Hilfe bei schwierigen Geburten 162
Kätzchen und Welpen 163
Die Strategie der Kühe 164
Enten, Hühner und Mozart 166
Kräftige Statur und starker Wille: Maulesel und Lamas 168
Die Stimmen der Tiere 174
Wie kann man einer Schnecke mit dem TTouch näherkommen? 174
Die Zeit der Delphine 177
Die verborgene Kraft der Worte 181
Die Gesänge der Orka 183
Nahe deinem Zuhause 186
Abschied nehmen: Den Übergang zum Tod erleichtern 191
Feiern und trauern: Der Kreis schließt sich 192
Unsere Tiere loslassen können 197
Wie sich Kinder von ihren Lieblingen verabschieden 200
Die Furcht vor dem Tod 210
Schutz für die Tiere in der Natur: Der Weg nach Hause 213
Die Geschichte vom Kenyon-Bär und den Montana-Bärenjungen 217
Afrikas Tierwaisen 223
Wie es gemacht wird: Ein illustrierter Führer durch die Techniken und Begriffe 230

Zirkel verfeinern 231
Tellington-TTouches: Wann und wie werden sie angewendet? 233
Der Wolken-Leopard 233
Der liegende Leopard 233
Der Waschbär 236
Der Schneckengang 236
Der Bär 238
Der Schlag der Bärenpranke 239
Die federleichte Bärenpranke 240
Die Muschel 241
Das Lecken der Kuhzunge 242
Der Tiger 244
Noahs langer Marsch 245
Der Python-Griff 246
Der Schmetterling 247
Die Spinne 248
Bauch heben 250
Rücken anheben 251
Körperliche und Verhaltensprobleme, bei denen mit dem TTouch geholfen werden kann 253
Der TTouch bei Furcht vor Kontakt 254
TTEAM-Ausdrücke 255
Das Körperseil 255
Chunking 256
Ohrarbeit 256
Halti 257
Arbeit am Maul 258
Hindernisse 258
Hochgestellte Stangen 259
Labyrinth 259
Führkette 261
Schwanz- oder Schweifarbeit 261
Das »Summen« 262
Der Stab 262
Drei TTEAM-Positionen 262
Der Dingo 262
Die Brieftaube 263
Den Tiger zähmen 265
Lernvorgänge 266
Der richtige Druck 266
Bezugsquellen 268
Register 269

An meine Eltern, Marion und Harold Hart Hood,
so unschätzbar wertvoll in meinem Leben,
und an den Geist, der in allen Tieren wohnt –
ob sie mit Schuppen, Pelz, Federn oder Flossen
auf die Welt kommen –, und dessen Dasein nicht
nur in unseren Familien, sondern auch draußen
in der Welt von großer Bedeutung ist.

Danksagung

Meine größte Dankbarkeit und Anerkennung gilt meiner Schwester Robyn Hood. Es gebührt ihrer großen Begabung, harten Arbeit, Unterstützung und der Veröffentlichung von TTEAM News International, daß der TTouch sich entwickelt hat und so weit verbreitet ist. Meine Wertschätzung auch an Phil Pretty, meinen Schwager, für seine Fotografien und seine künstlerischen und vielen anderen Beiträge. Und meine Liebe und Hochachtung für die Unterstützung, die meine ganze Familie mir gewährt hat.

Meine große Dankbarkeit auch an unsere Mitarbeiter und alle, die zur Entwicklung des TTEAM beigetragen haben. Ich habe einfach nicht genug Platz, um Euch allen einzeln zu danken! Wie auch immer – einige Namen muß ich nennen: Ursula Bruns, die darauf bestand, daß ich TTEAM als Methode entwickelte und die Co-Autorin meines ersten TTEAM-Pferdebuches war und es zum Standardwerk in der deutschen Pferdewelt gemacht hat; Moshe Feldenkrais, dessen brillante Methode, das menschliche Potential zu erweitern, mich dazu inspiriert hat, die Tiere mit neuen Augen zu sehen; Annagret Ast, die dem europäischen TTEAM mit ihrer zauberhaften Gegenwart und ihrem vorzüglichen Stil vorsteht; Copper Love dafür, daß sie das Leben aller, die sie mit dem TTouch berührt, erhellt; Christina Schwartz für ihre spezielle Gastfreundschaft und Hilfe während mehr als einem Jahrzehnt; Wolf Krober, mit dessen Hilfe sich TTEAM in Europa verbreitet hat; Andre Orlov für seine Rolle bei der Geburt von Animal Ambassadors (»Botschafter der Tiere«) in der UdSSR; Elena Petaskova, die den TTouch der sowjetischen Reiterei vorstellte und sein Wachstum in der UdSSR unterstützte; und Alexandra, Nina und Irene Zyuridy – danke dafür, daß Ihr meine russische Gastfamilie wart.

Mein spezieller Dank geht an meine Freunde Ulla und Klaus Becker, Familie Maltz, Familie Brüggemann und Adele Rex – für alle Pferde, denen Ihr geholfen habt, indem Ihr die TTEAM-Arbeit in Europa bekannt gemacht habt.

Dankbar bin ich auch Chris Griscom, Christine Gurzakowsky, Wendy Coleman, Dr. Nina Kanzina, Art Goodrich, Carol Lang, Harriet Crosby, Pamela Philip und Joyce Anderson für all ihre Unterstützung.

An Dr. Tom Becket und Marnie Reeder geht meine Dankbarkeit für die zärtliche und liebevolle Fürsorge für Kenyon und für so vieles mehr.

Meinen herzlichen Dank auch an Gray Hawn und den »Kids TV Express« für alles, was sie für Kenyon und Animal Ambassadors getan haben.

Ganz besonders möchte ich Dr. Ewald Isenbügel und Menja für ihre Ratschläge, Unterstützung und Freundschaft seit über 20 Jahren danken, und Dr. Ewald Isenbügel für seine besondere Mithilfe beim Übersetzen dieses Buches in die deutsche Sprache.

Obwohl ich Sybil Taylor mindestens schon tausendmal in den Jahren, in denen dieses Buch entstanden ist, gedankt habe, muß ich meine Anerkennung in der Öffentlichkeit aussprechen – für ihre Hingabe und Geduld beim richtigen Zusammenstellen der Einzelheiten und ihre unermüdliche Suche nach Worten und Wegen, das Material mit solchem Charme zu präsentieren. Sybils und meinetwegen danke ich auch Sybils Tochter Erika, Sybils treuem Kumpel Bill Saw, Priscilla Hergesheimer und Scott und Judy Taylor dafür, daß sie sie unterstützt haben.

Angela Wolf, unserer Lektorin, danke ich für ihre sorgfältige und konstruktive Hilfe bei der Übertragung unseres Buches ins Deutsche.

Unsere Liebe und Anerkennung gilt unserem Agenten und Freund Reid Boates für seinen Sachverstand, seine Ermutigung und seine ansteckende Begeisterung.

Zum Schluß möchte ich noch Sigrid Eicher danken, die mich an den Kosmos Verlag vermittelt hat, und Eva-Maria Gerlach für all ihre Bemühungen, dieses Buch ins Deutsche zu übersetzen, sowie Uli Schumacher, die half, die Übersetzung gegenzulesen.

Linda Tellington-Jones

Vorwort

Linda Tellington-Jones kenne ich seit 1971. Damals begannen wir auf einem Ritt in den Bergen von Los Altos, Kalifornien, ein Gespräch, das seither, über Raum und Zeit hinweg, immer intensiver und faszinierender geworden ist und den Hintergrund unserer gemeinsamen Arbeit für Tiere aller Arten und Länder bildet. Es geht darum, Tiere in Gestalt und Verhalten zu verstehen, ihre wichtige Rolle im Leben des Menschen – über den reinen Nutzwert hinaus – als Partner und Botschafter des Verständnisses und des Verknüpftseins mit der Natur zu erspüren.

Die faszinierenden Möglichkeiten, Zugang zu Tieren zu finden, mit ihnen nicht nur verbal zu sprechen, sondern körperlichen Kontakt zum Zwecke der Begegnung und Beeinflussung aufzunehmen und dabei eine beglückende, gefühlvolle Antwort zu spüren – das ist das Anliegen unserer Arbeit.

Naturnahen Völkern, wie den Indianern, waren Elemente der zwischenartlichen Mensch-Tier-Beziehung so selbstverständlich wie atmen und sprechen, bevor sie durch unsere Kultur und Religion indoktriniert wurden. Uns heutigen Menschen ist der intuitive Zugang zum Tier fast unmöglich.

Linda hat diese uralten Elemente noch in sich. Sie hat sie erlernbar und nachvollziehbar gemacht und die Beziehung zu Tieren zu einem Instrumentarium entwickelt, um Tiere zu erfassen, zu beeinflussen, Streß und Angst abzubauen und körpereigene Kräfte zu therapeutischen Zwecken anzuregen. Insbesondere Wissenschaftler, die mit Tieren und Menschen arbeiten, haben – je tiefer sie den Zusammenhängen zwischen Krankheit, Psyche und Befindlichkeit nachspüren – gelernt, daß nicht alles rational erklärbar ist. Je länger ich, besonders als Zootierarzt, mit Tieren arbeite, um so mehr wurden meine anstudierten Zweifel durch Erfolgserlebnisse mit dem TTouch und eine tiefere Zusammenschau widerlegt.

Wieviel wir an Lebensfreude missen müssen, weil das wechselseitige körperliche Gespräch mit Tieren verlorenging, zeigen die weltweiten Bemühungen und Erfolge, Tiere sogar in Therapien zum Wohle des Menschen einzusetzen. Die Richtigkeit des von Linda aufgezeigten Weges, zu dem sie hier vielfältige, verständliche Anleitungen gibt, zeigt sich im wechselseitigen Fluß der Empfindungen und Wirkungen vom Menschen zum Tier und zurück.

Über den Nutzen therapeutischer Möglichkeiten hinaus, spricht das Buch die grundlegenden Fragen unserer Beziehung zum Lebendigen und zur Natur an und zeigt zugleich das Ausmaß der Sackgasse, in die wir uns verrannt haben. Darum wünsche ich diesem Buch – zum Wohle von Tier und Mensch – eine weite Verbreitung.

Zürich, im Dezember 1992 *Prof. Dr. Ewald Isenbügel*

Einführung in den Tellington TTouch

Entdeckung des TTouch: Entstehung und Entwicklung

Eine meiner frühesten Erinnerungen geht zurück nach Edmonton, Kanada: Im frühen Morgenlicht stehe ich in der Küche unserer Familie und höre das Kaninchen meines Großvaters die Treppe heraufhoppeln, um ihn aufzuwecken. Es war jeden Morgen das gleiche – das Kaninchen würde auf sein Bett springen und so lange unter seinem Bart herumrumoren, bis er schließlich die Augen öffnete. »Ist ja gut, ist ja gut«, würde er schließlich brummeln.

Ich erinnere mich auch an meine Mutter, die der Katze streng untersagte, auch nur eine Maus im Haus zu fangen, aber dann weiß ich auch, daß dieselbe Katze zusammen mit ihrem eigenen Wurf Kätzchen großzügig junge Enten bemutterte. Aus dem Sumpf zurück, holte mein Vater eines Tages mehrere Enteneier aus seinen Jackentaschen. Schnell schob meine Mutter sie unter die Katze, die mit ihren Neugeborenen im warmen Korb lag und mütterlichen Träumen nachhing. Nach einigen Tagen schlüpften aus dem Gelege die zerbrechlichen Entenküken und reihten sich damit in das bereits bestehende Gemisch aus Kindern, Katzen, Hunden und Vögeln ein, das schon in dem großen schindelgedeckten Haus mit den grünen Fensterläden herumwirbelte.

Ich hörte die spannenden Geschichten aus den Zeiten, die mein anderer Großvater, Will Caywood, in Rußland verbrachte – als Hauptstallmeister im Eintausend-Pferde-Stall des Zaren Nikolaus II. Will sagte immer, um ein Pferd in guter Kondition zu halten, müsse man jeden Tag einmal mit den Händen den ganzen Pferdekörper streicheln, dann würde es gut mitarbeiten. Großvater versicherte mir auch, daß seine Pferde mit ihm sprechen würden und ihm gleichsam zu verstehen gäben, welches in der Kondition und Verfassung wäre, ein Rennen zu gewinnen.

Tiere waren in jenen frühen Tagen in Edmonton nicht nur Mitglieder der Familie und Individuen mit eigenen Rechten, sondern auch ein ganz natürlicher Teil unseres Lebens, der eine Welt ohne ihre tägliche Gegenwart unvorstellbar machte. Die Molkerei meines Vaters mit den Kühen und Kälbern und die Schweinefarm waren unser Lebensunterhalt. Mein Pony Trixie war nicht nur mein Freund, sondern auch mein einziges Transportmittel auf dem Schulweg, der eine Fünf-Meilen-Rundreise bedeutete, sowohl durch das winterliche Kanada mit Schnee als auch den Matsch und das beginnende Grün im Frühjahr.

Meine drei Brüder und zwei Schwestern saßen alle schon im Alter von vier Jahren auf dem Pferderücken, und mit unseren Eltern ritten wir zu den ländlichen Pferdeturnieren. Unser Familienname war Hood, und scherzhaft wurden wir »die reitenden Hoods« genannt.

Das Leben mit den Tieren war ein unbewußtes Geflecht gegenseitiger Hilfe im Alltag, aber auch der Freude. Erst später, als ich die Welt draußen kennenlernte, wurde mir klar, wie weit wir Menschen uns von dieser Verbindung entfernt hatten. Es schien mir, daß wir uns in bedenklich zunehmendem Maße von unserer natürlichen Bindung zu den anderen Lebewesen entfernten, daß uns die instinktive Erkenntnis verlorengegangen ist, eins zu sein mit unseren Mitgeschöpfen, aus demselben Stoff zu sein, Zelle für Zelle, Molekül für Molekül.

Nach einiger Zeit wurde mir klar, daß unsere Vorstellung von Tieren als »niedere Lebewesen« ein Teil des Problems war. Und auch wenn wir sie lieben, fühlten wir dennoch, daß wir sie beherrschen müßten! So kommt es, daß wir sie zwar zu unserem Nutzen einsetzen, sie aber nicht für Lebewesen halten, die einen erstaunlichen Reichtum an Intellekt und Gefühlen besitzen. Im Gegenteil, wir glauben eher, daß Tiere nur durch Wiederholung und Zwang lernen.

Meine erste Ahnung, daß es auch andere und viel bessere Wege der Verständigung mit Tieren geben kann, kam, wie glücklicherweise so oft in meinem Leben, durch Pferde.

Im Alter von elf Jahren bedeuteten Pferde mein Leben. Jeden Tag lief ich gleich nach der Schule in den Stall einer begabten und recht bekannten Trainerin namens Alice Greaves. Ich lernte eifrig von ihr, teilte ihr großes Interesse an allem, was mit Pferden zusammenhing, und ritt und trainierte dabei eine Vielzahl von Pferden, meist Vollblüter, vom Springpferd bis zum ehemaligen Rennpferd. Alice war eine souveräne Reiterin. Noch heute könnte ich ihr einfallsreiches Reiten beschreiben, wenn sie, ihre langen Haare nur Zentimeter vom Boden entfernt, kopfunter am galoppierenden Pferd hing.

Eine meiner wichtigen Pflichten war es, die jungen, ungerittenen Pferde »einzubrechen«. Diese Pferdekinder würden beim Fallen eines Hutes losbuckeln und bei allem Unbekannten zur Seite springen. Alice hatte mich die traditionelle Art gelehrt, diese Pferde einzubrechen, d.h., sie so lange »auszubuckeln«, bis sie sich ergaben. Wie eine Klette saß ich auf ihrem unruhigen Rücken und machte sie mit Gebiß, Zaumzeug und Gerte gehorsam. Es lag eben die heute noch weitverbreitete Vorstellung zugrunde, Pferde seien von Natur aus dumm und stur und nur lernfähig, wenn sie den stärkeren Willen des Menschen anerkennen.

Tatsache ist jedoch, daß das Tier durch diese Methode zwar scheinbar zur Mitarbeit bereit ist, diese Beziehung aber nicht auf wirklicher Kooperation beruht, sondern auf Furcht. Die Angst erzeugt eine unterschwellige physische Spannung im Pferd, die sich plötzlich in aggressivem oder »sturem« Verhalten entlädt, wofür es wieder bestraft wird – ein lebenslanger unseliger Kreislauf. Darauf sollte ich jedoch erst einige Jahre später kommen.

Zurück zu Alice in Edmonton: Ich fiel öfter von schwierigen Pferden herunter, als ich zählen konnte, und wünschte mir, daß es auch einen anderen Weg gäbe, Pferde auszubilden. Als ich eines Abends durch die länger werdenden Schatten eines spätsommerlichen Zwielichts nach Hause ritt, überraschte mich ein älterer Mann, der humpelnd aus einem Nebenweg heraustrat, an dem ich vorbeiritt. Er stützte sich auf einen Stock und bat mich anzuhalten. »Ich habe dir schon lange Zeit beim Reiten zugesehen«, sagte er, »und ich habe ein Geschenk für dich.«

Er reichte mir ein vielbenutztes, blau eingebundenes Buch aufs Pferd hinauf. Wir unterhielten uns eine Weile, und der alte Mann erzählte mir, daß er Offizier bei der Kavallerie im Spanisch-Amerikanischen Krieg gewesen sei. Ich kann mich nicht mehr an den Titel des Buches erinnern, aber es war eine illustrierte Anleitung zur »Bodenarbeit«, eine Möglichkeit, das Pferd an den Sattel zu gewöhnen. Die Theorie war, das verschreckte Tier nicht mit Gewalt an das ungewohnte Gewicht eines Reiters zu gewöhnen, sondern der Ausbilder sollte in kleinen Schritten vorgehen, indem er beginnt, mit dem Pferd vom Boden aus zu arbeiten. Ich war fasziniert und hoffte, den alten Mann wiederzusehen, um ihm zu danken, doch ich traf ihn nie wieder.

Ich konnte es kaum erwarten, die Trainingsmethoden des Buches auszuprobieren, und bot deshalb einem Nachbarn an, seine zweijährige Stute auszubilden. Es war ein 1,60 m großes Vollblut, schwarz mit weißer Blesse und zwei weißen Socken. Wie im Buch beschrieben, legte ich ihr einen leichten englischen Sattel auf und zog den Gurt nur leicht an, dann führte ich zwei lange Leinen durch die Steigbügel zum Gebiß. Mit diesen Leinen als Zügelersatz ging ich hinter ihr her, erst im Schritt, dann im Trab auf einem Zirkel in beide Richtungen.

Nachdem sie sich sowohl mit den Zügeln als auch mit Sattel wohl fühlte, ließ ich sie ruhig neben einem Strohballen anhalten und stieg so oft in den Sattel und wieder hinunter, bis sie nicht mehr zurückzuckte. Nach einer Woche waren wir soweit – ich trieb sie leicht an, und wir ritten los, ganz ruhig, ein friedlicher, ereignisloser Ritt, kein Buckeln, kein Geschrei, kein Schwitzen, keine Angst.

Es stellte sich heraus, daß das blaue Buch des alten Mannes mir eine Tür in die Zukunft öffnete. Das erste Experiment mit der »Bodenarbeit« wurde zum Grundstein der Tellington-Methode – eine Ausbildungsmethode für junge Pferde, die sowohl Amateure als auch Profis heute anwenden. Doch die so überraschend harmonischen und erfreulichen Stunden mit der schwarzen Stute brachten mir mehr als nur Technik. Ich lernte meine erste Lektion, die mir klarmachte, daß Zusammenarbeit nicht nur die fröhlichste und gleichzeitig natürlichste Art ist, mit Tieren zu kommunizieren, sondern auch die wirksamste. Diese Erkenntnis war entscheidend für alle zukünftigen Entdeckungen bei der Arbeit mit Tieren.

Für mich sind Schlüsselerlebnisse wie ein phantastisches Puzzle. Zuerst sind es nur bruchstückhafte Informationen, doch dann werden es nach und nach mehr, bis das Bild sichtbar wird. Die Teile fügen sich ineinander, wenn ich mich von meiner Intuition leiten lasse – dieser hartnäckigen inneren Stimme, die mir die Wahrheit sagt und der zu vertrauen gleichzeitig so schwer ist. Vor vielen Jahren las ich, daß Intuition vergessenes Wissen ist, und das macht für mich immer noch Sinn. Es ist trotzdem schwierig, in unserer rational orientierten Welt auf die innere Stimme zu hören und ihr zu trauen.

»Wie kann ich etwas trauen, was nur ein Gefühl ist?« fragen wir uns unsicher. Ich erinnere mich an eine frühe Begegnung mit dieser Stimme. Ich war sechzehn und hatte gerade den ersten Platz in einer Pferdeschau gewonnen. Als meine Mutter anschließend in den Stall kam, um mir zu gratulieren, brachte sie einen Mann mit, militärisch aussehend, vielleicht Mitte dreißig, kurzer Bürstenhaarschnitt und athletischer Körper. Er saß auf der Tribüne neben ihr, und als er merkte, daß sie meine Mutter war, bestand er darauf, mich zu treffen. Beim Blick in seine lebhaften blauen Augen durchlief mich so etwas wie ein prickelnder Schauer. Es war nicht das Gefühl der Liebe auf den ersten Blick, sondern eher wie eine plötzliche Erkenntnis, wie eine Stimme, die sagt »Hier!«, und für mich das Gefühl, gerade jemandem begegnet zu sein, der in meinem Leben eine wichtige Rolle spielen würde.

Wentworth Tellington war ein Hemingway-Typ. Erfinder, Ingenieur, Entdecker, Kavallerieoffizier, Gelehrter, Lehrer für technisches Zeichnen und Polo in West Point, außerdem interessierte er sich wirklich ernsthaft für Pferde. Er wurde für mich zum Freund und Mentor, und drei Jahre später heiratete ich ihn. Wie es sich dann herausstellte, war meine Vorahnung richtig gewesen – unsere Beziehung basierte auf seiner Fähigkeit, ein Lehrer zu sein, der mich inspirierte. Zusammen gründeten wir die »Pacific Coast Equestrian Research Farm« in Los Osos, Kalifornien. Die Farm entwickelte sich sowohl zu einer Organisation, die im Bereich der klinischen Forschung zur Verbesserung der Leistung und Versorgung von Pferden führend wurde, als auch zur Pacific Coast School of Horsemanship, die ab 1970 internationale Anerkennung fand, Forschungspreise von mehreren Regierungen erhielt und deren Studenten geprüfte Lehrer aus sechsunddreißig Staaten und neun Ländern waren.

1970 wurde es klar, daß Went und ich verschiedene Wege gehen mußten. Wir trennten uns, und ich führte die Schule einige Jahre alleine.

Abgesehen vom Ende meiner Ehe verlief mein Leben sehr positiv. Ich war 36 Jahre alt, und 25 davon hatten mich Pferde fasziniert; ich ritt sie, stellte sie vor, trainierte sie und versuchte, sie zu verstehen; ich schrieb Artikel und Bücher über sie und lehrte andere, was ich von ihnen gelernt hatte. Jeden

Morgen hatte ich einen wunderbaren Ausblick auf das von Eichen bedeckte Vorgebirge, das sich in steilen Wellen zu den Bergen der Sierra Nevada erhob. Interessierte Menschen aus der ganzen Welt besuchten mich. Ich hatte einen sehr guten Mitarbeiterstab und liebevolle Freunde. Von außen betrachtet, schien mein Leben sehr in Ordnung.

Doch schon seit einer gewissen Zeit flackerten tief innen Signale auf, die mir sagten, daß an diesem Bild etwas nicht stimmte. Eines Tages fuhr ich 15 Studenten und einen Hänger voller Pferde zu einer Pferdeveranstaltung hoch zum Mount Tamalpais. Wir ritten im Ring bei vierzig Grad und trugen dazu steife Hüte, Jacketts und Stiefel, und als ich einen Blick nach unten in die San Francisco Bay warf, sah ich Segelboote, die frei vor dem Wind dahinjagten. »Was machst du hier?« fragte meine innere Stimme. »Rundum in dieser Bahn reiten für eine Schleife und einen Pokal – ist es das, wofür du geboren bist?«

Ich nahm mir etwas Zeit für mich und saß Tag für Tag in einem Schlupfwinkel des großen Gartens. Ich begann, den Klang des Lebens um mich herum wahrzunehmen, hörte mit anderen Ohren die sprachlose Sprache der Blumen, des Grases, der Bäume, der Insekten, Vögel und kleinen Tiere, die im Buschwerk raschelten.

Ich hatte mich mit Kommunikation beschäftigt. In den Sechzigern hatte ich eine Technik entwickelt, »Reiten mit Intelligenz« genannt, die die Mensch-Pferd-Partnerschaft und das Verstehen über den Gebrauch von Gewalt stellt, doch immer noch sah ich, daß die Kommunikation zwischen Mensch und Tier entmutigende Mängel aufwies.

Schließlich wurde mir bewußt, daß ich mehr vom Leben wollte als die Erziehung von Pferden. Mein wirkliches Anliegen war, Menschen für ein tieferes Verständnis für Tiere und ihre große Wichtigkeit in unserem Leben zu öffnen.

Das klang alles sehr schön, doch ich hatte nicht die geringste Vorstellung davon, wie ich es in die Tat umsetzen könnte. Sollte ich einen Kurs im Fach »Beziehungen zum Tier« belegen? Ich sprach mit dem Dekan für Erwachsenenbildung an der Universität von Santa Cruz, denn dort hatte ich einen Kurs in Pferde-Psychologie und -Haltung gegeben. »Linda«, sagte er, »wonach du suchst, wird an keiner Universität gelehrt. Geh hinaus in die Welt, und entweder zu findest es, oder es findet dich.«

Das war im März 1974. Im April wagte ich den Sprung ins Ungewisse. Ich verriegelte mein Haus und begann zu reisen. Ich verkaufte 65 Pferde, schloß die Türen meiner Schule und verließ Kalifornien Richtung Europa. Bis zu diesem Zeitpunkt war mein ganzes Leben von Zeitplänen und Verantwortlichkeiten bestimmt gewesen. Doch hier war ich nun, frei und bereit, meiner Eingebung zu folgen, wohin auch immer sie mich führte und welche Tür sich auch für mich öffnen sollte.

Es dauerte nicht lange, bis sich die neue Richtung abzeichnete, nur erkannte ich sie nicht sofort. Zwei große Begegnungen traten in mein Leben, und sie wiesen mir klar die einzuschlagende Richtung. Die erste war ein verzweifelt einsames Gorillaweibchen und die zweite ein brillanter israelischer Physiker.

Durch meine Arbeit mit Pferden hatte ich in der ganzen Welt viele ungewöhnliche und liebe Freundschaften geschlossen, und nach ein paar Reitwochen in Irland beschloß ich, einen dieser Freunde zu besuchen. Es war Ewald Isenbügel, der junge Leiter der tierärztlichen Abteilung im Züricher Zoo in der Schweiz. Ewald war an meinen Trainingsmethoden interessiert, und er und seine Verlobte Mengia hatten mich in meiner Schule in Kalifornien besucht. Viele Abende hatten wir endlos diskutierend auf meinem Patio verbracht, über seine Patienten sprechend, von der Antilope bis zum Tiger.

Und so kam es, daß ich eines grauen Dezembernachmittags vor dem Gorillakäfig des Züricher Zoos stand. Ewald, der mich herumgeführt hatte, war abgerufen worden. Das Gorillaweibchen war allein in einem 3,5 mal 3,5 m großen Käfig untergebracht und hatte nicht einmal die Möglichkeit, andere Tiere zu sehen, um vielleicht ein wenig das Gefühl von Gesellschaft zu haben. In diesem kahlen und einsamen Gefängnis wurde sie buchstäblich wie von Sinnen vor Einsamkeit und Langeweile. Stumm an den Fingernägeln kauend, in der Nase bohrend, ihr Kinn auf eine Hand stützend und dann rastlos eine andere Haltung einnehmend, ging sie immer wieder in eine Ecke, um das aufzulecken, was sie vorher erbrochen hatte. Ich war nicht imstande fortzugehen, sondern blieb vor ihr stehen, ihren Kummer tief in mir spürend.

Ich gab ein Versprechen. Ich gelobte, sie und andere leidende Zootiere nicht zu vergessen, auch wenn ich in dem Augenblick nicht wußte, wie ich helfen konnte. Um ihre Langeweile und Einsamkeit zu dokumentieren, machte ich Aufnahmen von ihr, alle sechzig Sekunden ein Foto, eine Stunde lang – sechzig Fotografien. Ich habe die mit ihr verbundene Inspiration niemals vergessen und habe bis heute immer ein Bild von ihr in meiner Nähe (siehe Foto Seite 65).

Ich glaube, wir haben alle gewisse Dinge, gewisse Ereignisse und Menschen in unserem Leben, die wichtige Prüfsteine für uns sind. Für mich sind Ewald Isenbügel und der Züricher Zoo so ein Prüfstein. Viele Male bin ich seit jenem Winternachmittag wiedergekommen, und es hat viele ermutigende Änderungen gegeben – einschließlich einer völligen Umgestaltung der Gorillaanlage.

Im heutigen Züricher Zoo müssen Gorillas nicht mehr einsame Isolation ertragen, sondern leben als Familiengruppe zusammen, in der Mütter ihre Babys behalten dürfen – eine Abwendung von der üblichen Zoopraxis, Tierbabys von Menschenhand großzuziehen. In der Gorillaanlage findet man jetzt interessantes Spielzeug, und die Umgebung und Beschäftigung wechselt jeden Tag. Einen Tag zum Beispiel plätschert Wasser aus einer Dusche, einen anderen werden Rosinen in ausgebohrten Aststücken versteckt, so daß die Gorillas sie mit offensichtlichem Spaß mit Stöckchen herauspulen.

In dem bewußten Winter 1974 jedoch waren derartige Änderungen und meine eigene Arbeit mit Zootieren noch Zukunftsmusik.

Als ich Kalifornien verließ, hatte ich gedacht, mit Pferden abgeschlossen zu haben, doch wie es schien, hatten die Pferde, die mir so viel im Leben bedeuteten, noch nicht mit mir abgeschlossen. Einige Tage nach meiner Begegnung im Zoo rief meine deutsche Freundin Ursula Bruns mich in Zürich an und machte mir ein unwiderstehliches Angebot – die Einladung, die Reitvorstellung für die Equitana zu kreieren, der Welt größte Pferdemesse.

Ursula Bruns ist eine großartige, dynamische Frau, damals Anfang Fünfzig. Sie ist bekannt durch über vierzig Pferdebücher und als Expertin für außereuropäische Pferderassen, deren Studium mit der Kenntnis des Islandpferdes begann. Doch am meisten kennt man sie in Deutschland durch ihre unorthodoxe Annäherung an das »freie« Reiten (Reiten eher als reines Vergnügen denn als Wettbewerb). Es gab nichts und niemanden, dessen Ursula sich nicht annahm, kein Gesetz war ihr zu »heilig«, als daß sie es nicht angetastet hätte. Meine erste Vorstellung auf der Equitana wurde tatkräftig von ihr unterstützt und führte mich in einen neuen Abschnitt meines Lebens.

Diese Ausstellung, die alle zwei Jahre in Essen stattfindet, zieht über zweihunderttausend Besucher in die zehn riesigen Ausstellungshallen. Über achthundert Anbieter aus dreißig Ländern zeigen nahezu alles, was auch nur annähernd mit Pferden zu tun hat, von der Fünf-DM-Sattelseife bis zur Fünftausend-DM-Solaranlage. Für drei Stunden an jedem Tag wird der Vorführring, bunt geschmückt mit den Fahnen aller Nationen, zu einem Wirbel von Mähnen und Schweifen, wenn die Verkaufspferde gezeigt werden: fünf bis zehn Pferde alle zwei Minuten – aus Rußland, Südamerika, Saudi-Arabien, aus der ganzen Welt. Die Abende sind den theaterähnlichen Reitvorführungen (Hop-Top-Show) vorbehalten, basierend auf mythologischen oder historischen Themen – prächtige Darstellungen, die von einem großen Publikum geschätzt werden.

Ich begab mich in das winterliche Deutschland und trainierte mehrere Monate mit Ursula und zwei anderen Reitern draußen auf dem Land. Unsere Vorstellung wurde zu einer kleinen Sensation auf der Equitana. Es war eine Springvorführung, vorgetragen im original amerikanischen Stil auf bloßem Pferderücken, ohne den Einsatz von Sattel oder Zaumzeug. Für die meisten Europäer, gewöhnt an die Disziplin der klassischen Dressur, war diese Art der Beziehung zwischen Pferd und Reiter völlig ungewohnt.

Danach wurde in vielen deutschen Pferdezeitschriften darüber spekuliert, wie so etwas denn sein könnte – einschließlich der Vorstellung, daß die Pferdezungen die ganze Nacht am Unterkiefer festgebunden worden waren, um sie gefügig zu machen. In die Pferdemäuler hatten wir nur leichte Schnüre gelegt, die beim geringsten Druck reißen würden, und die Menschen konnten nur schwer verstehen, daß wir solche Ergebnisse erzielen konnten, ohne Gewalt anzuwenden.

Nach der Equitana wurde ich von einem deutschen Ministerium gebeten, ein Pilotprojekt »amerikanischer Reitstil« in einem offiziellen deutschen Reitzentrum zu leiten. Ich reiste durch ganz Deutschland, um das Projekt bekannt zu machen, wobei ich Menschen traf, die ihre Fähigkeiten als Reiter erweitern und die Verhaltensprobleme und das Fehlverhalten ihrer Pferde verbessern wollten. Diese Arbeit war wunderbar anregend, und ich lernte tatsächlich auch mehr Deutsch als »Schritt« für »walk« und »Pferd« für »horse«.

An diesem Punkt ereignete sich meine zweite bahnbrechende Begegnung. Durch einen meiner Freunde hatte ich von den aufregenden physikalischen Therapiemethoden des Dr. Moshe Feldenkrais gehört. Ich bat um Material über seine Theorien, las es und stellte fest, daß seine Ideen wichtige Anregungen für mich enthielten. Dieses Mal brauchte ich nicht Monate, um auf meine innere Stimme zu hören. Ich verließ Deutschland, um mich im Sommer für seinen Zwölf-Wochen-Anfängerkurs in San Francisco einzuschreiben.

Als berühmter israelischer Physiker, athletisch gebaut und ein Meister in den Kampfkünsten, entdeckte Moshe seine revolutionäre Methode der »Geist-Körper-Wiederbelebung« buchstäblich durch einen Unfall. Beim Überqueren einer Straße wurde er von einem Bus angefahren, und seine beiden Beine wurden schwer verletzt. Wenngleich seine Ärzte ihm nur eine fünfzigprozentige Chance der Wiederherstellung gaben, selbst wenn sie operieren würden, war Moshe nicht der Mann, der aufgab. Er entschied sich gegen eine Operation.

Entschlossen, seine Beine und seinen Körper umzuerziehen, arbeitete er ein Programm aus, das die gewohnte Art seiner früheren Gehweise umging und statt dessen jede vorstellbare alternative Bewegungsmöglichkeit mobilisierte, bis hin zum winzigsten und feinsten Muskelspiel. Nach zwei Jahren konnte er wieder gehen. Er hatte die Theorien und Lehren entdeckt, die schließlich nicht nur denen helfen konnten, die unter Lähmung und funktionellen Störungen litten, sondern die auch anderen Menschen, wie Tänzern, Athleten und jedem, der alle körperlichen und geistigen Fähigkeiten ausschöpfen wollte, eine Hilfe sein konnten.

Seine Methoden – jetzt in der ganzen Welt bekannt unter »Bewußtsein durch Bewegung« (Awareness Through Movement) und »Die Feldenkrais-Methode der funktionellen Integration« (The Feldenkrais Method of Functional Integration) – sind begründet auf der erstaunlichen Tatsache, daß wir nur weniger als zehn Prozent unserer vorhandenen Gehirnzellen nutzen.

Während wir heranwachsen und lernen, zu gehen, zu tanzen und Pferde zu reiten, werden die so erlernten Muster als Nerven-Reaktionen zwischen bestimmten Gehirnzellen und Muskeln gespeichert. Wenn wir uns zum Beispiel angewöhnt haben, beim Gehen zu schlurfen, ist der Körper darauf programmiert, immer auf diese Weise zu gehen. Haben wir Französisch gelernt, bewegen sich die Muskeln des Mundes beim Sprechen automatisch und gewohnheitsgemäß anders, als wenn wir Englisch oder Suaheli gelernt hätten.

Die Teile des Gehirns, die so programmiert sind, sind auch die einzigen, die wir benutzen. Dr. Feldenkrais hat jedoch ein System von sanften, nicht schwierigen Bewegungen und geschickten Therapien entdeckt, die, weil sie nicht Gewohnheit sind, neue Gehirnzellen wecken und damit unbenutzte Nervenbahnen aktivieren. Die im Körper gespeicherten »schlechten Angewohnheiten« und die durch Anspannung, Schmerz und Angst gebildeten Muster werden durchbrochen, und die damit verbundene »verkrampfte« seelische Einstellung wird freigegeben. Damit sind neue Möglichkeiten geschaffen, und mit der neuen Möglichkeit entsteht die Fähigkeit, mehr zu lernen – verbunden mit wiederentdecktem Selbstwertgefühl. Wie Moshe oft darlegte, war das Ziel seiner Arbeit, den Menschen die Mittel in die Hand zu geben, ihre besten Möglichkeiten zu erreichen und zu erfüllen, ob nun im körperlichen, seelischen oder intellektuellen Bereich.

Das Feldenkrais-Training war ein Lehrkurs, der über vier fortlaufende Sommer am Lone Montain College in San Francisco in einem wunderbaren alten Gebäude, einem früheren Konvent, abgehalten wurde. Die geräumigen Zimmer mit ihren polierten Holzfußböden waren ideal für unsere großen Klassen mit oft fünfundsechzig Personen, die ihre Übungen auf dem Boden machten. Auch wenn ich es noch nicht wußte, wurde dieser Platz zu einem Zuhause. Ich würde die kommenden drei Jahre jeden Sommer drei Monate dort verbringen. Den Rest des Jahres verbrachte ich damit, zu unterrichten und Reit-Workshops in ganz Europa abzuhalten, wobei ich das Feldenkrais-Konzept in meine eigenen Methoden einarbeitete.

Die ersten zwei Sommer im Institut fanden im Liegen und auf dem Fußboden statt, wo die Übungsreihen, bestehend aus kleinsten ungewohnten Bewegungen, absolviert wurden, das umformende Fundament des Trainings. Es waren unendlich feine und doch genaue Bewegungen, die ein neues Bewußtsein für den Körper brachten und bisher ungenutzte Gehirnzellen aktivierten. Moshe war überzeugt, daß wir, bevor wir wirkungsvoll mit anderen arbeiten konnten, selbst genau feststellen mußten, wie dieses »neue Bewußtsein« sich in unserem eigenen Körper anfühlte. Im dritten Jahr waren wir aufgrund unserer eigenen Erfahrung mit den Übungen in der Lage, mit anderen zu arbeiten. Wir mußten lernen, unser eigenes Wissen in die Praxis umzusetzen und uns in einer Art Feedback gegenseitig Antworten zu geben.

Im vierten Sommer endlich wurden wir eingeteilt, mit anderen außerhalb des schulischen Trainings zu arbeiten, jedoch immer noch unter Aufsicht. Es war eine faszinierende Zeit. Ein Teil unseres Prüfungstrainings bestand darin, Moshes eigene Praxis der funktionalen Eingliederung zu beobachten. Aus der ganzen Welt kamen Menschen zu ihm und seinen israelischen Mitarbeitern. Einige von ihnen hatten bis zu diesem Zeitpunkt keine Hilfe bei ihren

Problemen oder Erleichterung ihrer jahrelangen Schmerzen gefunden. Sie kamen mit Lähmungen, mit schlimmsten Schmerzen in Nacken, Rücken und den Hüften, mit allen Arten von Fehlfunktionen.

Manchmal war es sehr schwierig herauszufinden, was er genau machte, weil die Bewegungen, die er ausführte, so fein waren. Zum Beispiel wiederholte er sieben Sitzungen lang dieselbe minimale Bewegung am Bein eines gelähmten Patienten. Es gab auch erstaunlich dramatische und erfolgreiche Momente. Ich erinnere mich an einen Gelähmten, der seit Jahren nicht mehr gehen konnte, der nach der siebten Sitzung zu kriechen begann und nach der zehnten ging.

Natürlich arbeiteten wir während der gesamten vierjährigen Trainingszeit auch im praktischen Bereich, und das nicht nur während der intensiven Sommer-Lehrzeit, sondern eigentlich jeden Tag, sowohl an uns selbst als auch mit anderen, dabei Bewegungen analysierend, um unseren physischen und psychischen Zugang zur Methode zu festigen.

Schon während meiner ersten Studienwochen mit Moshe erkannte ich, daß ich eine völlig neue Welt betreten hatte. Moshe führte uns durch die Bewegungen und würzte diese Sitzungen mit Erklärungen, wie er zu dieser Arbeit gefunden hatte – indem er der Entwicklung traute, die sich ihm darbot. Manchmal kamen prominente Anhänger seiner Arbeit und referierten in unserer Klasse, wie Margaret Mead (er behandelte sie wegen ihrer Gehbehinderung) oder Carl Pribram, der angesehene Neurologe der Stanford-Universität.

Moshe war kein großer Mann, aber er war eine fesselnde Erscheinung. Als Meister in Judo war er kräftig gebaut, mit breiter Brust und geschmeidigen Bewegungen, trotz seiner zerstörten Knie. Fünf Tage in der Woche, von zehn Uhr morgens bis vier Uhr nachmittags, war er bei uns, die wir auf dem Boden der hohen Räume lagen, und bewegte unsere Körper im Zeitlupentempo, was mich am Anfang verrückt machte. Ich war eine Sportlerin und daran gewöhnt, mich rein instinktiv zu bewegen, und hier lag ich und versuchte, auch noch die unendlich kleinste Muskelbewegung zu kontrollieren.

Am zweiten Tag durchfuhr es mich bei etwas, was Moshe sagte, wie ein Blitzschlag. Um etwas zu lernen, erzählte er uns, müßt ihr es nicht immer und immer wiederholen. Wiederholung ist nicht »Lernen«, man führt nur die gleiche Bewegung immer wieder aus. Doch wenn du deinen Körper auf ungewohnte Weise ohne Verspannung bewegst, hat das menschliche Nervensystem *die Fähigkeit, durch eine einzige Übung zu lernen.*

Eine *einzige* Erfahrung – ich war überrascht und fasziniert. Ich blickte auf die endlosen Stunden zurück, auf die Tage, Wochen und sogar Jahre, die ich mit Longieren verbracht und ein Pferd Schritt, Trab und Galopp auf Kommando gelehrt hatte, während es an der Longe lief. Einige der jungen Pferde, mit denen ich gearbeitet hatte, lernten enorm schnell, doch statt von ihnen zu lernen und einen Schritt weiterzugehen, hatte ich die Armen mit denselben Wiederholungsstunden weiter gequält. Ich glaubte an mein angelerntes Wissen, das auf Literatur basierte, und das konventionelle Wissen über Pferde allgemein: »Ohne Wiederholung lernen sie nichts.«

Moshe sprach von Menschen, aber konnten seine Lernprinzipien nicht auch auf Pferde zutreffen? Pferde geraten in Schwierigkeiten, wenn sie nicht machen, was der Mensch von ihnen will, wenn sie die Forderungen des Menschen zunichte machen mit ihrer anscheinenden Weigerung zu lernen. Warum nicht einen Weg finden zu ungewohnten Bewegungen, die den Widerstand, worin auch immer er besteht, ausschalten könnten? Die Lernfähigkeit des Pferdes wäre freigesetzt – vielleicht in nur einer Sitzung.

Ich war sehr aufgeregt. Moshe hatte mir einen Schlüssel zu etwas gegeben, wonach ich schon lange gesucht hatte: ein neuer Zugang zu dem Problem der Beziehung und Verständigung zwischen Menschen und Tieren. Ich konnte es nicht abwarten, seine Theorie an einem Pferd auszuprobieren, von dem ich gehört hatte.

Es war eine sechzehn Jahre alte Araberstute, die Ted, einem Nachbarn und Freund aus der Gegend, gehörte. Sie war Zuchtstute in Montana gewesen, nie geritten worden und den Menschen nicht sehr zugetan. Das Problem war, daß Ted buchstäblich jeden Abend damit kämpfte, um sie zu fangen und in den Stall zu bringen – und er war es leid!

Ich ging, um sie zu sehen, und nachdem Ted sie endlich gefangen hatte, stand ich da und überlegte. Eine schlechte Verhaltensweise mußte abgewöhnt werden. Moshes Theorie zufolge mußte ich versuchen, ungenutzte Nervenbahnen zum Gehirn zu aktivieren. Ich mußte herausfinden, wie der Körper der Stute auf sanfte Weise bewegt werden konnte – Bewegungen, die sie so nicht selbst ausführen konnte.

Ich näherte mich ihr ruhig und nahm ihre Ohren in meine Hände, drehte sie in kleinen Kreisen in beide Richtungen. Dann faßte ich sie am Ansatz und drückte sie vor und zurück, ich hatte festgestellt, daß Pferde diese Bewegung mögen. Als nächstes zog ich die Ober- und dann die Unterlippe vor und bewegte sie in beide Richtungen, einfach weil es das einzige war, von dem ich mir vorstellte, es sei ungewohnt.

Die Stute stand sehr still und entspannte sich immer mehr. Ich fuhr mit den Beinen fort und drehte sie vorsichtig in jede nur denkbare Richtung, um dann zum Schweif überzugehen, den ich hochhob, dann anzog, um ihn schließlich loszulassen, so erzeugte ich eine Dehnung des Rückgrats.

Moshe hatte gelehrt, daß, wenn nur irgendein Gelenk im Körper auf ungewöhnliche oder ungewohnte Weise bewegt werde, die anderen Gelenke im Körper mitbetroffen seien. Und da es achtzehn bis zwanzig Wirbel im Schweif gibt, dachte ich mir, daß mit dem Schweif zu arbeiten ein idealer Weg wäre, entsprechende Bewegungen im ganzen Skelett zu stimulieren.

Als ich nach fünfundvierzig Minuten fertig war, waren die Augen des Pferdes halb geschlossen. Es stand mit gesenktem Kopf, offensichtlich in einem

Zustand tiefer Entspannung. Ted und einige andere Freunde, die zugesehen hatten, unterhielten sich zu Beginn der »Sitzung« noch, doch auch sie waren schließlich in einer stillen, gelassenen Stimmung. »Was ist mit uns geschehen?« fragten wir uns. Es war fast wie Hypnose.

Interessant, dachte ich, wirklich ausgezeichnet. Doch ich ging nach Hause, ohne Wunder zu erwarten. Am nächsten Abend allerdings rief Ted mich mit aufregenden Neuigkeiten an. Früher mußte er immer auf die Weide gehen und die Stute mit Getreide als Bestechung in den Stall locken. Doch diesmal traute er seinen Augen kaum. Da stand sie tatsächlich wartend am Gatter. Sanftmütig ging sie zu ihrem Stall, doch statt zu ihrem Abendfutter in der Krippe zu eilen, wie sie es für gewöhnlich tat, sah sie Ted erwartungsvoll an. »So ungefähr«, sagte er, »als wollte sie mir ihr Ohr anbieten, damit ich mit der wohltuenden Behandlung fortfuhr.«

Ich war begeistert. Den ganzen Sommer überprüfte ich, ob das, was ich bei Moshe lernte, auch auf Problempferde angewandt werden konnte. Ich entdeckte, während ich an Pferden von Studenten arbeitete, daß viele Pferde, von denen man angenommen hatte, sie seien »aggressive« oder »sture« Persönlichkeiten, nur ihren Schmerz, ihre Anspannung oder ihr körperliches Unbehagen ausdrückten. Sobald der Schmerz nachließ, veränderten sich die »schlechten Persönlichkeiten« so absolut, als wenn sie verzaubert worden wären. Man kann natürlich nicht sagen, daß alle Pferde von Natur aus freundlich sind – einige werden mit schlechten Nerven geboren. Das ist genauso unterschiedlich wie bei den Menschen.

Nach diesem Sommer entwickelten sich die Vorstellungen zum »Tellington TTouch« immer schneller, fast von selbst, da meine Experimente, Methoden und Eingebungen, alt und neu, sich wie ein Puzzle zusammenfügten. Dieser Prozeß entfaltete sich so natürlich, wie Blumen erblühen, wenn ihre Zeit gekommen ist.

Es sprach sich in der europäischen Pferdewelt herum, daß ich eine Methode des »Horsemanship« entwickelt hatte und auch lehrte, die »Bewußtes Reiten« genannt wurde, inspiriert durch meine Feldenkrais-Arbeit, und die besonders wirkungsvoll war für Reiter mit Problemen. Die nächsten drei Jahre teilte ich meine Zeit ein in das Sommerstudium mit Feldenkrais in San Francisco und Reisen im Winter durch Europa. Ich unterrichtete kleine Gruppen von Reitern, gab aber auch Lehrveranstaltungen in meiner Technik vor immer größeren Organisationen und Zuhörergruppen.

Ich fuhr fort in der Erforschung des Körpers und arbeitete sowohl mit der Angst des Pferdes als auch der des Reiters. Ich entwickelte Systeme, die die Intelligenz des Pferdes unterstützten, wie die Bodenarbeit und das Gehen durch Labyrinthe – Techniken, die zu einer zusammenhängenden Methode wurden. Schwierige Probleme wurden – spannend für jeden, auch für mich – oft in mehreren Sitzungen gelöst. Zusätzlich lernten Pferd und Reiter dieselbe »sprachlose« Sprache verstehen.

Während dieser Zeit mischte sich wieder Ursula Bruns mit ihrer Unterstützung und gut-deutschen Veranlagung zum Praktischen ein. »Du hast eine wunderbare neue Methode«, sagte sie, »aber sie ist nicht so gut organisiert, daß sie von anderen weitergegeben werden kann. Das mußt du machen.« Wir entschieden, meine Entdeckungen durch ein Forschungsprojekt zu systematisieren. Zur Durchführung sollten zwanzig Pferde fünf Wochen im Trainingszentrum in Reken, Deutschland, zusammengezogen werden. Die Pferdebesitzer kamen aus ganz Deutschland, und ihre Pferde hatten die verschiedensten Probleme. Das eine scheute gefährlich bei jedem Stück Papier oder Plastik, das sich im Wind bewegte, ein anderes griff seinen Besitzer an, andere wieder waren aufgedrehte Durchgänger oder so nervös, daß sie zu einer Gefahr für sich und ihren Reiter wurden. Wir nahmen auch einige Pferde mit schweren körperlichen Problemen auf.

Der Sinn des Projektes war es, diese Probleme durch einen systematischen Zugang zum Training zu lösen. Wir fingen an, eine Serie von Übungen zu definieren, Tellington Equine Awareness Movements genannt (später bekannt als TEAM). Durch den eigentlichen Vorgang, ihren Pferden etwas beizubringen, fanden sich die Besitzer selber in einem Lernprozeß wieder. Als gutes Ergebnis entstand dann eine Partnerschaft, in der beide, Pferd und Reiter, eine neue Kunst der Verständigung erlebten.

Meine anfängliche Vorarbeit umfaßte nun ein ganzes System von Trainingsmustern, in dem der Trainer des Pferdes erst auf verschiedene Arten vom Boden und nicht vom Sattel aus arbeitet. Befreit von dem physischen und psychischen Druck, der leicht durch das Gewicht des Reiters entsteht, war das Pferd in der Lage, besser zu lernen. Der Unterschied in der Geschwindigkeit und Bereitschaft zu lernen, war enorm.

Im selben Moment, als der Mensch entdeckte, daß unterstütztes Lernen besser ist als dominiertes, wurde im Unterricht aus Konfrontation Freude. Pferd und Mensch sind wie zwei Tänzer; mit dem Menschen als führenden Partner, der eher leitet und informiert, als die Bewegung vom Pferd zu erzwingen.

Eine andere Art der Bodenarbeit war es, Stangen auf verschiedene Weise auf den Boden zu legen, so daß sie ein Labyrinth bildeten, durch das dann das Pferd geführt wurde. Auf diese Weise werden die natürlichen und gewohnten Bewegungen des Pferdes überprüft, es muß hinsehen und aufmerksam sein – ein Weg, die Lernfähigkeit zu verbessern.

Die Arbeit mit dem Körper ist eine andere Geschichte. Es war sehr schwierig, den Menschen zu zeigen, wie man am Körper eines Pferdes arbeitet, und noch mal so schwer, die subtile Art von Feldenkrais auf ein so großes Tier zu übertragen. Wir lehrten die Leute, die Gelenke eines Pferdes in einer Weise zu bewegen, die es nicht selbst durchführen kann; wie man den Kopf eines Tieres bewegt, damit es ihn tiefer nimmt, und wir fanden heraus, daß dies besonderes Vertrauen erzeugt; wie man mit den Ohren arbeitet (erst später erkannte ich den großen Wert der Arbeit an den Ohren, und zwar für alle Tiere) und wie man langsam und vorsichtig am Schweif drehen und ziehen kann.

Am Ende der Fünf-Wochen-Frist hatten sich sechzehn der zwanzig Pferde gut entwickelt und waren frei von der Angst und den schlechten Angewohnheiten, derentwegen sie zu uns gekommen waren. Das war wunderbar, doch die übrigen vier Fälle hatten nur geringe Fortschritte gemacht, und das ließ mir keine Ruhe. Ich entschied mich, selber mit ihnen zu arbeiten, wobei ich mich besonders auf die Körperarbeit konzentrieren wollte. Eines der vier Pferde reagierte sehr gut, doch bei den übrigen mußte ich aufgeben und gab sie widerstrebend ihren Besitzern zurück.

Nicht jedes Pferd ist für das TEAM-Training oder den jeweiligen Reiter geeignet. Manchmal passen Pferd und Reiter weder in Persönlichkeit noch Typ zueinander. Zum Beispiel kann jemand die Herausforderung und flinke Intelligenz lieben, hat aber ein nicht sehr »helles« Tier, das viel besser zu einem weniger abenteuerlichen Reiter passen würde. Aber es passiert eben auch, daß unsere Methoden schlicht ungeeignet sind für ein bestimmtes Pferd, und es dann damit immer weiter zu versuchen, ist weder angebracht noch angemessen.

Es ist natürlich auch eine Frage der Ausdauer. Die Besitzer eines meiner »Mißerfolge« gaben nicht auf und fuhren geduldig fort, unsere Methoden anzuwenden. Nach sechs Monaten hatte sich das Verhalten des Pferdes wesentlich verbessert, und es gewann später einige Hundertmeilen-Ausdauerrennen.

Ich hatte untersucht, wie die Körperarbeit im ganzen angewendet werden konnte. Ich lernte Akupunktur und übertrug die Methode auf die Anatomie des Pferdes. Doch das Grundprinzip für das, was dann der »TTouch« wurde, entstand an einem der ersten Tage meines Studiums mit Moshe. Ich saß in einem Restaurant in Stuttgart und las ein Buch, das auf unserer Bücherliste stand: »Man On His Nature« von Sir Charles Sherrington, dem britischen Arzt und Nobelpreisträger, berühmt für sein Werk über das Nervensystem.

Die Menschen um mich herum redeten und lachten, mein Kaffee und die Apfeltorte blieben unberührt. Ich erinnere mich, die erstaunliche Information gelesen zu haben, daß man Teile einer Nervenbahn herausoperieren kann und die beiden Enden meist ihren Weg zurückfinden und wieder zusammenwachsen. Wie können die Nerven wissen, wie das geht, dachte ich.

Sie wissen es, so las ich in dem Buch, weil jede Körperzelle eigene Intelligenz besitzt. Gesunde Zellen kennen ihre Funktion innerhalb des Körpers, wissen, welcher Teil des Ganzen sie sind.

Bei Moshes Methode werden die Nervenbahnen durch Manipulation aktiviert, doch dauert es Jahre, dies zu erlernen. Diese Technik war auch sehr kompliziert zu vermitteln, besonders an einem großen Tier wie dem Pferd. Doch hier war Sherrington, der über die einzelne Zelle selbst sprach. Was nun, wenn durch die nicht gewohnte Berührung die Intelligenz einer jeden Zelle angeregt und dadurch die entsprechende Gehirnzelle aktiviert werden würde wie eine Glühbirne? Aber wie macht man das?

Die Idee keimte über viele Jahre in mir, doch erst 1983 trug sie Früchte. Ich hatte mein Training mit Moshe beendet und war nach Kalifornien zurückgekehrt, um meine Methode zu unterrichten, die mittlerweile viele Freunde in der ganzen Welt und einen Namen hatte: TEAM, das steht für Tellington-Jones Equine Awareness Method.

Ursula Bruns und ich hatten darüber zusammen ein Buch geschrieben, und ich reiste umher, um mit Profis, olympischen Dressurpferden wie auch Amateuren zu arbeiten. Meine kleine Schwester Robyn war erwachsen und zu einer großen Pferdesachverständigen geworden – eine ideale Partnerin für mich. Mit ihrer Hilfe hatte TEAM ein Eigenleben bekommen, mit Anhängern und einer Zeitschrift, die auch als Informationsaustausch diente. Briefe aus aller Welt flatterten ins Haus und bestätigten uns mit Erfolgsgeschichten und Fallstudien, was mit TEAM erreicht wurde. Wir erhielten unschätzbar wertvolle Rückmeldungen.

Doch bis zum Sommer 1983 hatte ich es weiterhin schwer herauszufinden, wie ich den Menschen diese direkte Kommunikation über die Berührung beibringen konnte: das innere Hören mit den Händen, das zu beschreiben so unmöglich schien.

Eines Tages, während einer Behandlung, sagte eine Frau, die neben ihrem Pferd stand, voller Verzweiflung: »Linda, was genau soll ich denn mit meinen Händen machen?« »Bewege die Haut in Kreisen überall auf dem Pferdekörper«, antwortete ich ihr, »und atme in die Kreise, wenn du sie machst.« Das kam ganz spontan aus mir heraus, ohne nachzudenken, doch es stellte sich heraus, daß diese kleinen Kreise es ihr ermöglichten, sowohl ihre eigene als auch des Pferdes Aufmerksamkeit zu erzielen, und zwar so, daß eine tiefe Verbundenheit zu erkennen war.

Und so, fast unbemerkt, war die Lösung meines Problems erkennbar geworden: die *kreisende Bewegung*, die zur Grundlage des TTouch wurde – der Kreis, altes Symbol für unendliches Leben, für Erneuerung, Gemeinschaft, Ganzheit und das Selbst.

Allmählich und über die Jahre, nachdem wir mit Hunderten von Pferden gearbeitet hatten und unsere Erfolge bekannt geworden waren, begannen die Leute sich auch über andere Tiere und deren Probleme zu erkundigen. Sie baten um Hilfe für ihre Hunde und Katzen, für die Tiere auf ihren Farmen, die exotischsten Heimtiere, und zu unserem Erstaunen tauchte die Kreisbewegung als Heilbegriff auf, die nicht nur gegen Verhaltensstörungen half, sondern auch bei emotionalen und körperlichen Symptomen.

Wir entwickelten in Versuchen (und arbeiten weiter daran) viele verschiedene und wirkungsvolle Wege, Hände und Finger mit unterschiedlichem Druck zu bewegen – mit großem Erfolg.

Meine Praxis mit TTouch und TEAM führte mich nun rund um den Globus, nicht nur nach Europa, sondern auch nach Afrika, Australien und Rußland – und wo ich auch hinkam, gewann ich Freunde. Die Liebe zu Tieren war wie eine Universallösung, die sofort Sprach- und kulturelle Barrieren verschwinden ließ. In einem Laden in Moskau zum Beispiel war die Angestellte kühl und steif, bis sie die Zuni-Fetisch-Kette sah, die ich trug. Sie war mit Dutzenden von kleinen farbigen Edelsteinen in Tierform geschmückt: Vögel, Wölfe, Truthähne, Pferde, Bären. Ihr Gesicht erhellte sich sofort, als sie die Kette erblickte. »Wie wunderschön!« sagte sie und fragte danach. Unser Gespräch führte dann bald zu dem Anlaß meines Aufenthaltes in Moskau: mit Pferden und anderen Tieren zu arbeiten. Sie wurde ganz aufgeregt und rief mehrere Leute herbei, und im Handumdrehen schnatterten wir alle in gebrochenem Russisch-Englisch und tauschten mit Lächeln und vielen Gesten Geschichten aus.

Doch auf allen meinen Reisen vergaß ich nie den Kummer des einsamen Gorillaweibchens im Züricher Zoo und das Versprechen, das ich ihm gegeben hatte. Und 1984 war ich tatsächlich und wunderbarerweise in der Lage, etwas zu tun. Meine erste Beratung im Frühjahr diesen Jahres führte mich in den San-Diego-Zoo, dessen Zoodirektor Art Goodrich mich um Hilfe für eine Somali-Eselin bat, die von einem Hengst gebissen worden und zu nervös für eine Behandlung war. Das war der Anfang.

Seitdem war ich in der Lage, den TTouch an Tierhalter, Zoodirektoren und Tierärzte in der ganzen Welt weiterzugeben. Ich hatte das Glück, Freunde zu gewinnen und auf besondere Weise exotische Tiere, große und kleine, Elefanten und Eidechsen, Affen und Schlangen, Antilopen und Tiger, Wölfe, Bären, Papageien, Kraniche, Delphine und sogar eine Schnecke in Verhalten, Verspannung und Krankheit positiv zu beeinflussen.

Den TTouch zu entdecken war sicherlich so etwas wie ein magischer Prozeß, doch der TTouch selbst ist ganz bestimmt nichts »Magisches«. Er ist genauso praktisch, zugänglich und wirklich wie unsere beiden Hände. Viele Menschen kommen zu mir und sagen: »Oh, Sie sind bestimmt eine Art von Zauberer, eine Heilerin mit besonderen Kräften, die Sie in vielen Jahren erlernt haben.«

Es muß hier ganz klar festgestellt werden, daß das Geschenk der Verständigung zwischen allen Kreaturen in uns allen steckt und daß der TTouch, den ich mache, von jedem mit seinen eigenen zwei Händen für sein Tier gemacht werden kann – für den Hund oder die Katze, den Vogel oder die Wüstenspringmaus. Was man dazu braucht, ist der Wunsch, die Liebe und etwas Vertrauen in die eigene innere Stimme – und natürlich etwas Übung.

Der eigentliche TTouch

Die Macht der Erde wirkt in Kreisen... Der Himmel ist rund, und ich habe gehört, die Erde ist rund wie ein Ball, genau wie die Sterne ... auch der Wechsel der Jahreszeiten bildet einen großen Kreis ... und so ist es mit allem, wo Kräfte wirken.

Black Elk, wie es John Neihardt erzählt wurde

Der TTouch erinnert mich immer an das Kaninchenloch in »Alice im Wunderland« – an der Oberfläche sieht es so unschuldig aus, und doch ist es die Öffnung zu einer ganz neuen magischen Welt. Mit deinen Fingerspitzen, deinen Fingern oder deiner Hand machst du Kreise in verschiedenen Haltungen und mit unterschiedlichem Druck, ganz einfach. Doch diese einfachen Zirkel sind wie das Kaninchenloch ein Eingang, eine Öffnung in eine völlig andere Dimension der Beziehung zu deinem Tier.

Ich kann es wissenschaftlich nicht erklären, warum die Kreise so wirken, genausowenig, wie ich das Wunder der Liebe, Löwenzahnsamen im Wind oder ein schönes Pferd in Bewegung erklären kann, doch gibt es ein paar Grundbegriffe, die wir verstehen können.

Die Zellen, die ein Lebewesen ausmachen, haben alle eine universelle »Intelligenz« gemeinsam. Jede Zelle »weiß«, wie sie der perfekte Teil einer Feder sein muß, eines Zweiges, einer Hand oder einer Pfote. Sie kennt ihre Aufgabe in dem speziellen Körperteil genauso wie ihre Funktion im Gesamtorganismus.

Die Kreise des TTouch scheinen einen Weg zu dieser »Zell-Intelligenz« zu vermitteln. Verständigung als Gemeinsamkeit allen Lebens – so stellt eine Zelle den direkten Kontakt zu anderen Zellen her. Es ist so, als ob sich der TTouch über die Grenzen einer Art hinaus verständigen kann, vergleichbar einem Telefonanruf, der in derselben Sprache geführt wird, obwohl die Anrufer aus verschiedenen Ländern kommen.

Dein »Rundruf« spricht die Zellen des anderen Wesens an und veranlaßt sie, das gespeicherte Wissen vom Schmerz, vom Kranksein oder die Erwartung des Schmerzes freizugeben und dann die »Erinnerung« an die verschlüsselt vorhandene Möglichkeit zur Heilung freizusetzen.

Das Besondere der Kommunikation ist ja, daß sie beidseitig abläuft, ein Austausch in beide Richtungen. Wenn du also ein Tier auf dieser persönlichen Ebene berührst, beeinflußt das euch beide. Du empfindest eine unausgesprochene Verbindung, die neu und anders ist, einen sich vertiefenden Strom der Beziehung.

Wie ich ja gesagt hatte, entdeckte ich den TTouch, als ich Besitzern zu erklären versuchte, wie sie am Körper ihres Pferdes arbeiten müßten. Später, mit fortschreitenden Versuchen, fügte ich rhythmisches Atmen, unterschiedliche Handhaltungen und eine Fingerdruckskala von eins bis zehn hinzu. Zu meiner großen Überraschung konnte eine Person mit weniger als einer Stunde Anleitung einen entscheidenden Wechsel im Verhalten und in der Persönlichkeit eines Tieres erreichen und merkbar das Heilen von Wunden, Verletzungen oder Steifheit bei sich selbst oder Tieren beschleunigen.

Mit den Jahren wurden diese Grundelemente des TTouch zu einem Kernverfahren verfeinert und durchorganisiert; sie bestanden aus fünfzehn Handhaltungen und Bewegungen, die wir weiter untersuchten und entwickelten (siehe Seite 230). Jeder TTouch bekam einen einprägsamen Tiernamen wie zum Beispiel »das Lecken einer Kuhzunge« oder »der Wolkenleopard«, da wir herausgefunden hatten, wenn man einen bestimmten TTouch mit dem Charakteristikum eines bestimmten Tieres in Verbindung bringt, gelingt die Bewegung lockerer, und es macht mehr Spaß, sie zu erlernen. Den Menschen werden aber auch neue und ungewohnte Wege gezeigt, um mit dem Reich der Tiere in Verbindung zu treten.

Wir teilten dann auch noch die Grundelemente des TTouch in vier Bestandteile auf: geistige Einstellung, Gebrauch von Händen und Fingern, bewußtes Atmen, Herausfinden der Druckskala.

Die geistige Einstellung

Das Schlüsselwort dazu heißt: *offen sein.* Es ist sehr wichtig, jede vorgefaßte Meinung beiseite zu schieben, weil eine Erwartungshaltung einschränkend wirkt. Um dem TTouch näherzukommen, muß man bereit sein, alles zu erwarten – eine Einstellung, die ich »Kürbiskopf« nenne. Den Begriff habe ich einer Novelle entnommen, die von einem erstaunlichen Samurai im Japan des 14. Jahrhunderts handelt. Er war eine Art Schwertbewahrer des Königreiches, der alle seine Kämpfe gewann, obwohl er blind war. Wurde er herausgefordert, bestand sein Geheimnis darin, seinen Kopf als ausgehöhlten Kürbis zu sehen, bewußt geleert von allen Gedanken und Vorstellungen. So konnte sein Verstand durch nichts, was auf ihn eindrang, beeinflußt oder blockiert werden, seine Sinne reagierten übersensibel auf die kleinste Bewegung, die um ihn herum geschah – es war wie ein zweiter Blick.

Wenn du beginnst, mit einem Tier zu arbeiten, versuche einfach, dich darauf zu konzentrieren, was du tust, statt darauf, eine Verbindung herzustellen; versucht man es zu intensiv oder erwartet einen stärkeren Kontakt, blockiert man nicht nur seinen eigenen Versuch, sondern macht auch zusätzlich das Tier nervös und befangen.

Auch wenn du glaubst, du hättest besondere Heilkräfte, wird das deine Fähigkeit, offen für den Augenblick zu sein, beeinträchtigen. Jeder kann den TTouch machen – man muß kein Spezialist oder Therapeut sein. Da man keine Energie manipuliert, keine Knochen oder Muskeln, muß man auch nichts über Anatomie oder Bioenergie wissen. Du arbeitest von Zelle zu Zelle, weckst damit die Kraft zur Erneuerung und die zelluläre »Intelligenz«, die ebenso in dem Wesen wohnt, das du berührst, wie sie in dir selber existiert.

Ich vergleiche den TTouch immer gerne mit einer Autobatterie, die einer anderen Batterie Starthilfe gibt: Ist der erste Kontakt hergestellt, kann das Auto, das diese Hilfe brauchte, sofort mit eigener Kraft davonfahren, ohne weitere Hilfe des anderen Autos.

Wie man Hände und Finger gebraucht

Das Fundament des TTouch ist eine Kreisbewegung, die wir den »Wolkenleopard« nennen (Clouded leopard ist eigentlich der Nebelparder, aber der Begriff Wolkenleopard gibt viel treffender die TTouch-Bewegungen der Fingerspitzen wieder; siehe Seite 233). Er ist der erste TTouch, den wir lehren, da seine Techniken und Grundsätze die Basis für jeden »Kreis«-TTouch sind.

Versuche erst, dich zu orientieren: Stell dir das Zifferblatt einer Uhr auf dem Tierkörper vor, ungefähr vier Zentimeter im Durchmesser. Die eine Hand sollte unterstützend auf dem Pferdekörper ruhen, während du die Finger der anderen Hand auf die Sechs der unsichtbaren Uhr legst. Während die Fingerhaltung leicht gekrümmt ist, ähnlich der einer Pfote, drückst du die Haut um die »Uhr« im Uhrzeigersinn herum. Beim Kreisen mußt du *einen gleichmäßigen Druck beibehalten*, an der Sechs wieder vorbei, bis du die Acht-Uhr-Position erreichst. An der Acht angekommen, hältst du für eine Sekunde inne; hat sich das Tier durch die Berührung entspannt, nimm die Finger vorsichtig weg und fahre an einer beliebigen anderen Stelle fort.

Beim eigentlichen TTouch sollen die willkürlich gewählten Kreise die Aufmerksamkeit des Tieres wecken. Es bleibt in einer Erwartungshaltung und fragt sich, von wo die nächste Bewegung kommen wird. Da jeder Kreis eine in sich abgeschlossene Bewegung ist, kann man sich am Körper entlangarbeiten, wie man möchte, ohne an Wirkung zu verlieren.

Wichtig ist, nur *einen Eineinviertelkreis an einer Stelle nur zu einem Zeitpunkt* zu machen. Praktisch jeder, der den TTouch erlernt, tendiert dazu, den Kreis am Anfang an derselben Stelle zu wiederholen. Eigenartigerweise sind es meist drei geschlossene Kreise, die »gedreht« werden. Was dabei herauskommt, ist jedoch nur ein Gefühl der Entspannung sowohl des Gebers als auch des Empfängers, womit ich nicht sagen will, daß dieses etwas Unangenehmes ist; es ist nur einfach nicht das, was der TTouch bewirken soll.

Wenn man den Kreis beginnt, legt man den Daumen zur Unterstützung leicht gegen den Körper, dann beginnt man, die vier restlichen in einem $1\frac{1}{4}$-Kreis zu bewegen. Die Gelenke der Finger sollen nicht steif sein, sondern locker und mit der Bewegung gehen. Um den Unterschied zu erkennen, muß man einmal versuchen, einen Kreis auf dem eigenen Körper mit steifen Gelenken und dann denselben Kreis mit lockeren Fingergelenken zu machen. Ist es nicht viel einfacher mit beweglichen, entspannten Gelenken?

Es ist wichtig, daß die Kreise des TTouch wirklich rund sind und eine weiche, fließende Bewegung bilden.

Wenn man feststellt, daß das Tier leicht beunruhigt ist durch die Berührung, sollte der Kreis ziemlich schnell gemacht werden, ungefähr eine Sekunde lang. Wenn das Tier Vertrauen faßt und das, was mit ihm gemacht wird, genießt, also einen Zustand erreicht, den man mit »in den Körper hineinhören« beschreiben kann, sollten die Kreise auf zwei Sekunden verlängert werden. Um den langsameren Kreis zu vervollständigen, nimmt man die Finger nicht einfach weg, wenn die Acht-Uhr-Position erreicht ist, sondern wartet, verstärkt den Druck, um dann die Finger allmählich zurückzunehmen, wie wenn ein Schwamm sie langsam vom Körper wegdrücken würde.

Der erste, schnellere Kreis macht den Körper aufmerksam. Der zweite, langsamere entkrampft verspannte Muskeln, verbessert die Atmung und ist damit der Schlüssel für wachsende und tiefere Verständigung.

Bewußtes Atmen

Wenn wir uns konzentrieren, halten wir meist die Luft an, doch damit werden wir steif und verspannt, die weich fließende Verbindung zur Welt ist gestört. Vergleiche also den Zirkel, den man mit angehaltenem Atem macht, mit dem bei freier und rhythmischer Atmung! Ist der Unterschied nicht erstaunlich?

Führt man also die Kreise aus, so achte man auf eine Atmung, die gleichmäßig und leicht fließt. Man macht sich seine Atmung bewußt und spielt so lange mit ihr, bis sie sich rhythmisch anfühlt.

Diese Art der Atmung wird helfen, die Gedanken zu beruhigen und zu konzentrieren, Nacken und Schultern werden sich entspannen und damit die Hand sanft werden lassen. Die Finger werden wie von selbst arbeiten, und oft wird das Tier, mit dem man arbeitet, seine Atmung anpassen – ein Zustand erhöhter Aufnahmefähigkeit.

Die Druck-Skala

Man fragt mich immer wieder über den TTouch: »Wird man bei dieser Arbeit nicht müde?« »Nein«, ist meine Antwort, »wenn man müde wird, heißt das, daß etwas falsch gemacht wurde.« Der richtige Druck hat nichts mit Muskelkraft zu tun, sondern mit der Handhaltung und der richtigen Atmung. Man muß kein Bodybuilder sein, um die Stärke des Druckes wirkungsvoll ausführen zu können.

Um die Stärke des TTouch-Drucks zu erklären, stelle man sich eine Skala von eins bis zehn vor. Man nimmt zuerst die Eins als Richtwert, damit man die Druckstärke jeder Zahl herausfinden kann. Zuerst wird die rechte Hand in Höhe des Gesichts gehalten, den gebeugten rechten Ellbogen drückt man mit der anderen Hand gegen den Körper (natürlich andersherum, wenn man Linkshänder ist). Um die Hand ruhig zu halten, stützt man den Daumen auf der Wange ab, dann legt man die Fingerspitzen des Mittelfingers leicht auf sein Augenlid und bewegt sie mit der kleinstmöglichen Berührung in einem Kreis. (Trägt man Kontaktlinsen, ist die Stirn besser geeignet als das Augenlid.) Man nimmt jetzt den Finger wieder weg und führt die Bewegung noch mal aus, damit man weiß, wie sich der leichteste aller TTouches anfühlt.

Als nächstes macht man mit demselben Druck einen Kreis auf dem fleischigen Teil seines linken Unterarmes, dabei sieht man, wie wenig Druck auf dem Arm sichtbar wird. Dieser leichteste Druck ist die Nummer eins auf der Skala. Zwei ist dementsprechend etwas mehr.

Um die Zahl Drei zu finden, macht man jetzt den Kreis auf dem Augenlid so stark wie möglich, es muß aber noch angenehm sein. (Meinen Studenten gegenüber betone ich immer das »angenehm«, denn es ist ja nicht gemeint, das Auge herauszudrücken!) Um die Erinnerung an diesen Druck im Gedächtnis zu behalten, muß man ihn noch mal auf seinem Unterarm wiederholen, damit die Erinnerung daran im Muskel gespeichert wird. Ebenfalls auf dem Unterarm wird nun der Druck Nummer eins wiederholt und mit Nummer drei verglichen. Man merke sich den Unterschied!

Wenn der Druck auf den Muskel dreimal so stark ist wie die Nummer drei, ist es eine Neun oder Zehn. Wird dieser starke Druck mit den Fingerkuppen ausgeführt, kann er sowohl den, der ihn ausführt, schmerzen, aber auch dort, wo er angewendet wird. Versucht man jedoch, die Fingerkuppen etwas mehr nach vorne zu neigen und die Nägel führen zu lassen, löst der Druck auf den Muskel kein Unbehagen aus (siehe auch Bär-TTouch und Tiger-TTouch, Seiten 238, 244).

Man wird immer wieder mit unterschiedlichem Druck experimentieren, bis man genau den trifft, der für das jeweilige Tier richtig ist. Unnötig zu sagen, daß kleine Lebewesen nur einen sehr leichten Druck vertragen können. Größere oder schwerere Tiere reagieren wahrscheinlich besser auf einen stärkeren Druck, doch ist das nicht immer der Fall; haben sie Schmerzen oder eine Entzündung im Körper, ist es besser, erst mit Druck zwei oder drei zu beginnen.

Vielleicht sehen die Grundsätze, die ich hier aufgeführt habe, auf dem Papier kompliziert aus, sie sind jedoch überraschend leicht zu lernen. Nach nur kurzer Zeit des Übens merkt man, wie man die Kreise ausführt und die vier Elemente des TTouch natürlich, intuitiv und – nicht zu vergessen – freudig miteinander verschmelzen läßt.

TTEAM und TTouch

Im ganzen Buch findet man die Worte »TTEAM« und »TTouch« immer wieder, denn beide Ausdrücke stehen in enger Beziehung zueinander. »Der TTouch«, auch »TT« für »Tellington TTouch« genannt, bezieht sich auf das System der Kreisbewegungen und die Elemente, die ihrem Gebrauch zugrunde liegen. Nachdem das Symbol TT von uns eingeführt wurde, war ich belustigt und fasziniert, als mir jemand erzählte, daß dieses Symbol auch der griechische Buchstabe *pi* ist, ein mathematisches Zeichen für das Universum und die unveränderliche Verbindung zwischen dem Durchmesser des Kreises und seinem Umfang.

TEAM ist die Abkürzung für Tellington-Jones Equine Awareness Method, der Name des Arbeitssystems für Bewußtseinstraining und Körperarbeit mit Pferden, das ich über viele Jahre entwickelt hatte. Nach meinen Feldenkrais-Studien fuhr ich fort, die spezielle Arbeit am Körper des Pferdes weiterzuentwickeln, so entstand der »TTouch«. Bei unserer Arbeit stellen wir fest, daß der TTouch als unabhängiges System benutzt werden kann, gleichzeitig aber auch als integrierter Teil der Trainingsmethoden galt, die wir »TEAMwork« genannt hatten. Um zu betonen, daß der TTouch ein Teil des TEAM ist, fügten wir das zweite T hinzu, also TTEAM.

Schließlich begannen wir, die TTEAM-Methode auf die Arbeit mit Hunden, Katzen, Bären, Kühen und viele exotische Heim- und Zootierarten zu übertragen, dafür brauchten wir dann eine zusätzliche Definition: »the Tellington-Jones Every Animal Method«. Diesen Namen verdankten wir einer Gruppe von Kindern, die an einem speziellen TTEAM-Ausbildungsprogramm teilgenommen hatten, das wir für das Schulsystem in Idaho entworfen hatten.

Und der Name verkörpert natürlich auch das Ziel unserer Arbeit: Mensch und Tier sollen wirklich zu einem Team werden, mit aller Verständigung, aller Freude und Zusammenarbeit, die auf unserer Welt möglich ist.

Zum Gebrauch dieses Buches

Zum leichteren Nachschlagen, vor allem aber, um den Fluß des Buches nicht mit zu ausführlichen Anweisungen zu unterbrechen, sind die Definitionen und speziellen Erläuterungen der verschiedenen TTEAM-Ausdrücke und TTouches in einem besonderen Kapitel am Ende zusammengefaßt. Wahrscheinlich ist es besser, zuerst diesen Teil zu studieren, um sich mit dem Konzept und den Ausdrücken vertraut zu machen. Beim späteren Lesen des Buches ist das Verständnis einfacher, und spezielle Ausdrücke und Einzelheiten können immer wieder hinten nachgeschlagen werden.

Die Verbindung zum Tier

Vom Tiger zur Katze

Pangur Ban
I and Pangur Ban, my cat,
'Tis a like task we are at;
Hunting mice is his delight,
Hunting words I sit all night.

Better far than praise of men
'Tis to sit with book and pen;
Pangur bears me no ill will,
He too plies his simple skill.

'Tis a merry thing to see
At our tasks how glad are we,
When at home we sit and find
Entertainment to our mind.

Ninth-century Irish verse,
translated by Robin Flower

In der Domestikation schlossen sich Katzen als letzte der Haustiere dem Menschen an – erst ungefähr vor dreitausend Jahren –, im Vergleich zu Hunden (zehntausend Jahre) oder Pferden (fünftausend Jahre). Und es gibt Meinungen, daß sich die Katzen nie richtig bei den Menschen »angesiedelt« haben, sie sind immer noch im Zwiespalt, ob sie einen gemeinsamen Haushalt mit uns wollen. Es ist richtig, sie können so unabhängig und hochmütig sein, wirklich unnahbar. Und doch sagen wir auch, wenn wir jemanden als nett, umgänglich und freundlich bezeichnen, er sei wie eine »schnurrende Katze«.

Während wir meinen, Katzen hätten zwei Ansichten über uns, sind es doch in Wahrheit wir, die zwiespältig über sie denken. Durch die gesamte religiöse Geschichte hindurch spielt die Katze eine Doppelrolle, ein Symbol für beides: Gutes und Böses, Licht und Dunkelheit, Sonne und Mond, göttliche Macht und schwarze Magie.

Im alten Ägypten war die Katze so heilig – außerdem selbst eine wichtige Gottheit –, daß jemand, der sie tötete, hingerichtet wurde. Starb eine Hauskatze, rasierten sich die Hausbewohner aus Trauer die Augenbrauen und befolgten komplizierte Grabriten, wozu auch das Beerdigen des einbalsamierten Körpers der verstorbenen Katze auf einem speziellen Katzenfriedhof gehörte.

In Südamerika verehrten sowohl Azteken als auch Inkas die Katze. In Burma glaubte man, daß die heiligen Tempelkatzen die Seelen der toten Gläubigen beherbergen. Und in Nordeuropa gehörte zum Kult der Freya, der nordischen Gottheit für Liebe und Schönheit, daß Katzen während der Rituale verehrt wurden; von der Göttin selber wurde sogar behauptet, sie reise in einem von zwei Katzen gezogenen Wagen.

Doch es gab auch die Schattenseiten der Verehrung: Katzen wurden seit der frühesten Zeit der Mythologie und des Volksglaubens mit den unerwünschten Kräften der Natur und mit der Macht von Priesterinnen und Hexen in Verbindung gebracht. Ovid überliefert, daß die Mond-Gottheit Artemis sich selbst in eine Katze verwandelte, als die Götter vom Olymp nach Ägypten flohen. Hekate, Göttin der Unterwelt und das dunkle Gegenstück zu Artemis, verwandelte sich ebenfalls in eine Katze. Und im mittelalterlichen Europa wurden Katzen oft mit verdächtigen Hexen verbrannt, da man ihnen nachsagte, mit der Hexe unter einer Decke zu stecken.

Warum nur diese Zwiespältigkeit in der Meinung über Katzen? Vielleicht, weil sie nicht nur hochintelligent, von höchster Anmut und große Jäger, sondern auch fast übernatürlich empfindsam sind. Einigen erscheinen diese Eigenschaften als wunderbar, anderen machen sie Angst – wie wenn jemand um dich ist, über den du keine Kontrolle hast, oder jemand, der »zuviel weiß«.

Tatsächlich ist es genau diese übersensible Natur, die Katzen zu ganz besonderen und engen Freunden der Menschen macht – mit ihrer Fähigkeit, Stimmungen und Gefühle des Menschen zu erfassen, oft bevor wir uns selbst ihrer bewußt werden. Wie die treuesten Freunde sind sie zu großem Einfühlungsvermögen und liebevoller Aufmerksamkeit fähig, ohne je ihre Individualität aufzugeben oder sich zu unterwerfen.

Meine eigenen Beobachtungen über die besonderen Fähigkeiten der Katzen begannen, bevor ich überhaupt richtig sprechen konnte. Ich war gerade drei, und meine Eltern und ich lebten im kanadischen Nordwesten. Mein Vater arbeitete in der Goldmine meines Großvaters, und wir lebten in einem viereinhalb mal sechs Meter großen Zelt, dessen Fußboden eine Holzplatte war. Abends warf die Kerosinlampe Schatten an die Segeltuchwände, und nach dem Essen lag unsere Katze ruhig und sphinxähnlich am Holzofen, in dessen Wärme sie zu baden schien.

In meiner Erinnerung – und da ist es natürlich schwer zu unterscheiden, was in den frühen Tagen der Kindheit eigene Erfahrung oder die Erzählung anderer ist – in meiner Erinnerung also sehe ich etwas, ähnlich einem Filmausschnitt. Die Katze kauert in einer Ecke des Zeltes und ist im Begriff, eine Maus anzugreifen. Ich sehe die Maus mit ihren übergroßen, empfindlichen Ohren, sie sitzt auf ihren Hinterbeinen, die Vorderpfoten hochgenommen und bereit, sich der Katze zu stellen.

Die Katze, Schnurrhaare gesträubt, mit peitschendem Schwanz, sieht mit ihren grünen Augen zu meiner Mutter hinüber, die einen Finger erhoben hat und in festem und doch ruhigem Ton sagt: »Nein, ich habe dir doch gesagt, daß du draußen tun und lassen kannst, was du willst. Hier drinnen läßt du die Mäuse in Ruhe!« Die Katze erhebt sich und geht zum Zeltausgang, um hinauszusehen, sich dem Willen meiner Mutter fügend, doch ihre Haltung spricht Bände und drückt ihren Ärger aus.

Und ich erinnere mich auch, daß ich dieselbe Katze geduckt das Gras durchstreifen sah, so wild und geschmeidig wie ein Miniaturpanther. Vielleicht konnte ich aufgrund dieser frühen Eindrücke später die grundlegenden Eigenschaften erkennen, die die vielen in den Jahren bei mir lebenden schnurrbärtigen Hausgenossen gemein hatten mit den exotischen Zookatzen, großen wie kleinen, denen ich rund um die Welt begegnete.

Große und kleine wilde Katzen

Wenn mich jemand nach wilden oder »exotischen« Katzen fragt, die ich kenne, denke ich fast immer an einen jungen Serval namens Speedy und an drei ganz kleine Schneeleoparden, mit denen ich im Züricher Zoo gearbeitet habe. An die Schneeleoparden muß ich denken, weil sie eine Art mystische Aura umgab und weil sie sich auf eine besondere Weise von einer Infektion der Atemwege erholten. An Speedy erinnere ich mich so gut, weil er seinem Namen alle Ehre machte, er war unglaublich schnell.

Als ich Speedy das erstemal sah, fand ich ihn schön und elegant. Er war sechzig Zentimeter groß, schlank gebaut, und sein orange-braunes Fell war getupft mit schwarzen Flecken. Sein Hals war lang, sein Kopf klein mit großen, runden Ohren und blaßgelben Augen, die mich vorsichtig betrachteten. Es war auffallend, daß er selten stillsaß. Servale sind Einzelgänger, sehr schnell agierende und lebhafte Tiere. In ihrem Lebensraum, der afrikanischen Savanne, sind sie blitzschnelle Sprinter, die in derselben Geschwindigkeit hinter dem Wild herhetzen wie ihr größerer Verwandter, der Gepard. Durch den Streß der Gefangenschaft kann ihr flinkes Temperament in Überaktivität umschlagen, und genau das, so schien es mir, war eines von Speedys Problemen.

Servale und andere Mitglieder der Katzenfamilie sind nicht die einzigen Tiere, die in Gefangenschaft unter Streß leiden. Deshalb bat mich Art Goodrich vom San-Diego-Zoo, meine Techniken vorzustellen, denn er hatte den TTouch kennengelernt, selber ausprobiert und gesehen, was er damit bei streßbedingten Problemen der Tiere, wie Aggression und Depression, bewirken konnte. Der Anlaß war die 20. Jahreskonferenz der Amerikanischen

Tiergarten-Vereinigung, deren Historiker Art war. Sie fand im »San Diego Wild Animal Park« in Escondido statt. Der Park umfaßt ein Areal von acht Quadratkilometern unmittelbar nördlich von San Diego und ist in fantastischer Weise Gebieten Nord- und Südafrikas und der asiatischen Ebenen nachgebildet. Und hier sollte ich, als ein Teil meiner Vorführung, Speedy treffen.

Art, ein stämmiger blonder Mann mit der beruhigenden Ausstrahlung gelassener Kompetenz, hat als Direktor des San-Diego-Zoos diesem über achtzehn Jahre gedient. Er war nicht allein mit seiner Sorge um Speedy und die anderen Zoobewohner. Wenn es auch immer noch zoologische Gärten mit unhaltbaren Zuständen gibt, hat San Diego doch eine führende Rolle übernommen unter den Zoos der Welt, die eine neue Richtung eingeschlagen haben. Langsam aber sicher werden enge, nackte Käfige durch genau nachgebaute Lebensräume ersetzt, in denen unsere »Mit-Kreaturen« sowohl in ihrer Art zu leben als auch in ihrer Bedeutung für die uns gemeinsame Welt respektiert werden.

Meine Demonstrationen waren für einen Montag geplant, doch ich traf schon am Samstag ein, da ich nicht nur mit Speedy, sondern mit mehreren anderen Tieren arbeiten sollte, die vom Park ausgewählt worden waren, um ihre Rasse in einem speziellen Ausbildungsprogramm vorzustellen. Ich war vor der eigentlichen Präsentation gekommen, um die Tiere beurteilen zu können und etwas vorzuarbeiten. Ich war glücklich über die Möglichkeiten, hier meine Erfahrungen an neuen Arten zu testen.

Speedy hatte verschiedene Probleme. Ein Teil seiner Aufgabe in der Tiershow war es, die sagenhafte Sprungkraft eines Servals zu demonstrieren. Dazu sollte Speedy einen spektakulären Satz von einem Pfahl zum anderen machen, doch er hatte angefangen, sich zu weigern, diesen Sprung zu machen, und lahmte schließlich auf dem rechten Bein. Bei Röntgenaufnahmen des Beines und der Schulter konnte man nichts feststellen, doch da die Tierärzte eine Entzündung vermuteten, verschrieben sie Ruhe.

Mit mehreren anderen Trainern beobachtete ich den Serval in seinem Käfig. Er saß in einer Ecke und leckte die Käfigstangen. Mir wurde erzählt, daß er dieses Verhaltensmuster entwickelt hatte, genauso wie das »Markieren« oder sich an jedem, der seinen Käfig betrat, zu reiben – ein Ausdruck seines Territorialanspruchs, dem häufig Bissigkeit und Aggression folgten. In der Show fauchte er dann zeitweilig seinen Trainer an und lehnte die Führleine ab, indem er ein paar Schritte ging, um dann erneut anzuhalten. Ich dachte mir, daß vermutlich Streß seine Fähigkeit zu unterscheiden geblockt hatte – es schien, daß er reagierte, als ob er unter ständiger Bedrohung stünde.

Als sein Trainer und ich hineingingen, »markierte« er uns sofort, und als ich ihn berühren wollte, entfernte er sich mit wachsamen gelben Augen, doch ohne den Anschein von Aggression. »Solange er markiert und rumzappelt, kommt er nicht zum Nachdenken«, sagte ich, »er reagiert nur.«

Eine besonders hilfreiche Seite des TTouches zeigt sich darin, daß, sobald die Zellen durch die Kreise neu »erwacht« sind und neue Gehirnzellen durch frische Nervenenergie angeregt werden, das Tier in der Lage ist, bewußt zu handeln und nicht einfach instinktiv oder aus Gewohnheit. Es ist frei, um zu agieren und nicht einfach nur zu reagieren.

Es war deutlich zu erkennen, daß Speedy der ideale Kandidat für diese Art der Hilfe war. Als erstes mußte ich einen Weg finden, ihm physisch näherzukommen, ohne ihm bedrohlich zu erscheinen. Ihn zu diesem Zeitpunkt direkt zu berühren, wäre wohl zuviel gewesen, also öffnete ich meine Tasche und nahm das heraus, was ich bei solchen Gelegenheiten benutze: eine große Truthahnfeder und einen kurzen Gummistock. Wir legten Speedy Halsband und Leine an, und während der Trainer ihn festhielt, strich ich abwechselnd mit der Feder und dem Stock über seinen ganzen Körper. Ich arbeitete mit langen, langsamen, gleichmäßigen Strichen und berührte seine Beine, die Brust, den Bauch und den Rücken, wobei ich langsamer atmete und ihm mit beruhigender Stimme Sicherheit einflößte.

Diese beruhigende Art der Sprache nennen wir *toning* (etwa »beruhigender Singsang«), und wir benutzen es gelegentlich bei unserer Arbeit mit erregten, ängstlichen oder gestreßten Tieren. Es ist eine große Hilfe, nicht nur um ein nervöses Tier zu beruhigen, sondern auch, um eine Verbindung zu ihm herzustellen. Es ist einfach nur ein ruhiger Singsang, wie vielleicht: »Guuut, gaaanz ruhig, guuut.« Du wirst überrascht sein, wie es dem Tier hilft, sich zu entspannen und mitzuarbeiten.

Ein Grund dafür ist, so glaube ich, daß das Dehnen der Worte (guuut...) und das ruhige Sprechen automatisch die Atmung und Bewegung verlangsamen. Wenn ich also langsam ausatme, wie es beim Singsang nötig ist, wird mir meine Atmung immer sehr bewußt, und das wiederum beruhigt mich und macht mich sicherer. Und bin *ich* sicher, spiegelt das Tier, mit dem ich arbeite, meine eigene Sicherheit wider. Mit anderen Worten, durch das langsame Ausatmen, das der Singsang braucht, werden Spannungen in uns selbst und in dem Tier abgebaut.

Ganz sicher war der Einsatz des »Sprechgesanges« ein wesentlicher Bestandteil, um Speedy den TTouch akzeptieren zu lassen. Bald fühlte ich, wie die Angst aus seinem Körper wich, wie ein System von Alarmsirenen, das eines nach dem anderen abgeschaltet wird. Wenngleich noch hin- und hergerissen, stand er doch jetzt das erstemal, seitdem ich seinen Käfig betreten hatte, still. Wir bewegten uns zur anderen Seite des Käfigs, die in der Morgensonne lag, dort setzte er sich dann. Der Trainer hielt ihn am Halsband, während ich fortfuhr, ihn zu streicheln, jetzt nur noch mit dem Stock.

Allmählich bewegte ich meine Hände am Stock entlang, bis ihn die Nähe meiner Finger nicht mehr störte. Ich legte dann den Stock beiseite, und als ich mit den leichten Kreisen des »Liegenden Leoparden« an ihm arbeitete (siehe Seite 233), fiel die letzte Furcht von ihm ab. Er ließ sich auf die Seite fallen und lag entspannt, wenn auch aufmerksam am Boden. Ich bewegte mich mit kleinen Waschbär-Kreisen (siehe Seite 236) auf seine Ohren zu und ging dann zum Hals und zu den Schultern über.

Ich hatte gerade begonnen, an seiner Schulter zu arbeiten, als er plötzlich und ohne Vorwarnung hochkam und nach mir schlug, seine Lippen zurückgezogen, die Zähne gefletscht. Seine Pranke mit den messerscharfen Krallen sauste an mir vorbei, verfehlte mich nur um wenige Zentimeter.

Oh, dachte ich, eine böse Stelle und ging sofort zurück zur Flanke; die Kreise des »Liegenden Leoparden« sollten unterstützend wirken, dazu meine beruhigende Stimme. Der Vorfall hatte mich nicht zu sehr durcheinandergebracht, weil ich, auch wenn eine Situation ganz ruhig erscheint, bei der Arbeit mit einem potentiell gefährlichen Tier im Unterbewußtsein immer wach bin und auf alles gefaßt.

Speedys starke Reaktion auf meinen TTouch an seiner Schulter wies mit Sicherheit auf eine Entzündung und Empfindlichkeit in diesem Bereich hin. Sein Hinken, die Weigerung zu springen und die Spannung in ihm waren die Folge von Schmerzen.

Ich arbeitete in den nächsten fünfzehn Minuten an seinem ganzen Körper, die rechte Schulter vorsichtig umgehend. Während ich arbeitete, fühlte ich sein Vertrauen über meine Hände ungehindert zurückfließen, aber sobald ich der wunden Stelle näher kam, zuckte er zurück, gespannt und fauchend. Ich mußte eine Möglichkeit finden, an diese Schulter zu kommen. Doch erst mußte ich das ablehnende, aggressive Verhalten besänftigen, das der Schmerz in ihm auslöste.

Während meiner Arbeit mit Tieren hatte ich etwas Erstaunliches über das Beruhigen von wütendem und aggressivem Verhalten gelernt, und zwar nicht nur bei Tieren, sondern auch bei Menschen. Neurologisch gibt es wohl eine direkte Verbindung zwischen dem limbischen System (das das Gefühlszentrum im Gehirn kontrolliert), den Lippen und dem Mund. Wenn man also den TTouch an Lippen und Zahnfleisch eines Tieres ausführt, das als aggressiv bekannt ist, beißen könnte oder dessen Verhalten nicht kontrollierbar ist, wird man meistens eine einschneidende Veränderung bemerken. Ich fand das selbst viele Male und in vielen Fällen bestätigt (Seite 258).

Natürlich werden die Menschen besorgt, wenn sie sehen, daß ich buchstäblich vorhabe, meine Hand in das Maul eines Tieres zu stecken – zwischen all diese tödlichen Zähne! Doch ich stecke sie nicht einfach töricht hinein. Ich bewege mich nicht eher, bis ich das Tier lange beobachtet habe und sich durch den TTouch zwischen uns ein enges, unausgesprochenes Vertrauen gebildet hat.

Zum Beispiel Speedy: Bei ihm bewegte ich mich sehr respektvoll und sehr langsam, aber doch auch bestimmt und sicher. Ich wendete den »Waschbär-TTouch« (Seite 236) an, vom Hals über die Ohren zum Maul hinunter. Wichtig bei einem verschreckten oder aggressiven Tier ist es, nicht dessen Furcht in sich widerspiegeln zu lassen. Ich konzentrierte mich auf meine Atem-Verbindung zu ihm und ließ ihn durch die beruhigenden Kreise spüren, daß ich seine Furcht und Spannung verstand, daß ich ihn »hörte« und nicht verletzen würde.

Endlich gab er seinen letzten Rest an Mißtrauen auf und ließ seinen Kopf auf meine Hand sinken, als wollte er sagen: »Es ist gut, ich mache es ja, ich *glaube*, daß du mir helfen willst.« Wir hatten einen Zustand gegenseitigen Verständnisses und Vertrauens erreicht, er glaubte mir. Jetzt konnte ich meine Finger seinem Maul anvertrauen. Ich zog seine Lippen von den Zähnen weg und kreiste in kleinen Zirkeln auf seinem Zahnfleisch, wobei ich Zeige- und Mittelfinger benutzte. Er lag völlig still, das offene Maul in meiner Hand, sein Atem so langsam und rhythmisch wie im Schlaf (siehe Foto Seite 258).

Nach wenigen Minuten konnte ich mich der empfindlichen Schulter nähern. Dieses Mal reagierte er nur mit einem leichten Zucken und drehte seine Augen zu mir, wie um sich zu vergewissern. Ich bewegte meine Hand sehr vorsichtig zwischen die Vorderbeine und hob Brust und Schulter von innen, vom Ellbogen her hoch. Mit großer Vorsicht kreiste ich um den entzündeten Bereich mit dem »Liegenden Leopard«-TTouch und beendete dann die Sitzung. Sie hatte eine halbe Stunde gedauert.

Als wir den Käfig verließen, lag Speedy ruhig in der Sonne. Sein Blick war klar und gelassen, als wenn er gerade von einem erfrischenden Mittagsschlaf erwacht wäre.

Am nächsten Morgen arbeitete ich nochmals mit Speedy und den anderen Tieren, und dann waren wir bereit für die Vorführung am späten Nachmittag. Viele der erschienenen Konferenzteilnehmer kannten Speedy oder waren mit seinen Problemen vertraut, und sie staunten. Wie sie mir später erzählten, hatten sie Speedy an dem Tag in der Öffentlichkeit das erstemal ohne Fauchen gesehen. Er zeigte keine Nervosität an der Leine und erlaubte uns beiden, unsere Arbeit an seinem ganzen Körper zu demonstrieren. Fast schien es, daß er es genoß!

Ich erkundigte mich ein Jahr später nach ihm, und es ging ihm immer noch gut. Auch einigen anderen Problemtieren schien es gutzugehen, und ihre einmaligen Fälle erscheinen in den nächsten Kapiteln.

Zu unterschiedlichen Zeiten in verschiedenen Zoos brachte mich der TTouch anderen exotischen Katzen näher, wie einem Tiger, einem Luchs, einem Ozelot, einem Gepard. Jede Art hat mich auf ihre Weise etwas gelehrt – auf Wegen, die nur Tieren eigen sind –, doch gerade die Schneeleoparden im Züricher Zoo haben mir eine spezielle Lehre über die Macht der Kommunikation erteilt.

Schneeleoparden sind selten, und allein ihr Name beschwört schon den Zauber ihrer Heimat herauf: des Himalaya. Ich glaube, daß Peter Mathiessen in seinem Buch »Auf der Spur des Schneeleoparden« (The Snow Leopard) ihre mystische Qualität erfaßt hat:

»Beim Feuerschein unterhalten wir uns über den Schneeleoparden. Wie GS (= Georg Schaller, der bekannteste Verhaltensforscher der National Geographic Society, der unter anderem den Berggorilla, den Serengeti-Löwen und den Schneeleoparden im Freiland erforschte – Anmerkung der Übersetzer) sagt, ist das Tier nicht nur selten, sondern auch in höchstem Maße wachsam und mit einer fast magischen Fähigkeit begabt, sich unsichtbar zu machen. Es ist seiner Umgebung so gut angepaßt, daß man wenige Meter vor ihm stehen könnte, ohne es zu erkennen. ... Der typische Schneeleopard hat helle, graue Augen und einen hellen, nebelgrauen Pelz mit schwarzen Rosetten, deren Konturen im dicken Fell verschwimmen. Die ausgewachsenen Tiere sind nur selten schwerer als 50 Kilogramm und länger als 1,8 Meter samt dem bis zur Spitze buschigen, langen Schwanz. ... er hat riesige Klauen und einen Kopf mit kurzer Schnauze. Er ist ein kühner, geschmeidiger Jäger, der zu phantastischen Sprüngen fähig ist. Im allgemeinen sind Schafe seine Beutetiere, doch greift er auch Rinder- und Yakherden an, wobei er junge Yaks von mehreren hundert Pfund Gewicht tötet. Mit einem Mensch hätte er leichtes Spiel, doch ist nicht bekannt, daß ein Schneeleopard jemals einen Menschen angegriffen hätte.
Der Schneeleopard ist die geheimnisvollste der großen Wildkatzen, und über sein soziales Verhalten ist nichts bekannt.«

Mein Freund Ewald Isenbügel, Cheftierarzt des Züricher Zoos, ist leidenschaftlich bemüht, die aussterbenden Tierarten dieser Erde zu erhalten. In seiner Aufgabe als Leiter der Abteilung Zoo-Wildtiere der Universität Zürich besucht er viele internationale Treffen zu diesem Thema.

Ewald war immer sehr interessiert an meinen Reisen in die Sowjetunion. Oft verbrachte ich auf dem Heimweg von diesen Trips ein paar Tage bei ihm und seiner Familie. Er war besonders erpicht darauf, vom Moskauer Zoo zu hören, speziell natürlich über die dortigen Schneeleoparden. Schneeleoparden reagieren übersensibel auf ihre Umgebung, so daß ihre Zucht schwierig ist, da Weibchen ihre Nachkommen aus Nervosität nicht selten töten. Im Vergleich zu Zürich schienen mir die Schneeleoparden im Moskauer Zoo viel entspannter, sie paarten sich ohne Probleme und zogen auch ihre Jungen auf.

Vielleicht, sagte ich ihm, fühlen sich die Schneeleoparden wohl in Moskau, schließlich sind sie ja Sowjets, kommen sie doch vom Hindukusch, der russischen Seite der hohen Gebirgskette, die entlang der sowjetisch-afghanischen Grenze verläuft. Ich machte natürlich Spaß, doch vielleicht irrte ich mich gar nicht so sehr, schließlich war offensichtlich, daß sich die Schneeleoparden dort wohl fühlten. Die russischen Zoobesucher trugen wahrscheinlich auch dazu bei. Die meisten Sowjets sind begeisterte Tierfreunde. Die Bewohner Moskaus besuchen den Zoo täglich. Ich war daran gewöhnt, sie ganz nahe bei den Käfigen stehen zu sehen, wo sie mit den Tieren sprachen, als wären sie nahe Freunde; sie suchten eher eine Beziehung, als daß sie nur beobachteten. Und die Tiere, angetan von der Aufmerksamkeit, kommen ganz dicht an die Gitterstäbe, wollen den Menschen nahe sein und rennen nicht nervös hin und her, ihre Besucher ignorierend.

Wir unterhielten uns weiter über die Probleme der Schneeleoparden im Züricher Zoo. Ich erzählte Ewald, ich würde ihm gerne anhand der TTEAM-Arbeit zeigen, was ich für sie tun könnte. Mein Plan war, so sagte ich ihm, die jungen Leoparden durch meine Art der Arbeit vertraut zu machen, damit sie ihre Furcht verlieren und so bei Krankheit oder Verletzungen leichter zu behandeln sein würden. Im Alter und als Mütter wären sie dann nicht so streßanfällig.

Leider mußte Ewald ablehnen. Obwohl er unsere Arbeit mit Pferden bewunderte, hatte er seine Zweifel, ob sie sich auf Zootiere übertragen ließ. Außerdem wußte er, daß die Zooverwaltung keine Arbeit von Außenstehenden mit den Tieren erlaubte.

Und so mußte ich eben auf den richtigen Moment warten... Und er kam. Die Züricher Schneeleoparden bekamen Nachwuchs, Ewald schrieb es mir: zwei Männchen und ein Weibchen, alle wohlauf. Doch als ich mich ungefähr sechs Monate später in Zürich aufhielt, waren alle drei Welpen dem Tode nahe. Sie litten unter einer infektiösen Erkrankung der Atemwege, die allen klassischen Therapieversuchen widerstand.

Da nichts zu verlieren war, konnte Ewald bei der Zooverwaltung erreichen, daß ich meinen TTouch an einem der sterbenden Jungtiere ausprobieren konnte. Meine Zeit war auf fünf Minuten begrenzt, da der Wärter befürchtete, die Mutter könnte sich zu sehr aufregen, wenn das Junge zu lange fort wäre oder ich es falsch behandelte. Als zusätzliche Vorsichtsmaßnahme sollte der Wärter den Welpen festhalten, während ich an ihm arbeitete.

Ganz gleich, dachte ich, fünf Minuten sind fünf Minuten.

Ewald und ich betraten den Flur hinter den Innenkäfigen, und der Wärter ging in den Käfig hinein. Er holte einen der jungen Leoparden, ein Männchen, aus der Wurfbox heraus, wobei er ihn mit ausgestreckten Armen weit von sich hielt. Trotz seiner Krankheit wehrte sich der junge Leopard erheblich, kämpfte, knurrte und wand sich auf dem Arm des Wärters.

So hat das Arbeiten mit ihm gar keinen Zweck, schoß es mir durch den Kopf, und dann durchbrach ich alle Regeln, die mir erlaubten, hier zu sein. Ich streckte einfach meine Arme aus, drückte den Welpen an meine Brust und ging zu einem Stuhl, der an der Kachelwand stand. Ich setzte mich, wobei das silberfarbene Jungtier auf meinem Schoß lag, der lange Schwanz hing malerisch zu Boden. Von diesem Augenblick an vergaß ich die Welt um mich herum, nichts außer dem Schneeleoparden und meinen Händen, die mich mit ihm verbanden, existierte noch.

Schon nach den ersten wenigen Kreisen hörte er auf zu kämpfen, und ich stellte fest, daß sein Atem schwer ging. Bei jedem Atemzug bildeten sich blutige Bläschen an seiner Nase. Ich stellte mich auf seine Atmung ein, wobei ich beim Ausatmen leise beruhigende schschschscht-Laute von mir gab. Durch unseren gemeinsamen Rhythmus fand ich den Kontakt zu ihm und begann, an seinen Ohren zu arbeiten. Mit zunehmender Ruhe in ihm wählte ich die kleinen »Waschbär-Kreise« für den Nasenbereich und um seine Augen herum.

Nach vielleicht drei Minuten wurde seine Atmung ruhiger, und die Schleimbläschen verschwanden nach und nach. Er lag, als ob er schliefe, die Augen halb geschlossen.

Ich fuhr fort mit meinen Kreisen, seinen Hals hinunter, dann weiter an seinem Kopf entlang, wobei ich dem Weg der Nasengänge bis zu den Lippen folgte, die ich zurückzog, um das Zahnfleisch zu massieren. Ich hatte keinen festen Plan, sondern folgte der Führung meiner Hände, die scheinbar wußten, wohin sie sollten und was getan werden mußte, Sendboten gleich, die den ruhigen Strom der Zellinformation weitergaben.

Ich arbeitete mich weiter nach unten vor und behandelte jedes einzelne Bein mit kleinen »Python-Griffen« (siehe Seite 246), um dann zwischen die Ballen seiner Krallen zu gehen, schließlich den Rücken entlang bis zur Schwanzspitze. Während ich arbeitete, wurde der junge Leopard immer schwerer und schwerer, durchlief alle Stufen tiefer Entspannung. Sein Kopf lag vertrauensvoll auf meinem Arm. Beim Erreichen der Schwanzspitze hielt ich an, setzte mich zurück und sah auf. Zu meinem Erstaunen fand ich mich in die Welt zurückgekehrt. Genauso, wie ich sie zurückgelassen hatte, standen sie da, Ewald und der Zoowärter. Sie hatten sich kaum von der Stelle bewegt. Später erzählte Ewald mir, sie wären ebenso in einen zeitlosen Raum versetzt worden, eingesponnen in das, was geschah, und erstaunt, daß der Leopard es gestattete, daß ich in den so verletzlichen Teil zwischen Ballen und Tatzen eindringen durfte.

Vergangen waren in der »Jetzt-Zeit« fünfundzwanzig Minuten. Wir brachten den nun schlafenden Leoparden zurück zu seiner Mutter, die nicht im geringsten beunruhigt war und ihn mit Ablecken und Beschnüffeln begrüßte.

Ich mußte Zürich am nächsten Tag verlassen, doch bald darauf erreichten mich gute Nachrichten, daß der Welpe sich fast unmittelbar nach seiner Behandlung auf dem Weg der Besserung befand. Doch nicht nur das, auch seine beiden Wurfgeschwister, die ebenso dem Tod geweiht gewesen waren, erholten sich unerklärlicherweise genauso gut wie er.

Ich lächelte in mich hinein. Ich hatte ein Geheimnis, das ich niemandem mitteilen konnte, da man mich sonst für verrückt erklärt hätte. Während ich die junge Raubkatze behandelte, hatte ich mir eine Art Zellverbindung zu seinen Geschwistern vorgestellt, so als ob sie auch am TTouch beteiligt wären. Und als wir den Welpen später zu seiner Mutter brachten, bemerkte ich, daß die Geschwister auch ruhig und friedlich geworden waren.

Immer wieder war ich durch solche Beispiele tief beeindruckt von der Macht der Vorstellung (siehe Seite 138 und 177) und der ungenutzten Reserven, die in uns wohnen.

Hauskatzen

Vor kurzem schickte mir Ewald ein wunderbares Foto der drei jungen Schneeleoparden, jetzt mehrere Jahre alt, die sich ungeduldig gegen den Maschendrahtzaun drängen, um ihre Injektion zu bekommen (siehe Foto Seite 208). (Für ihn sind die Leoparden seit der Berührung des TTouch umgänglicher und liebenswürdiger geworden.)

Ihre wunderschönen intelligenten Gesichter erinnern mich an ganz besonders exotische Hauskatzen wie Abessinier oder Balinesen. Da wilde Katzen wie Hauskatzen, ob groß oder klein, sehr ausgeprägte Familienähnlichkeiten aufweisen, geraten die Menschen etwas durcheinander, indem sie versuchen aus Jaguaren, Ozelots oder Geparden Haustiere zu machen – ein gefährliches und törichtes Unterfangen. Diese Tiere sind nicht nur ungeeignet als Haustiere, es ist auch illegal, sie zu besitzen; viele von ihnen werden von Schmugglern verkauft, die sie auf so rücksichtslose und brutale Weise verschiffen, daß die meisten schon auf dem Transport sterben. Es ist viel sicherer – und auch humaner –, bei den Hauskatzen zu bleiben.

Die Leute, die Katzen nicht leiden können, sagen oft, daß wir den Katzen gleichgültig sind. Doch Millionen von vernarrten Katzenbesitzern, Tierärzten und Psychologen würden ihr Wort darauf geben, daß das nicht wahr ist. In der Reihe meiner vielen eigenen Katzen gab es etliche, deren Beziehung und Verständnis an mütterliches Verhalten grenzte.

Katzen sind zweifellos unabhängige Tiere und neigen dazu, ein distanziertes, wenn auch nicht unfreundliches Verhalten zum Menschen zu zeigen. Und was machst du nun, wenn du dir ein Kätzchen ausgesucht hast, das gerade zu *denen* gehört – wo du doch eine Schmusekatze wolltest?

»Die Unnahbaren« – Katzen, die uns gegenüber gleichgültig sind oder uns fürchten

Die erste Katze, an der ich den TTouch ausprobierte, war ein Streuner. Es war ein getigerter Kater mit wunderschönem breitem Kopf, extralangen Krallen und einem stämmigen, starken Körper. Ich liebte ihn. Er – nun, er liebte besonders das Frühstück.

Ich wohnte im bekannten Urlaubsort Carmel, einem Platz, der mich immer an die Dörfer in Märchen erinnert; die Häuser sehen wie bei »Hänsel und Gretel« aus, und kleine Läden, in denen es Tee und Pfannkuchen gibt, säumen die Straßen. Am Ende der sechs Häuserblocks langen Hauptstraße kann man den Ozean sehen, und nachts werden die Bäume dieses »Boulevards« mit Hunderten von kleinen Lampen beleuchtet – als wären sie voller Glühwürmchen.

Die Seitenstraßen sind unbeleuchtet, nachts sind sie dunkel und sehr ruhig. Ich wohnte zwei Blocks von der Hauptstraße entfernt, und von meinem Haus aus konnte ich eine unbefestigte Straße zum Strand und zum Ozean wählen oder meilenweit auf den vielen Wegen im nahen Wald spazierenlaufen.

Jeden Morgen um Punkt sieben erschien der riesige getigerte Kater und wollte hereingelassen werden, um in der Küche sein Frühstück zu bekommen. Für gewöhnlich spazierte er herein, fraß und ging wieder, unnahbar, überhaupt nicht daran interessiert, gekrault zu werden, und ganz bestimmt wollte er nicht auf den Arm genommen werden.

Oft war ich für Monate nicht zu Hause, reiste um die Welt, um zu unterrichten, doch pünktlich am Tag meiner Rückkehr war auch er da, stand am Pfosten der Küchentür und miaute nach seinem Futter, gerade als hätte er ein Telegramm erhalten, das meine Rückkehr ankündigte. Und dann begann unsere Routine von vorn.

Eines Tages, als er an der Tür stand, sich das Frühstück vom Schnurrbart leckte und darauf wartete, hinausgelassen zu werden, dachte ich bei mir, daß es eigentlich verrückt sei, daß ich diese Katze ständig fütterte und sie nicht einmal festhalten durfte.

Also schloß ich alle Türen, die zur Küche führten und fing ihn ein – ein nicht gerade einfaches Unterfangen, wie ich gestehen muß. Ich brauchte einige Minuten, bis ich ihn schließlich gefangen hatte. Ich hielt ihn auf dem Tisch fest, gerade so, daß er nicht in Panik geriet, doch auch so, daß ich ihn dort ganze drei Minuten fest hatte. Er kratzte nicht und biß auch nicht nach mir, er starrte mich nur an und wand sich, um wegzukommen.

Mir gelang es, ein paar schnelle Kreise über seinen Körper verstreut zu ziehen. Er liebte das alles überhaupt nicht und schritt verärgert aus der Tür, doch scheinbar hatte er es sich überlegt, da er am nächsten Morgen wiederkam. Ich wiederholte die Prozedur, und diesmal war er viel leichter zu halten.

Am dritten Tag saß er mit geschlossenen Augen ganz still, während ich mit großen, ganz leichten »Liegender Leopard«-Kreisen arbeitete, bis mir plötzlich andere Schwingungen bewußt wurden. Ein ruhiger Strom wortloser Kommunikation floß zwischen uns. Diese zarte zunehmende Wahrnehmung glich ungefähr dem Gefühl, wenn sich deine Ohren nach dem Druck im Flugzeug wieder öffnen. Danach lungerte er für einige Stunden herum.

Am vierten Tag kam er nicht nur, um sein Futter zu holen, sondern er blieb für den Rest seines Lebens.

Wenn man einer nervösen Katze gegenübersteht – und das gilt für jedes nervöse Lebewesen –, ist es am besten, den TTouch mit vielen schnellen Kreisen über den ganzen Körper verteilt zu beginnen, das Tier weiß so nicht, wo der nächste Kreis »gezogen« wird. Gleichzeitig ist es auf uns konzentriert, und das nervöse Verhalten wird unterbrochen. Und da das Tier die Geschehnisse nicht voraussehen kann, hört es schnell auf zu zappeln.

Wenn ein Tier am Anfang sehr verstört und nervös ist, macht man den Kreis nicht rund, sondern versucht es mit unvollständigen (bei sechs Uhr beginnend und bei vier Uhr aufhörend). Sobald dann der TTouch leichter »durchkommt«, kann man zu dem ganzen, runden Zirkel zurückkehren.

Das Wunderbare an Tigger war, wie freundlich er wurde. Er schlief nicht nur bei mir, sondern auch später, als ich auf eine Ranch in Naciemento, Kalifornien, umzog (ich leitete dort ein Erholungsheim und eine Schule für »Horsemanship« mit angegliedertem Internat), machte er seine Runden durch die Gästezimmer, um jeden Gast zu besuchen und sich kraulen zu lassen. Er war eine sehr demokratische Katze und ließ niemals jemanden aus.

Nachdem er zu einem engen Freund geworden war, benutzte er seine katzenpsychologischen Fähigkeiten für mehr, als nur zu wissen, wann es Zeit für das Futter war – das zeigte sich besonders bei meinem Umzug von Carmel nach Naciemento. Zuerst hatte ich sowieso Bedenken, Tigger aus seiner vertrauten Umgebung, seinen täglichen Rundgängen in Hintergärten und seinen Jagdgründen im Wald herauszureißen. Vielleicht war es besser, ihn bei einem Freund in der Nachbarschaft zu lassen.

Ich hatte drei Fahrten mit dem Umzugswagen nach Naciemento zu machen. Tigger war nirgends zu sehen. Traurig dachte ich, er versteckt sich, weil er nicht mitkommen will.

Schließlich kam für mich der Augenblick, abzuschließen und mein Märchenhaus mit den holländischen Türen und dem blühenden Garten zu verlassen. Ich ging hinaus zu meinem Auto und hatte Schuldgefühle Tigger gegenüber, der kurz nach dem Frühstück verschwunden war. Doch als ich um das Auto ging, um die Fahrertür zu öffnen, war er da, saß keck neben dem Vorderreifen. Sobald ich die Autotür öffnete, streifte er mich, sprang hinein und sah mich an, als wollte er sagen: »Worauf warten wir? Los geht's!« Er wußte, bevor ich es nur ahnte, daß es an ihm war, Loyalität zu zeigen.

Anfänglich gehörte Tigger zu den Katzen, die nicht angefaßt werden wollten. Manche finden diese hochmütige Unnahbarkeit reizvoll, doch die meisten von uns möchten eine Katze, die voll Wärme und Zuneigung ist.

Vielleicht hast du eine Katze zu Hause, die dich toleriert, aber immer nur kurze Zeit; du nimmst sie auf den Schoß, und zwei Minuten später möchte sie wieder weg. Oder deine Katze ist eine Ein-Personen-Katze, die nur von dir aufgehoben werden möchte, nicht von deinem Mann, deinen Kindern oder deinen Freunden. Meine Co-Autorin Sybil Taylor hatte so eine Katze, einen großen haarigen Grauen, dessen Name Pooh war. Er hatte nur Augen für sie. Er legte sich wie ein Pelzkragen um ihren Hals, doch wenn nur jemand in den Raum trat, ihn womöglich auch noch streicheln wollte, pflegte er, wie von allen Teufeln der Hölle gehetzt, in den nächsten Wandschrank zu fliehen.

Als ich ihn das erstemal traf, hob ich ihn hoch und verriet ihm, daß ich ihn mit dem Vergnügen bekannt machen würde, eine soziale Katze zu werden. »Glaub mir, du wirst froh sein, daß es so gekommen ist«, versicherte ich ihm.

Doch ein Blick in seine verschreckten gelben Augen sagte mir, daß er alles andere als überzeugt war.

Zuerst gestattete er mir, ihn auf meinen Schoß zu nehmen und dort festzuhalten, obwohl er verlangend in Richtung Wandschrank blickte. Ich benutzte Arme und Hände als Grenze, um ihn leicht zu halten. Doch schon nach Sekunden zappelte er, um loszukommen, also entschied ich mich für einen anderen Weg der Annäherung.

Ich nahm ein Handtuch und wickelte ihn hinein, wobei ich zwei Ecken über seinem Nacken in eine Hand nahm (wie ein Halsband) und mit dem Rest des Handtuchs seine Hinterbeine zudeckte, damit ich ihn unter Kontrolle hatte. Mit der anderen Hand fuhr ich über seinen Körper und arbeitete mit willkürlich plazierten »Waschbär-Zirkeln« (siehe Seite 236). Nachdem er festgestellt hatte, daß ihm seine Zappelei nichts einbrachte, wurde er ruhiger, und nach wenigen Augenblicken konnte ich das Handtuch entfernen; eine Hand unter seinem Kinn stützte ihn, die andere war frei für den TTouch (siehe auch Seite 60).

Nach ungefähr einer Woche, wir hatten jeden Tag eine Zehn-Minuten-Sitzung absolviert, betrat ich Sybils Arbeitsraum, als sich mir der erstaunliche Anblick von Pooh darbot, der träge ausgestreckt auf dem Tisch lag und mir seinen Bauch für eine Streicheleinheit entgegenstreckte. Jetzt, ein Jahr später, ist die Katze Fremden gegenüber noch manchmal zurückhaltend, doch sie ist so sozial geworden, daß sie an den Gesprächen nach dem Abendessen teilnimmt. Sie sieht und hört von ihrem eigenen Stuhl am Tisch zu, und das mit offensichtlichem Vergnügen. Nach einer Weile erhebt sie sich, schleicht zur nächstbesten Person und fordert sie mit sanftem Blick auf, hochgenommen zu werden.

Die beschriebene Technik ist sehr hilfreich, um die Katze ohne Kampf im Transportkäfig im Auto oder zu Tierarztbesuchen mitzunehmen. Außerdem ist der TTouch auch sehr wirkungsvoll, um Streß und Angst abzubauen, die häufig eine Begleiterscheinung von Tierschauen sind. Ebenso nützlich ist er für Katzen, die ein Krankenhaus oder ein Ferienhaus im Rahmen eines »Tiertherapie«-Programms besuchen; sie können sich dann besser entspannen und genießen die Aufmerksamkeit der vielen Fremden, denen sie Vergnügen bereiten.

Sich wilder Katzen annehmen

Greenacre Farms in Santa Cruz, Kalifornien, ist eine kleine Farm, auf der arabische Pferde gezüchtet werden. Ich war dort zu einer Unterrichtswoche eingeladen, einem Trainingskurs, der mehrere Tage dauerte. Die Besitzer bringen häufig ihre Problempferde mit, und wir wenden unsere TTEAM-Methoden an.

Wir waren zehn sehr unterschiedliche Leute in unserer Gruppe: ein Psychologe, ein Tänzer, mehrere Trainer, ein Lehrer, ein Akupunkteur und ein Schriftsteller. Ich halte meine Gespräche gern im Freien ab; es ist eine natürliche Form für herzliche und harmonische Kommunikation, am Boden in einem Kreis zu sitzen. Es war ein sonniger Tag und die würzigen Gerüche der Erde und der Bäume umwehten uns auf das angenehmste. In einiger Entfernung spielten zwei Kätzchen im Gras und jagten einander.

Mir ist es schon oft aufgefallen, daß viele Tiere von Menschengruppen, die meditierend oder in ruhiger Konzentration zusammensitzen, magisch angezogen werden. Mir ist das in allen Kursen rund um die Welt passiert; wie von ungefähr kommt ein Hund oder eine Katze herangetrottet, setzt sich zu jemandem oder läßt sich mit einem Plumps direkt in der Kreismitte niederfallen.

Doch hier in Greenacres war es etwas anders. Die zwei jungen grauen Katzen fühlten sich durch uns zwar angezogen, doch statt sich zu uns zu gesellen, blieben sie vorsichtig außerhalb unseres Zirkels. Zehn Monate alt, gehörten sie zu einem übermütigen Wurf, der im Stall aufwuchs, Mäuse fing, Verstecken im Heu spielte und schnell den blitzenden Hufen der riesigen Hoftiere um sie herum auswich.

Die einzigen Menschen, die sich diesen heranwachsenden Wildlingen auf mehr als zwei Meter nähern konnten, waren die Kinder unserer Gastfamilie. Die zwei Jahre alte Abigail folgte den Katzen mit dem entschlossenen Watschelgang eines Kindes in Windeln, ebenso wie ihr ernst aussehender, vier Jahre alter Bruder Peter. Doch auch wenn die Kinder sich neben den Katzen ins Gras hocken konnten und sie mit langen Gräsern neckten – bei der ersten Hand, die sie streicheln könnte, verschwanden die Kätzchen sofort.

Für mich heißt die Arbeit in den Kursen nicht nur einfach weitergeben, was ich von den Tieren gelernt habe, mit denen ich in der Vergangenheit gearbeitet habe. Spannend wird es, wenn man das alles auch spontan anwenden kann; so wie auf einer Entdeckungsreise zusammen mit den Lehrgangsteilnehmern und den Tieren, von denen wir lernen. Es waren die zwei Kätzchen, die wie Plüsch-Ringer um uns herumrollten, die mich auf eine neue Idee brachten.

»Ich möchte euch gerne zeigen, wie ich mit Fohlen und Pferden arbeite, die noch nie angefaßt wurden«, erzählte ich der Gruppe. »Die Grundregeln zur Arbeit mit Fohlen sind ziemlich dieselben wie mit Kätzchen oder anderen Tieren, bei Kätzchen hat man nur den Vorteil, daß sie mit praktisch allem spielen, was sich bewegt.«

»Hier ist euer Werkzeug«, sagte ich und hielt zwei unserer Stäbe hoch (siehe Seite 262), um dann auf die Kätzchen zuzugehen. Sie liefen natürlich sofort weg, um sich in der sicheren Entfernung ihres Zwei-Meter-Abstandes wieder hinzusetzen und mich anzustarren. Ich streckte meinen Arm aus, und mit der zusätzlichen Länge des Stabes erreichte ich die Katzen, ohne ihre

Sicherheitszone zu durchbrechen. Ungefähr einen Meter entfernt von den Kätzchen zog ich den Stock am Boden hin und her, und das frechere von ihnen sprang mit leicht gekrümmtem Schwanz sofort darauf zu.

Ich nahm auch den anderen Stab und forderte es spielerisch neckend auf, nach beiden zu jagen. Nach einer Weile konnte ich es kurz und leicht über dem Rücken und an den Schultern berühren. Zuerst war es erschrocken, doch nach drei bis vier Minuten konnte ich es überall mit dem einen Stab streicheln, während es mit dem anderen spielte. Danach war es möglich, mit beiden Stäben rechts und links am Körper entlangzustreichen. Es war fasziniert von diesem Gefühl, und ich zog meinen Vorteil daraus und drehte den Stab herum, um das dickere Ende dazu zu benutzen, kleine Kreise auf seiner Schulter zu ziehen.

Während der nächsten zehn Minuten bewegte ich meine Hände am Stabschaft herunter, bis ich direkt auf dem drahtigen kleinen Körper ein paar wenige schnelle Zirkel machen konnte. Nach einer Wiederholung dieser Prozedur war das Kätzchen bereit für den ganzen TTouch.

Wir druckten die Geschichte dieser wilden Scheunenkätzchen mit Fotos im nächsten TTEAM-Newsletter (siehe Seite 27) ab und erhielten darauf unzählige Geschichten von Menschen, die sie gelesen hatten und dieselbe Technik erfolgreich in allen möglichen Situationen mit Wildkatzen ausprobiert hatten. Von Leuten, die im Tierschutz arbeiten, hörten wir, daß die spezielle Doppel-Stab-Methode sehr hilfreich beim Zähmen sei. Dr. Tom Beckett, Tierarzt im Austin-Tierschutz, Texas, berichtete, daß er die TTEAM-Annäherung an buchstäblich Hunderten von Katzen angewendet hatte, die in seine Schutzeinrichtung gebracht wurden. Tatsächlich war sie ihm so wertvoll, daß er eine Abhandlung über den Gebrauch des TTouch bei Wildkatzen herausgeben und an die Delta-Gesellschaft schicken will, eine internationale Organisation, die sich der Erforschung und Förderung der Beziehung zwischen Mensch und Tier widmet.

Die Partnerin Dr. Becketts, Marnie Reeder, berichtet über viele Erfolge beim Zähmen der wilden Katzen in dem Tierschutzverein. Die Katzen wurden im Badezimmer gehalten, und zwei Stäbe lagen immer an der Tür. Und jeder, der das Badezimmer betrat, streichelte damit für ein paar Augenblicke die Kätzchen. Zur Fütterungszeit wurden sie ebenfalls »bearbeitet«. Nach fünf bis zehn Tagen waren aus den erstmals wilden nicht nur gezähmte Katzen geworden, sie hatten auch die Freuden entdeckt, die ein direkter Umgang mit ihnen brachte. Sie konnten so adoptiert werden und waren, wie Marnie es ausdrückt, »reif, in einem Sozialverband zu leben.«

Aggression und Ausgelassenheit

Eine Art, ihre Welt kennenzulernen, besteht für Kätzchen und Hundewelpen darin, mit ihren Wurfgenossen zu spielen, ein rauhes, wildes Unternehmen. Die Menschen denken oft, wenn sie mit ihrem Tier spielen, daß sie sich wie ein Kätzchen oder Welpe, wie eine Katze oder ein Hund verhalten müssen. Doch was dann wirklich passiert, ist, daß es schwierig wird, mit ihnen zu leben; von diesem wilden Spiel lernen die Tiere nur, daß es gut ist, zu beißen, zu kratzen und zu bellen. Erst erscheint es wie ein unschuldiger Spaß, mit dem Welpen oder Kätzchen eine Rauferei anzufangen, doch was bei einem Baby niedlich ist, kann bei einem erwachsenen Tier zu unkontrollierbarem Verhalten werden.

Damit will ich nicht sagen, daß man nicht trotzdem eine wilde und schöne Zeit mit dem Kätzchen haben kann; nur sollte der Arm nicht zum Kratz- und Tretobjekt für ihre Hinterbeine werden oder die Hand ein Beißring. Man spielt sanft mir ihr, und für die wilden Momente höchsten Glücks versuche man es mit einem Ball, einer Kordel, etwas zerknülltem Papier oder einem pendelnden Bleistift – was auch immer einem einfällt, solange es kein Teil des eigenen Körpers ist.

Der Grat zwischen Ausgelassenheit und dem, was sich zwangsläufig als Aggression herausstellt, ist sehr schmal, und es kann auch sein, daß ein Tier, das zu heftig spielt, eigentlich sagen möchte, daß etwas im körperlichen oder seelischen Bereich nicht stimmt. Darüber habe ich eine Menge von einem Baby-Ozelot im Los-Angeles-Zoo gelernt. Zelda war vier Monate alt und früh entwöhnt worden, so daß sie für die Wildtier-Show des Zoos trainiert werden konnte. Das Problem war nur: Zelda war nicht zu erziehen; alles, was sie wollte, war spielen. Dabei wollte sie nicht aggressiv sein oder jemanden verletzen. Sie wurde nur sehr aufgeregt und überaktiv mit Maul und Pfoten, wann immer Holly, ihre Wärterin, versuchte, sich mit ihr zu befassen oder sie zu unterrichten.

Als ich das erstemal ihren Käfig betrat, hatte ich dasselbe Problem. Ich setzte mich mit Zelda auf den Boden und hielt sie ganz leicht in meinen Armen, gab ihr nur einen eingeschränkten Spielraum. So war es gut, doch sowie ich sie zu berühren versuchte, geriet sie völlig aus dem Häuschen, war mit dem Maul überall, am Arm, der Hand, und wollte nur spielen. Es tat nicht weh – Zelda war nur ein kugelrundes Ozelot-Kätzchen von gerade zwanzig Pfund. Sie hatte noch Babyzähne, doch es war für uns beide frustrierend.

Ich probierte verschiedene Sitzpositionen aus, doch ohne Erfolg. Wie ich mich ihr auch immer näherte, sie fuhr fort zu spielen, bearbeitete mich wild mit ihren Pfoten. Holly schüttelte den Kopf, und ich fühlte, wie mir der Schweiß ausbrach und ich begann, mich zu ärgern.

Du kannst der beste und gelassenste Trainer auf der Welt sein, doch wenn es dir über einen längeren Zeitraum nicht gelingt, das Tier zur Mitarbeit zu gewinnen, verlierst du den Blick für die Realität und denkst, daß die Schuld allein bei dir liegt. Du glaubst dann, was passiert, ist deine Unfähigkeit, die Arbeit richtig zu machen, und du bist ärgerlich und frustriert.

Geschieht so etwas, baut sich Spannung auf. Um diese abzubauen, setze ich mich zurück und atme tief durch. Beim Atmen konzentrierst du dich. Sobald ich das erkannte und wieder Herr meiner Gefühle wurde, spürte ich plötzlich, daß Zelda eine Verbindung zu mir suchte. Und da war es: Ein Nebel hatte sich gelichtet, und ein Bild von Zeldas Schwierigkeit zeichnete sich klar ab.

Was sie mit ihrer Art des Spielens zeigen wollte, war *Kontakt*. Das war es, was sie so dringend brauchte. Zelda wurde schon sehr früh von ihrer Mutter genommen. Sie hatte nichts Weiches oder Knuddeliges in ihrem Käfig, keinen warmen Mutterkörper, den sie mit ihren Pfoten treten und mit ihrem Maul bearbeiten konnte, auch keine anderen Geschwister, die sie stoßen, ziehen oder mit denen sie spielen konnte. Zelda drückte ihre Einsamkeit aus, und es war ihr einziger Weg, Kontakt zu finden.

Statt sie also mit mir spielen zu lassen, hielt ich bewußt ihre Beine und Pfoten fest, griff absichtlich fest zu, rotierte jedes ihrer kleinen Beine und machte tiefe Kreise zwischen den Ballen ihrer Pfoten. Ich faßte in ihr Maul, drückte das Zahnfleisch kräftig und berührte den Gaumen – meine Intuition lenkte, ohne nachzudenken, die Bewegungen meiner Hand. Nach fünfzehn Minuten hatte sie sich beruhigt. Sie hatte bekommen, was sie so verzweifelt versucht hatte, uns klarzumachen.

Wenn uns unsere Tiere Widerstand entgegenbringen und nicht mit uns zusammenarbeiten wollen, müssen wir nur herausfinden, was ihnen fehlt, was wir für sie tun können. Trotzdem müssen wir vorsichtig sein und ihnen ihre Grenzen zeigen. Bei aggressiven, nervösen und überaktiven Tieren müssen wir manchmal herausfinden, was sie gerne mögen und es als Lockmittel benutzen. Zum Beispiel liebt es vielleicht ein Tier, an den Ohren gekrault zu werden, haßt es aber, am Rücken berührt zu werden. In diesem Fall sollten die Finger der einen Hand über die Ohren gleiten, während sich die andere Hand ruhig mit »Bauch Heben« oder langsamem »Lecken der Kuhzunge« (siehe Seite 250, 242) unter dem Bauch hoch zum Rücken arbeitet. Mit dieser Technik lernen die Tiere, etwas Angenehmes mit etwas weniger Angenehmem zu verbinden; sie lernen so langsam, die Berührung zu akzeptieren.

Beim Einsatz des TTouch an sehr jungen Tieren kann der gewünschte starke physische Kontakt mit ihren Körpern hergestellt werden, ohne daß man zu weit geht. Die körperlichen Spiele mit ihnen können sanfter werden und trotzdem genausoviel Spaß bringen, denn man hat ihnen einen Weg zu einer Beziehung zum Menschen gezeigt und gleichzeitig ihr natürliches Bedürfnis nach Körperkontakt befriedigt.

Aggression und Revier

Genau wie der Instinkt zum Spielen in Aggression umschlagen kann, kann auch Revierverhalten oder mütterliches Schutzverhalten einen Angriff auslösen. Ich hatte dieses Phänomen schon vorher bei Katzen gesehen, aber es brauchte Sveata – eine der unvergeßlichsten Katzenpersönlichkeiten, die ich je kennengelernt habe –, damit ich mehr darüber lernte.

Ich sah Sveata zuerst im Children's Museum in Santa Fé, wo ich eine Gruppe Vorschüler mit dem TTouch bekanntmachte. Die Tiere, mit denen wir dort arbeiteten, kamen vom Tierheim in Santa Fe, und Sveata war eines von ihnen. Die Direktorin des Heims hatte sie mitgeschickt, weil sie ihr leid tat; morgens hatte man ihre Welpen einschläfern müssen, und sie war sehr mitgenommen. Sie war selbst noch ein junges Kätzchen, wog weniger als fünf Pfund, und ihr kleiner Körper war so schmal, daß sie aussah wie eine dieser ägyptischen Profilmalereien, die man einfach nur von der Wand genommen hatte. Grau war sie, mit einer weißen Nase, weißer Brust, weißgestiefelt, und ihr kurzer Sechs-Zentimeter-Schwanz stand steil in die Höhe.

Sie hieß nicht Sveata, als ich sie traf – ich gab ihr den Namen später. Es ist ein russischer Name, denn sie erinnerte mich sehr an eine andere graue Katze, die sich mir in Moskau angeschlossen hatte. Nach dem Unterricht stellte ich fest, daß ich es nicht übers Herz brachte, Sveata in das Tierheim zurückzubringen, also nahm ich sie mit nach Hause, wo sich schnell herausstellte, daß ich den Platz ihrer verlorenen Kätzchen eingenommen hatte.

Wir saßen auf meiner Couch, die Verandatür stand offen, um den Sommerwind hereinzulassen, und Sveata lag wie eine königliche Tempelkatze ausgestreckt neben mir. Plötzlich ging draußen eine Katze oder ein Hund vorbei, und sofort sprang sie auf, war raus aus der Tür und zum Angriff übergegangen. Kein anderes Haustier durfte sich meinem Haus auf mehr als fünf Meter nähern.

Es gab eine Anzahl Nachbarhunde und Katzen, die freien Zugang zu unserem Grundstück hatten, daher mußte Sveata, die selbsternannte Wächterin, umdenken lernen. Sofort nach jeder »Episode« holte ich sie zurück, arbeitete an Ohren und Körper und hielt sie vorsichtig in meinen Armen zurück. Nach einigen »Sitzungen« begann sie, ihre Furcht zu verlieren, die, wie ich überzeugt bin, ein Hauptgrund dafür war, mich zu verteidigen.

Eines Nachts, wenige Wochen nach Sveatas Ankunft bei mir, wurde ich durch lautes Knacken aus Richtung der Verandatür aufgeweckt, wo ihr Futterteller stand. »Starkes Gebiß für so eine kleine Katze«, dachte ich, doch dann sah ich Sveatas Kopf munter am Fußende meines Bettes auftauchen. Oh, sagte ich zu mir, Schwierigkeiten in Sicht, denn wer auch immer dort knackte, ich mußte mich schnell und sehr leise damit befassen.

»Alles in Ordnung, Sveata«, flüsterte ich, »ich werde mich darum kümmern.« Ganz langsam richtete ich mich auf, um im Mondlicht gerade noch einen untersetzten schwarzweißen Umriß zu sehen, dessen buschiger Schwanz vor und zurück wischte – unser Mitternachtsfresser war ein Stinktier.

Normalerweise wäre meine Kampfkatze schon lange in voller Aktion gewesen, doch obwohl sie sich niedergekauert hatte und auf dem Sprung war, blieb sie bewegungslos auf dem Bett liegen, während ich auf Zehenspitzen zu dem Skunk hinüberging. »Du mußt nun leider sofort gehen«, erzählte ich dem Stinktier, während ich sehr vorsichtig mit einer Hand wedelnde Bewegungen hinter seinem Rücken machte und mit der anderen begann, die Tür sanft hinter ihm zu schließen. Das Stinktier erlaubte gnädig, halb nach draußen komplimentiert zu werden, doch mitten in der Tür blieb es stehen, als wollte es noch mal überlegen. Aber ich blieb standhaft und drückte die Tür langsam weiter zu, wobei ich betete, daß nicht doch noch ein Schwall üblen Duftes für immer in den porösen Ziegelmauern und Steinböden meines Hauses bleiben würde.

Schließlich war unser ungebetener Gast verschwunden. Ich sah zu Sveata hinüber, und obwohl sie immer noch bereit war und wartete, hatte sie nicht ein Schnurrhaar bewegt. Dieses Verhalten war jedoch ungewöhnlich. Auch wenn Sveata inzwischen anderen Tieren gestattete, sich außerhalb des Hauses ungestört zu bewegen, gab es doch einen Riesenkrawall, wenn eine andere Katze oder ein Hund meine Türschwelle überschritt. Somit war sie die perfekte Kandidatin für den Lehrgang, den ich auf Grundlage des TTouch für Heimtiere abhalten wollte.

Heimtiere teilen unser Leben, brauchen aber nicht für uns zu arbeiten. Die Hälfte der Leute, die sich für den $4\frac{1}{2}$-Tage-Kurs eingetragen hatten, wollte zu ihren Hunden und Katzen eine intensivere Beziehung haben. Einige Teilnehmer hatten Tiere, die alt wurden, andere hatten kleine Tiere wie Kaninchen und Rennmäuse, über die sie einfach mehr erfahren wollten, und der Rest waren TTEAM-Ausbilder für Pferde, die eine Bescheinigung brauchten, um den TTouch auch für Heimtiere unterrichten zu dürfen.

Für den Lehrgang hatten wir den zweiten Stock eines Ziegelhauses aus dem 19. Jahrhundert zur Verfügung, ein Schmuckstück von Haus, riesengroß, alt und renovierungsbedürftig. Der große Raum oben maß sechs mal fünfzehn Meter und hatte eine Decke aus starken, handbehauenen Balken. Wir wandelten die leere Fläche in einen hellen Arbeitsplatz mit Decken und Blumen um. Das Tierheim in Santa Fé hatten wir gebeten, uns schwierige Tiere zu bringen, die so nicht zu vermitteln waren, mit Problemen wie Angstbeißen, unaufhörlichem Bellen, außergewöhnlicher Nervosität und unberechenbarer Aggression. Ich brachte Sveata mit.

Wir arbeiteten jeden Tag an mehreren Tieren. Wenn Sveata an der Reihe war und die anderen Katzen im Raum sah, begann sie sofort zu fauchen. Eine der Teilnehmerinnen hatte ihre eigene Katze mitgebracht, eine sehr gutartige schwarze Kätzin. Wir setzten uns also auf die Decke, die beiden Katzen ein paar Meter voneinander entfernt, und arbeiteten gleichzeitig an ihnen. Ich stellte einen großen grünen Stoffdrachen zwischen uns, damit sie sich nicht sehen konnten.

Jedesmal, wenn Sveata knurrte, arbeitete ich an ihren Ohren und brachte sie dazu, ihren Kopf zu senken. Wenn sie aufhörte zu knurren, verringerten wir den Abstand um einige Zentimeter, wobei der Drache auch näherrückte. Der Drache war eine wunderschöne Filzpuppe mit einer roten Zunge und einem Kopf, in den man eine Hand stecken und so Maul und Nase bewegen konnte. Ich legte meine Hand hinein und machte mit der Nase des Drachens kleine Kreise auf Sveatas Körper, um nach einem Augenblick das gleiche mit der schwarzen Katze zu machen, dann wieder bei Sveata.

Wir fuhren so fort, die Katzen rückten immer näher zusammen. Nach zwanzig Minuten waren die Katzen nur noch zehn Zentimeter voneinander entfernt, ganz entspannt und gelassen. Ich ließ Sveata aufstehen und herumgehen, während ich weiter Kontakt zu ihr hielt, indem ich leicht mit einem Stab über ihren Rücken strich. Sie war ruhig und überhaupt nicht mehr aggressiv zu der anderen Katze. Ich gab sie dann an verschiedene Gruppenmitglieder weiter, die auch mit ihr arbeiteten.

In der folgenden Woche akzeptierte Sveata die Tiere viel besser, die uns besuchten, und wenn sie zu knurren anfing, nahm ich sie hoch und arbeitete an ihren Ohren. Eine weitere Woche verging, und ich kam eines Tages nach Hause und fand keine Sveata. Sie besuchte gerade den Nachbarkater und teilte dort das Fressen mit ihm. Er war ein gemütlicher Knabe und nahm es ihr nicht übel. Als er uns ein paar Tage später besuchte, revanchierte sie sich.

Wenn man Schwierigkeiten mit einer Katze hat, die zu besitzergreifend ist oder ihr Revier zu stark verteidigt, versucht man das, was ich mit Sveata gemacht habe – und wenn man gerade keine grüne Drachenpuppe bei der Hand hat, improvisiert man eben.

Der TTouch bei Verletzungen

Schock

Es passiert häufig bei schwerverletzten Tieren oder Menschen, daß der Körper in einen Schockzustand gerät, ein äußerst gefährlicher Zustand. Der Puls ist beschleunigt und die übrigen Körperfunktionen sind verlangsamt. Wunderbarerweise gibt es einen einfachen Weg, den Körper aus diesem gefährlichen Zustand zu befreien. Das Geheimnis, chinesischen Akupunkteuren seit Jahrhunderten bekannt, liegt in den Ohren. Der Akupunktur-Theorie folgend (die zunehmend auch von westlichen Medizinern anerkannt wird), ist das Ohr (ebenso wie der Fuß) ein Spiegelbild des ganzen Körpers. Es gibt Punkte oder Stellen am Ohr, an denen die Lebensenergie besonders aktiviert werden kann, und jeder dieser Punkte hat einen entsprechenden Gegenpart im Körper. Wenn man also das ganze Ohr stimuliert, kann man damit auch den ganzen Körper aktivieren. Bestimmte Punkte am Ohr können, wenn sie aktiviert werden, helfen, spezielle physische Funktionsstörungen auszugleichen.

Im TTouch nutzen wir beide Ansätze. Wir haben herausgefunden: Wenn beide Ohren eines Tieres bearbeitet werden, verbessert sich die Funktion aller Systeme im Körper, sie erhalten einen kräftigen Auftrieb. Wir haben aber auch gelernt, daß bestimmte Bereiche des Ohres, werden sie mit dem TTouch behandelt, spezielle und hilfreiche Ergebnisse bringen.

Der spezielle Akupunktur-Punkt für Schock liegt bei Pferden und den meisten anderen Tieren an der obersten Ohrspitze. Wenn ein Tier (oder ein Mensch) unter Schock steht, kann man eine eindrucksvolle und oft lebensrettende Besserung erreichen, indem man sofort an den Ohren arbeitet, unter besonderer Beachtung der Ohrspitze.

Ein Beispiel: Mein Bruder Gerry arbeitete eines Nachmittags in unserem Familienbetrieb, einem Torfmoosgeschäft, als ihn der Anruf seiner zehn Jahre alten Tochter Karen zu seinem Auto rennen ließ. Verzweifelt und weinend flehte sie ihn an, nach Hause zu kommen: Ihre Katze Blue war unter der automatischen Garagentür festgeklemmt und drohte zu sterben.

Blue, ein fünf Jahre alter Kater, war der Liebling aller vier Kinder von Gerry. Er war zur falschen Zeit am falschen Platz: Keiner sah ihn unter dem Tor hindurchlaufen, als genau in dem Moment eines der Kinder den Knopf der elektronischen Schaltung betätigte, um es zu schließen.

Als Gerry den Fahrweg hochrannte, sah er den Kopf der Katze, wie er unter dem Tor herausragte. Eine Menge Leute stand hilflos herum, und aus dem Haus hörte man die hysterischen Schreie eines weinenden Kindes.

»Es war absolut entsetzlich, ich werde das niemals vergessen können«, erzählte Gerry mir später. »Blues Augen quollen heraus. Ich dachte, die Katze wäre tot. Doch dann hörte ich ein Stöhnen. Also ergriff ich eine Eisenstange und hob die Tür für einen Augenblick hoch. Blue sprang hoch und versuchte davonzulaufen. Doch alles, was er zustande brachte, war, wankend im Kreis zu laufen, bevor er dann ganz hinfiel.«

Gerry ergriff den Kater und legte ihn auf den Beifahrersitz, um ihn zum Tierarzt zu fahren. Auf dem Weg versuchte der arme Blue weiter hochzukommen, doch er fiel bei jedem Versuch wieder um. Gerry fühlte sich völlig hilflos und befürchtete, der Kater werde direkt neben ihm auf dem Sitz sterben. Doch plötzlich erinnerte er sich an meine Worte, die Ohren bei Schockzuständen zu bearbeiten. Also begann er, mit der einen Hand steuernd, die andere über Blues Ohren und Hals gehen zu lassen, wobei er ständig ermunternd zu ihm sprach. Der Kater wurde sofort ruhiger und entspannte sich, was wiederum auch Gerry in seiner Angst half. Blue starb nicht. Er hatte eine Gehirnerschütterung, von der er sich nach ein paar Tagen bestens erholte. Er ist jetzt wieder völlig normal, außer daß er Garagen meidet.

Als das zehn Monate alte Kätzchen in die Unfallaufnahmestation der Tierklinik gebracht wurde, in der Christine Schwartz als Assistentin arbeitete, war sie sicher, das Kätzchen sei am Ende seines neunten Lebens angekommen. Es hatte einen gebrochenen Kiefer, ein schwer zerschlagenes Gesicht, beide Augen waren zugeschwollen, das linke Ohr abgerissen, und die linke Seite des Gehirns war geschwollen und drückte gegen seine Schädeldecke.

Der Name des Kätzchens war Mitten, und sie war in den Keilriemen eines Automotors geraten – ein merkwürdiger Unfall, wie Christine traurig anmerkte, der aber häufig passiert. In kalten Gegenden klettern Katzen, die ja die Wärme lieben, manchmal in den Motorraum eines geparkten Autos, um unter der Motorhaube ein Schläfchen zu halten. Der Besitzer startet sein Auto, ohne zu wissen, daß eine Katze im Motorraum sitzt, und die armen Tiere sind dann entweder tot oder erwachen im Narkoseraum einer Tierklinik.

Mitten blieb zwei Tage bewußtlos und unter Schock. Der Erguß unter der Schädelkapsel und das unaufhörliche anomale Schnurren wiesen auf eine schwere Gehirnverletzung hin. Als sie aufwachte, war Mitten blind. Sie konnte nicht essen, nicht trinken, nicht schlucken oder urinieren, und sie mußte daran gehindert werden, sich ständig in Linkskreisen zu drehen, in dem mitleiderregenden Versuch, dem Druck auf ihre Schädeldecke zu entkommen.

Christine hatte jahrelang auf unserem Familienhof gearbeitet und viele TTEAM-Lehrgänge mitgemacht. Sobald sie es zuließ, fing sie bei Mitten mit dem TTouch an Ohren und Körper an, obwohl anzunehmen war, daß die Katze für eine Behandlung zu schwer verwundet war. Trotzdem fuhr sie fort, alle drei Stunden den TTouch anzuwenden, in der Hoffnung, es ihr zumindest angenehmer zu machen.

Nach zwei Tagen war jeder in der Klinik über die dramatische und anhaltende Verbesserung von Mittens Zustand erstaunt. Ihr ständiges Schnurren hörte auf, wenn Christine mit ihr arbeitete, und nach zehn Minuten »Waschbär-TTouch« an Maul und Kehle (siehe Seite 236) konnte sie Babynahrung auflecken und schlucken. Vorsichtige Arbeit um ihre geschlossenen Augen brachte sie dazu, sie zu öffnen und auf die Menschen um sie herum zu reagieren.

Nach weiteren achtundvierzig Stunden war das ständige Schnurren viel geringer geworden, am dritten Tag hörte es endgültig auf. Mitten hatte auch mit ihren zwanghaften Kreisen aufgehört und konnte tatsächlich im Raum herumhumpeln. Ihr Sehvermögen war Christine allerdings noch ein Rätsel. Während das Kätzchen den Menschen ihr Gesicht zuwandte, konnte sie ihre Augen nicht auf sie einstellen. Ihre Koordination war erbärmlich; sie ging im Raum herum, stieß überall an und war häufig so verwirrt, daß sie nicht wußte, welchen Fuß sie wo hinsetzen sollte.

Christine nahm also Stöcke und Lineale, um ein Miniaturlabyrinth und einen Stern zu bauen (siehe Seite 259), mit deren Hilfe die Nervenbahnen der Katze wieder trainiert werden sollten. Nach einer Woche und täglich zehn Minuten Üben im Labyrinth konnte Mitten ihre Füße schon viel besser setzen und ihre allgemeine Koordination hatte sich deutlich gebessert. Schließlich, so erzählte mir Christine, konnte dieses Kätzchen, das erst als hoffnungsloser Fall galt, wieder nach Hause gehen.

Der TTouch für ältere Katzen

Ich kannte Angela nicht sehr gut, als sie mich nach einem TTEAM-Lehrgang zum Lunch bat, doch sobald ich ihr Haus sah, fühlte ich mich wohl. Es sah einladend aus, ein weißer Kolonialbau, von beiden Seiten mit duftendem Immergrün und einer hellblättrigen Rotbuche umgeben und zwei schlanken jungen Birken auf dem Rasen vor dem Haus.

Drinnen herrschte eine sanfte und friedliche Stimmung, alle Farben in gedämpften Pastell- und Erdtönen. Während wir aßen, strolchte eine weiße Perserkatze durch den Raum, schnüffelte aufmerksam und neugierig an meinen Reithosen, strich schnurrend um meine Gastgeberin und verschwand wieder. Als ich ein paar Minuten später aus dem Fenster blickte, sah ich einen weißen Blitz durch das Beet mit orangenen Feuerlilien flitzen.

»Wie alt ist deine Katze?« fragte ich sie. »Zwei oder drei Jahre?« »Gracie ist achtzehn«, antwortete Angela mit einem amüsierten Funkeln in den Augen.

Ich war erschüttert. »Das ist wirklich erstaunlich. Ich habe noch niemals eine so gesunde achtzehn Jahre alte Katze gesehen. Ich würde dir vorschlagen, an ihren Ohren zu arbeiten, denn wenn du das machst, wird sie wohl für immer leben.« »Oh, es ist seltsam, daß du das sagst«, Angela wirkte noch amüsierter, »praktisch jeden Tag ihres Lebens habe ich rein intuitiv die Innen- und Außenseite ihrer Ohren mit meinen Fingern gerieben.«

Es gibt viele Menschen, die sich irgendwie veranlaßt fühlen, die Ohren ihrer Tiere zu bearbeiten, weil »es sich irgendwie richtig anfühlt«. Sie sind dann sehr erfreut, zu erfahren, daß sie etwas herausgefunden haben, was ihrem Tier hilft, gesünder und länger zu leben – nur durch diesen kleinen Unterschied beim Streicheln.

Wimsey

Wimsey, eine elf Jahre alte Katze, die der TTEAM-Ausbilderin Barbara Janelle gehörte, konnte ihre persönlichen Ansichten sehr gut »stimmlich« ausdrükken. Sie war halb Siam-, halb Hofkatze, und wie Katzenliebhaber wissen, sind Siamesen große »Redner«. Außerdem war sie besonders lernfähig und eine sehr liebenswerte alte Katze, erzählte Barbara.

Wimsey blieb den ganzen Tag über im Hintergarten, mit Dingen beschäftigt, die Katzen so tun. Nachts kam sie ins Haus. Doch als sie älter und steifer wurde, blieb sie mehr und mehr im Haus, bevorzugte die Bequemlichkeit von Couch und Teppich. Barbara merkte aber auch, daß sie Schwierigkeiten hatte, die Treppe zu erklimmen und auf Betten, Stühle und Regale zu springen. Der Rücken über den Hüften war gebogen, und das Fell am Rückgrat stand stachelig ab.

Barbara begann mit dem TTouch an Wimseys Körper. Zu ihrem größten Erstaunen kam die Katze schon nach wenigen Sitzungen von selber, streckte sich und bot buchstäblich die Körperteile dar, die den TTouch brauchten. »Ich fand den Spinnen-TTouch besonders hilfreich«, erzählte Barbara mir, »ich habe ihn an mehreren Katzen mit Erfolg ausprobiert.«

Nach mehreren Sitzungen hatte Wimsey dann einen großen Teil ihrer früheren Geschmeidigkeit und Beweglichkeit zurückerlangt, sie jagte sogar mit Barbaras anderer Katze, einem verspielten Zweijährigen, um das Haus herum. Selbst der Sprung auf den Lieblingsplatz am Küchenbord gelang wieder. Barbara machte regelmäßige TTouch-Anwendungen und sah erfreut, wie sich das zerzauste Fell wieder glättete und weich wurde, und auch der gebogene Rücken verbesserte sich.

Wenn man eine alternde Katze hat, versucht man es zuerst mit dem »Liegenden Leoparden«-TTouch (siehe Seite 233), um ein Gefühl der Zuversicht und Wärme zu erzeugen. Man arbeitet sich am Rückgrat entlang, und es ist wichtig, den Druck so leicht wie möglich zu halten, da bei Katzen die Rückenwirbel besonders empfindlich sind. Während man also nahe am Rückenwirbel arbeitet, ist es besser, das Rückgrat selber ganz in Ruhe zu lassen.

Wie es auch Barbara empfiehlt, ist der Spinnen-TTouch (siehe Seite 248) ein guter TTouch für ältere Katzen. Katzen haben ein loses Fell, und das Gefühl »rollender« Haut ist sowohl angenehm als auch stimulierend. Nützlich ist auch der »Wolken-Leopard«, ein ebenfalls unterstützender TTouch, weil der Kontakt zum Tier sowohl mit deinen Fingern als auch mit dem Handballen gemacht wird (siehe Seite 233). Auch leichtes »Bauchheben« (Seite 250) kann einer Katze mit wenig Bewegung oder Appetit helfen, gleich gefolgt vom »Schneckengang« (siehe Seite 236), der Richtung Rückgrat geht.

Natürlich kennt jeder seine Katze am besten, also vertraue man seinen Händen. Die Katze wird selbst auch helfen, die richtigen Bewegungen zu finden.

Sich Zeit für den TTouch nehmen

Statt sein Tier beim Fernsehen oder während einer Unterhaltung zu streicheln, sollte man sich fünf Minuten Zeit am Tag nehmen und mit leichtem »Bauchheben« und TTouches arbeiten, ohne die Ohren zu vergessen.

Streicheln kann schnell eine unbewußte Wiederholung sein, die langweilig und irritierend für die Katze wird. Wenn die Katze auf dem Schoß sitzt und die Kreise genießt, vermittelt man ja nicht nur der Katze ein Wohlgefühl, vielmehr konzentriert man sich durch die Zirkel und stellt eine tiefere Verbindung zu seinem Heimtier her als sonst.

Durch die Anwendung des TTouch über den ganzen Körper werden nicht nur die Zellen aktiviert, sondern das ganze Nervensystem der Katze bleibt gesünder, und sie fühlt sich wohler.

Wir haben jetzt eine Anzahl Möglichkeiten für die Anwendung des TTouch bei Katzen herausgefunden. Ich hoffe, daß diese nun häufig angewendet werden, und zwar nicht nur bei den eigenen Tieren, sondern bei allen Katzen, die den Weg kreuzen.

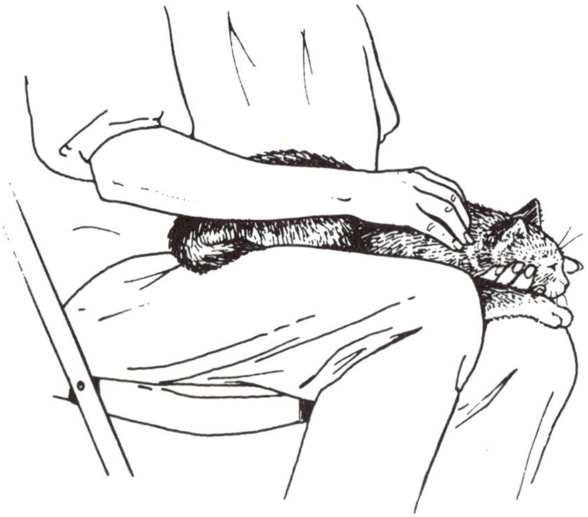

Die Katze wird, wie auf dem Bild zu sehen, gehalten, die linke Hand unter dem Kinn stützt den Kopf. Man wechselt ab zwischen »Wolken-Leopard«- und dem »Liegenden Leopard«-TTouch, wobei man am Halsansatz beginnt. Die Hand wird willkürlich über den Körper der Katze bewegt, mit langsamen Kreisen; jeder Kreis sollte ungefähr ein bis zwei Sekunden dauern. Um zu sehen, auf welchen Druck die Katze am besten reagiert, fängt man bei Nummer drei an (siehe Seite 266), und versucht es dann mit weniger oder mehr TTouch-Druck.

Wird die Katze so gehalten, kann man mit beiden Daumen über ihre Ohren streichen oder mit dem Zeigefinger kleine Kreise außen am Maul machen; nach und nach wird auch das Zahnfleisch unter der Oberlippe einbezogen.

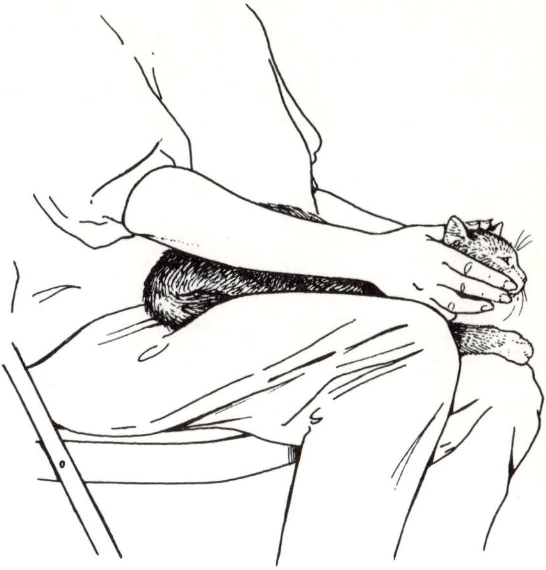

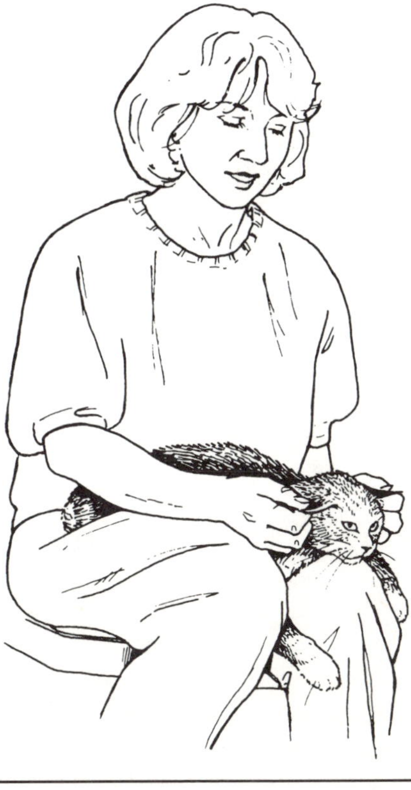

Das Ohr hat Akupunkturpunkte für alle Körperteile. Indem man aufs Geratewohl am Ohr arbeitet, kann das dem ganzen Körper guttun. Man behandelt die Ohren der Katze vorsichtig, als wenn es Rosenblätter wären, und macht kleine Kreise mit dem Zeigefinger an der Innenseite der Katzenohren. Die Finger können auch vom Ansatz des Ohres zur Spitze gleiten (man nimmt sie zwischen Daumen und Zeigefinger), wie es auf dem Bild zu sehen ist. Nicht jede Katze ist begeistert von der Arbeit an den Ohren, man sollte also sanft beginnen.

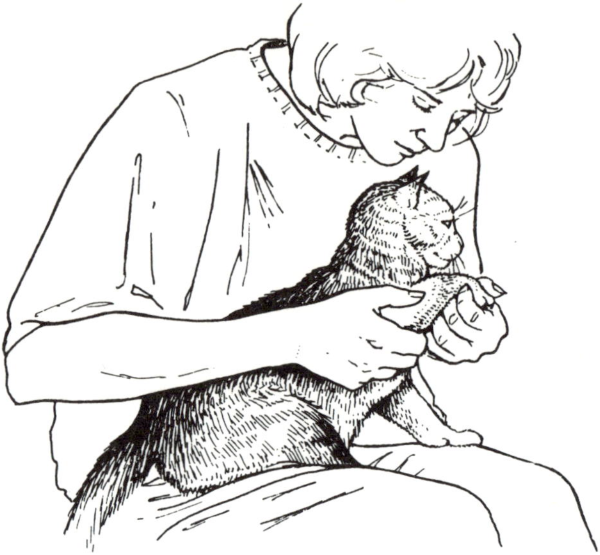

Wenn man mit dem Daumen TTouch-Kreise am Bein hinunter zu den Pfoten machen will, muß man die Beine gut stützen. Man streicht vorsichtig über die Pfote und macht dann kleine Kreise um die Ballen herum. Diese Verfahrensweise ist gut für Katzen, die ihre Krallen bei jedem Anlaß benutzen, und als Vorbereitung fürs Nägelschneiden.

Hundeschicksale

Eines Tages geriet ich in eine Art Sackgasse mit Strongheart, in der er mal wieder ein großes Rätsel für mich war. Irgend etwas war mit Sicherheit im Wege. Sehr zu meiner eigenen Verlegenheit fand ich schließlich heraus, was es war: Ich. Mit all meinen guten Absichten hatte ich den bekannten Ego-Fehler gemacht, all das Denken zu übernehmen und die letzten Entschlüsse für uns beide zu fassen... Ich hatte mich selber geistig über ihn gestellt in unserer Beziehung, weil ich zufällig »ein Mensch« war, und ich hatte ihn geistig auf die untere Stufe gestellt, weil er »ein Hund« war.

J. Allen Boone
Kinship of All Life

Die Sterndeuter alter Zeiten könnte man als erste Filmproduzenten der Geschichte bezeichnen; sie woben mystische Geschichten von Helden, Göttern und auch Tieren in das unendlich große Netzwerk der Sterne, das am Nachthimmel leuchtet. Betrachtet man den Sternenhimmel an einem klaren Winterabend, zieht das Sternbild des Orion seit Urzeiten über den Himmel. Ganz dicht hinter ihm folgen zwei kleinere Sternbilder: der »Kleine« und der »Große Hund« – die getreuen Jagdgefährten des Orion. Der Stern in der Brust des »Großen Hundes« scheint hell, es ist Sirius, magisch glitzernd, auch bekannt unter dem Namen »Hundsstern«.

Hund und Mensch – eine Verbindung so alt und so einzigartig, daß sie sich in der Mythologie des Himmels wiederfindet. Wann es begann, weiß niemand ganz genau; einige Biologen nehmen an, daß Menschen in vorgeschichtlicher Zeit Welpen aus Vergnügen mit in ihre Höhle nahmen, andere glauben, daß Hunde und Menschen irgendwann herausfanden, daß gemeinsame Jagd beiden Vorteile brachte.

Wir wissen, daß es domestizierte Hunde bereits im Neolithikum gab; Archäologen fanden heraus, daß ein dem Schakal ähnliches Tier bei den Menschen der primitiven Seedörfer lebte, und die Vorfahren der heutigen Hütehunde wurden in Siedlungen des Bronzezeitalters gefunden.

Die Familie der Hunde oder Caniden besteht aus fünfunddreißig verschiedenen Arten; außer unserem »besten Freund« gehören unter anderem Füchse, Wölfe und Koyoten dazu. Alle Mitglieder dieser Familie haben gemeinsame Charaktereigenschaften, wie große Intelligenz und einen feinen Geruchs- und Gehörsinn, doch die bedeutsamste im Hinblick auf die Verbindung zu uns ist ihre Anpassungsfähigkeit.

Koyoten zum Beispiel können in kleinen Rudeln ziehen oder auch alleine leben, sie können sich von Beeren ernähren oder auch Wild jagen. Sie können sich den unterschiedlichsten klimatischen Bedingungen und Lebensverhältnissen anpassen und gehören zu den wenigen vom Menschen bedrohten Tierarten, deren Lebensräume sich eher vergrößern als verkleinern.

Der erste Koyote, den ich persönlich kennenlernte, hieß Mindy. Mindys Bekanntschaft mit Menschen begann, als sie, allein durch die Straßen streifend, von einer Familie aus einer Vorstadt San Diegos gefunden wurde. Sie hielten sie fälschlicherweise für einen ausgesetzten Welpen. Man stelle sich ihr Erstaunen vor, als sie bei einem Check up vom Tierarzt hörten, daß sie einen reinrassigen Koyoten adoptiert hatten. Die Familie liebte sie und behielt sie, aber sie wuchs ihnen dann doch über den Kopf. Da sie nicht wußten, was man mit einem Koyoten machen konnte, brachten sie sie in das Landes-Rehabilitationszentrum für Tiere, Projekt »Wildlife«, um sie wieder in die Freiheit zu entlassen.

Doch der junge Koyote war auch für das Projekt »Wildlife« ein Problem. Die Zeit, die Mindy mit Menschen verbracht hatte, mit Kindern, Hunden und Einkaufswagen, hatte sie doppelt geprägt. Sie war zu »zivilisiert«, um in den Wald zurückzukönnen, und zu wild, um ein gutes Haustier abzugeben. Sie war ein Flüchtling – und als solcher trat sie in das Leben von Cheryl und David Nix.

Cheryl und David waren dem Rehabilitationszentrum gut bekannt. Beide waren seit Jahren mit Wildtieren und Tierrettung beschäftigt. »In meiner Familie war niemand besonders an Tieren interessiert, aber ich brachte dauernd Schlangen, Kaulquappen oder herrenlose Tiere mit nach Hause«, erzählt Cheryl. Sie absolvierte dann eine Ausbildung in Wildtierbiologie und traf David, als beide in einem Safari-Wildtierpark arbeiteten. David hatte ebenfalls sein Examen in Wildtierhaltung gemacht, beide gründeten dann später ihre eigene Wildtier-Ausbildungs-Show, die »The Rare and Wild American Show« genannt wurde und dem kalifornischen Publikum eine Reihe verschiedener Tierarten präsentierte.

David und Cheryl freuten sich, Mindy in ihre umfangreiche Familie – bestehend aus den verschiedensten Tierarten wie zwei Bären, einem Wolf, einem Pärchen Truthähne, drei Waschbären, einem Hirsch und verschiedenen Vögeln – aufnehmen zu können. Das war besonders erfreulich, weil ihre Show die offizielle Ausbildungs-Präsentation des »San Diego Wildlife Parks« geworden war. Doch da Mindy eine Reihe spezieller Probleme mitbrachte, erreichte mich eines Morgens der Anruf von David, zu ihm zu kommen und mit ihr zu arbeiten.

Mindy kam mit einem Jahr zu den Nixens, etwas zu alt für ein Training. Wie viele Wildtiere, ganz besonders Hundeartige, war sie ortsgebunden und liebte die wechselnden Standorte der Shows gar nicht. Zusätzlich hatte sie sich an Cheryl und David angeschlossen, und wann immer jemand anders ihren Käfig betrat, wurde er auf seinen »Rang« getestet. (Der Ausdruck »Leithund« kommt von dem speziellen Sozialverhalten der Hunde, die eine ausgeprägte, auf Ranghoheit beruhende Rudelhierarchie haben.)

Mindy gestattete David nur, mit ihr zu arbeiten, wenn ihr danach war. Sie reagierte immer noch instinktiv und nicht sehr kooperativ. Einer der Vorteile

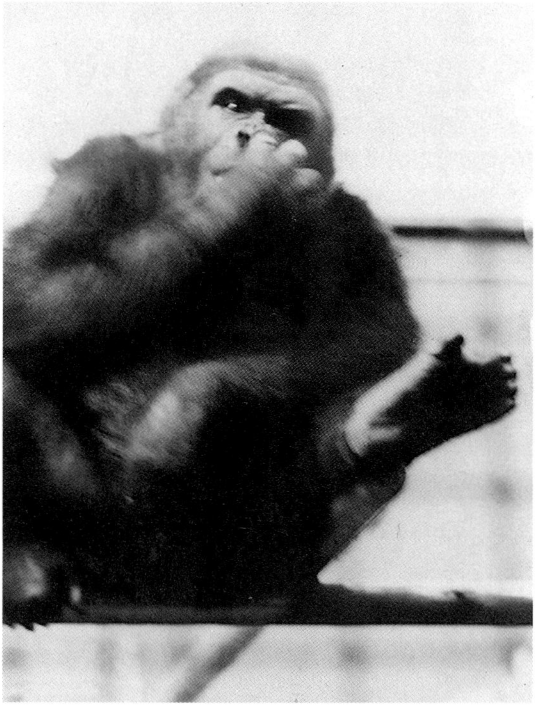

Das alte Gorillaweibchen im Zürcher Zoo, das Linda zu ihrer Arbeit mit Zootieren inspirierte (siehe Seite 18).

Linda (dritte von links) und ihre Familie, »The Riding Hoods«, 1953 auf dem Springturnier in Alberta, Edmonton, Kanada. Ihre Schwester Robyn ist das kleine Kind auf dem Pony ganz rechts am Führstrick.

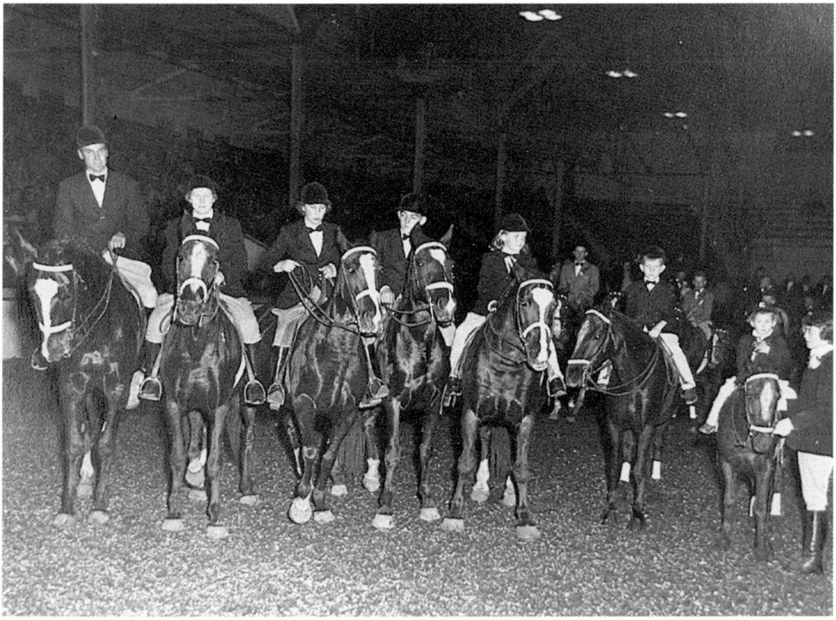

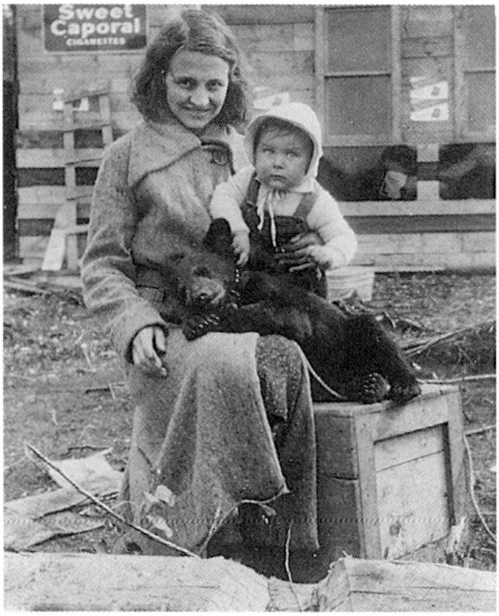

Yellow Knife, Nordwest-Kanada 1938. Linda mit ihrer Tante Helen und einem Bärenjungen im Goldsuchercamp ihres Großvaters. Das Fingerchen am Ohr des kleinen Bären – ein Hinweis in die Zukunft.

Linda Tellington-Jones, 1988.

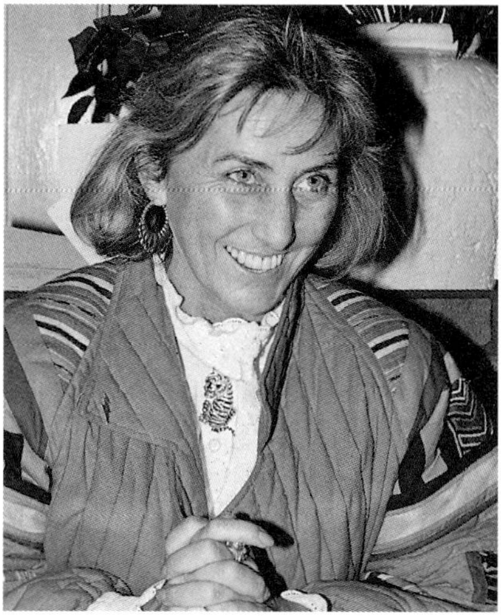

Linda arbeitet in Speedys Maul (der afrikanische Serval, siehe Seite 37). Speedy hatte sich angewöhnt, die Käfigstäbe abzulecken und zu fauchen, wenn ihn zu viele Menschen umgaben. Im Maul zu arbeiten, durchbricht eingefahrene Verhaltensweisen.

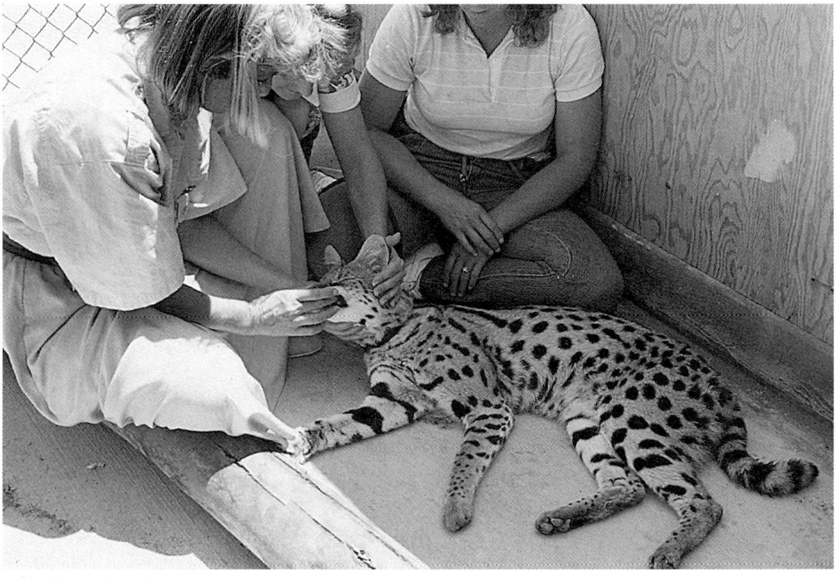

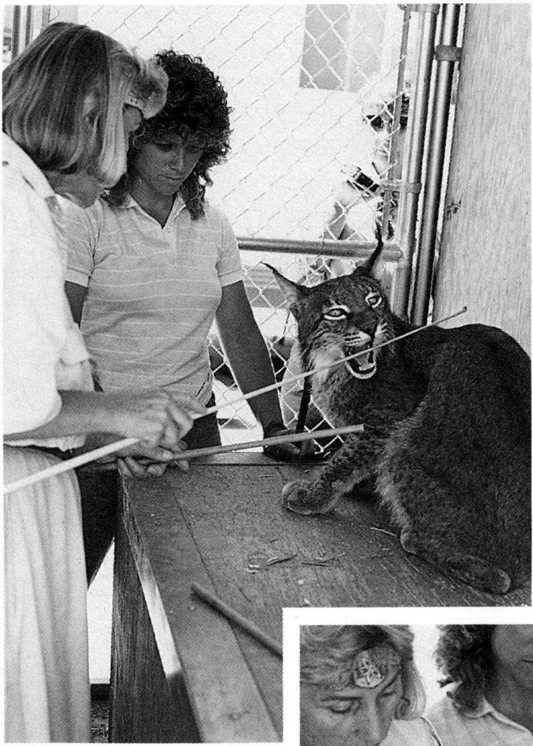

Kashan, ein Luchs, zeigte Zeichen von Aggression und Unwillen bei der Zusammenarbeit mit seiner Trainerin. Auf dem Bild sieht man Linda, wie sie ihre Arbeit mit zwei Stäben beginnt, die zur Ablenkung dienen, eine gefahrlose Annäherung sind und Kashan nicht reizen.

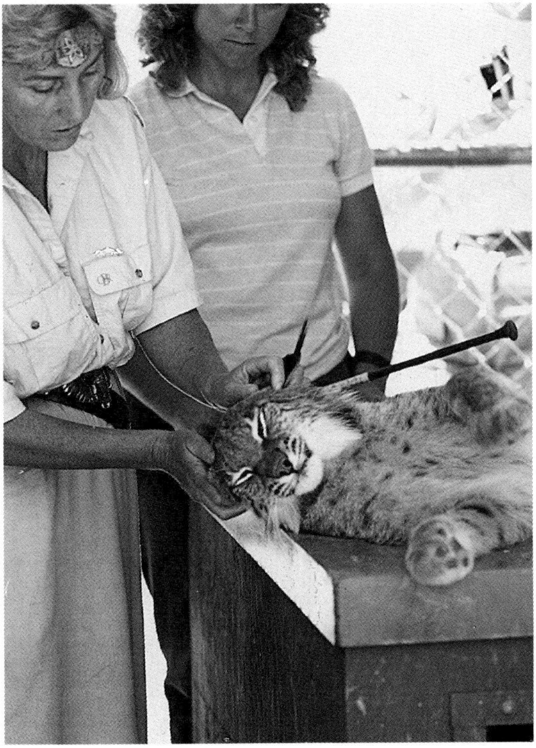

Zwanzig Minuten später: Kashan hat sich beim TTouch an seinen Ohren entspannt.

Bud ist ein »Tier-Botschafter«. Er hilft Kindern der Meridian Grundschule in Boise, Idaho (siehe Seite 80), Tiere besser zu verstehen.

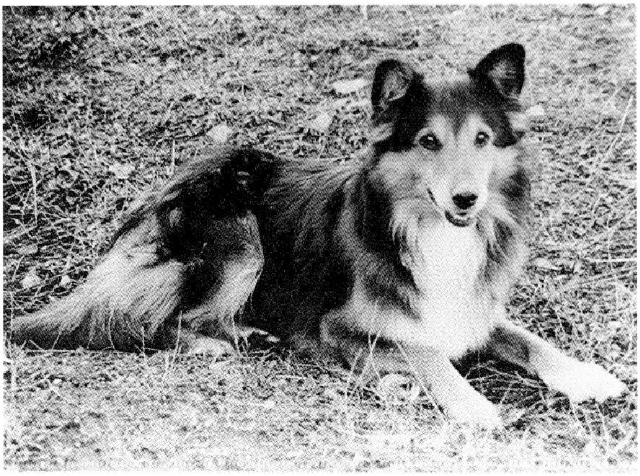

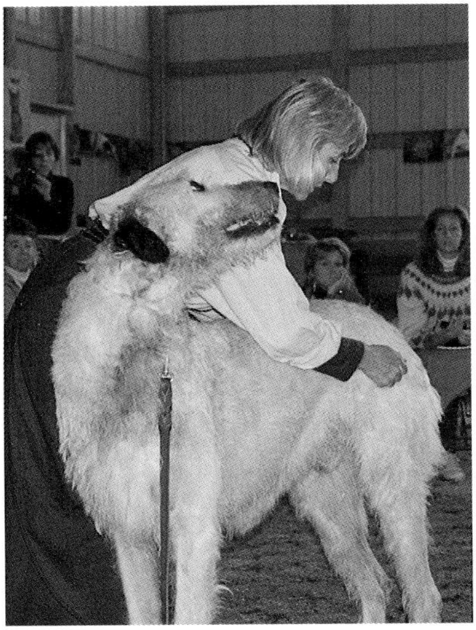

Arbeit mit dem Irischen Wolfshund Prince, einem »Show-Hund«. Seiner Darstellung mangelte es an Sicherheit, wohl weil er Knochenkrebs hatte. Nachdem Linda mit dem TTouch an ihm gearbeitet hatte, berichtete sein Trainer und Besitzer Terri Raeder, daß sich sein Springen verbessert habe und der Hund sich wohler fühle.

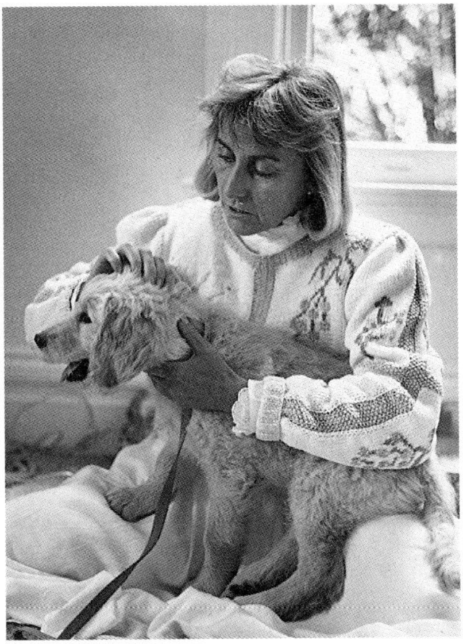

Linda macht den TTouch bei Candy, einem überaktiven Cockerspaniel-Welpen, zur Beruhigung und besseren Konzentration.

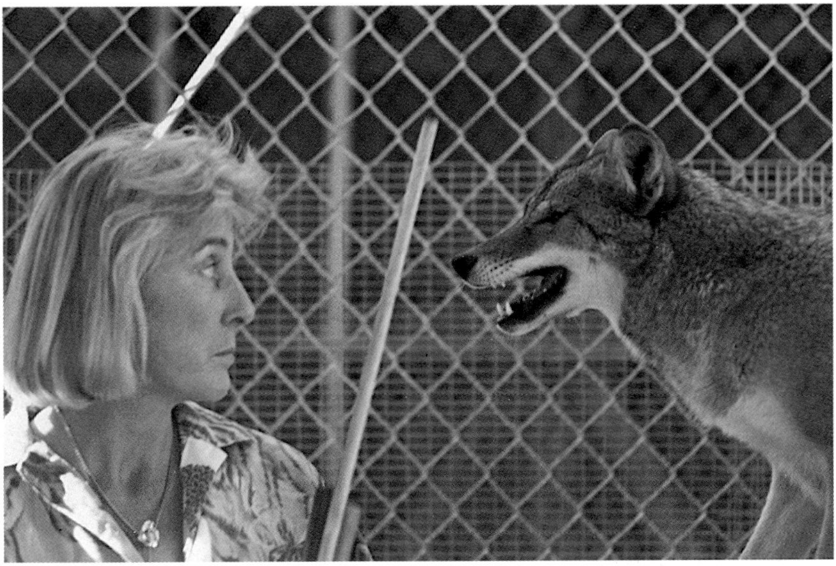

»Vorsicht, Mindy – diese Arbeit bringen wir erst zu Ende.« Linda am Beginn einer Sitzung mit Mindy, der Koyotin (siehe Seite 64). Im ersten Schritt wird ein Stock benutzt, um das Tier berühren zu können, ohne daß die kritische Distanz unterschritten wird.

Mindi versucht, Linda daran zu hindern, ihr näher zu kommen. Zwei kurze Gummistäbe ermöglichen es Linda, nahe an einem angriffslustigen Tier zu arbeiten und doch gleichzeitig selbst sicher zu sein. Nach weniger als einer Stunde bietet Mindy willig ihre Seite für Lindas TTouch an.

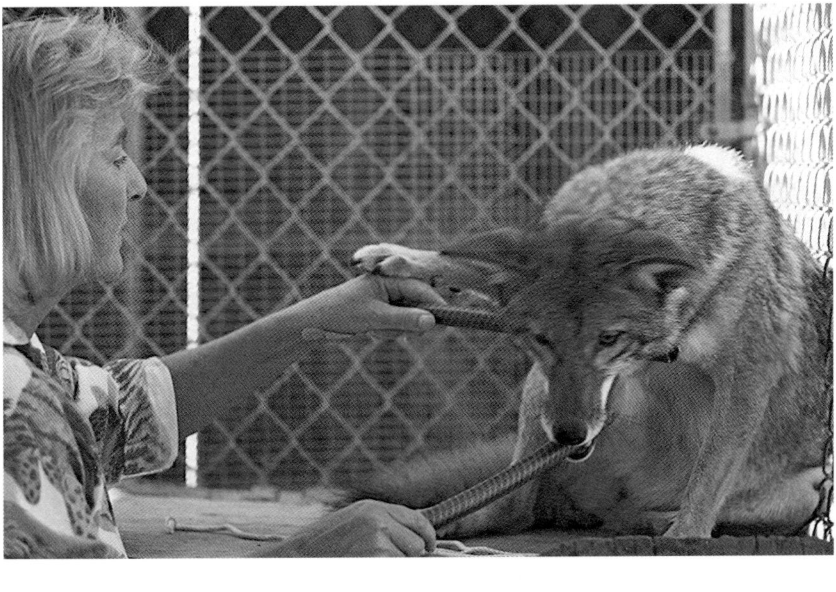

Linda, der olympische Goldmedaillengewinner Claus Ehrhorn, Deutschland, und sein Pferd Justyin Thyme. Linda arbeitet an den Ohren des Pferdes; sie demonstriert so die Möglichkeit, ein Pferd nach der Arbeit zu entspannen.

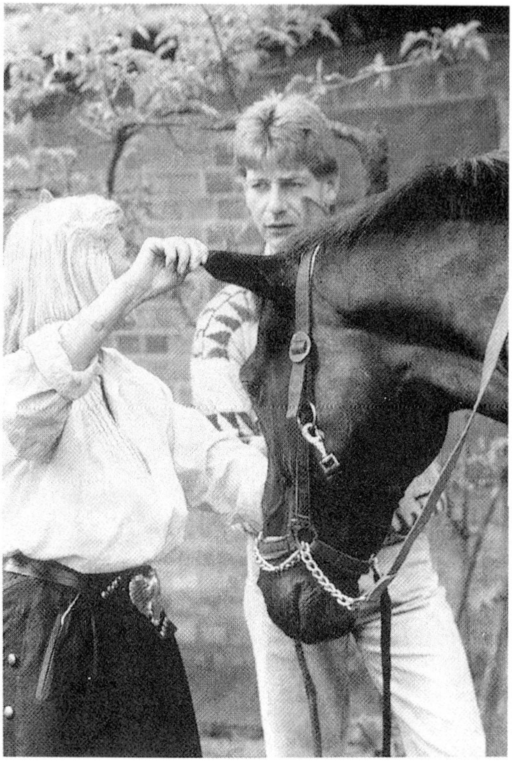

Linda und Claus Ehrhorn arbeiten mit der TTEAM-Übung »Brieftaube« (siehe Seite 263). Hier wird die Übung benutzt, um die hoch im Blut stehende Stute zu beruhigen und ihre Schritte zu verlängern.

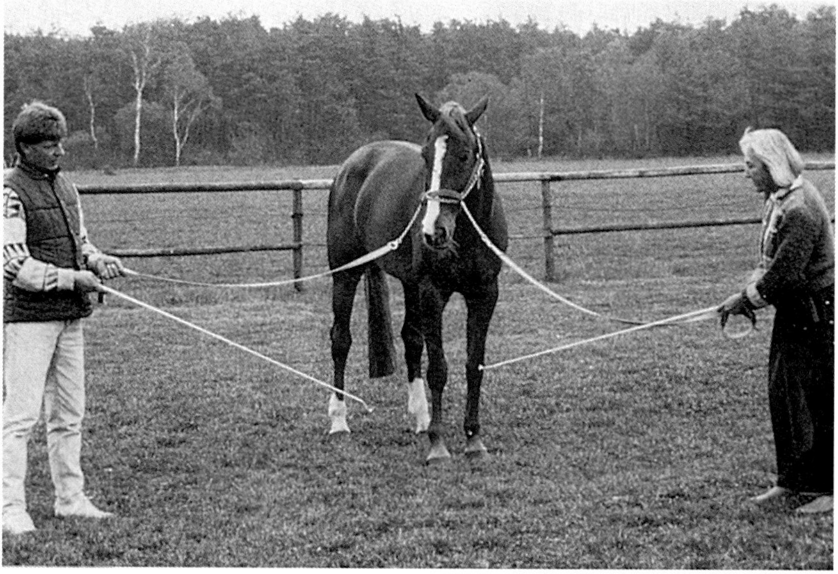

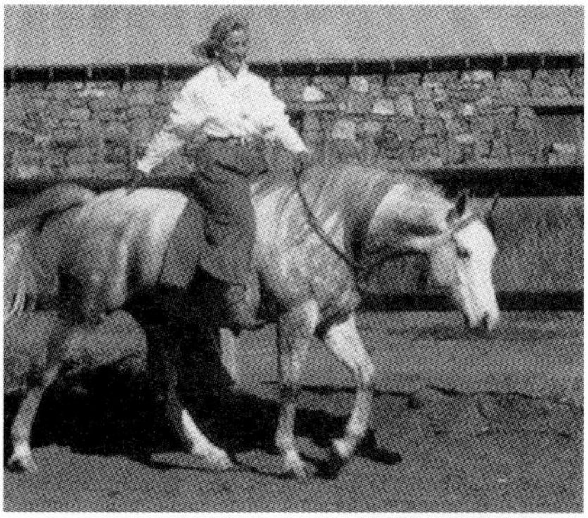

Linda reitet den Araberwallach Harah von Denise Lynch ungesattelt. Ohne Zaumzeug zu reiten, vertieft die Verständigung und die Freude zwischen Pferd und Reiter.

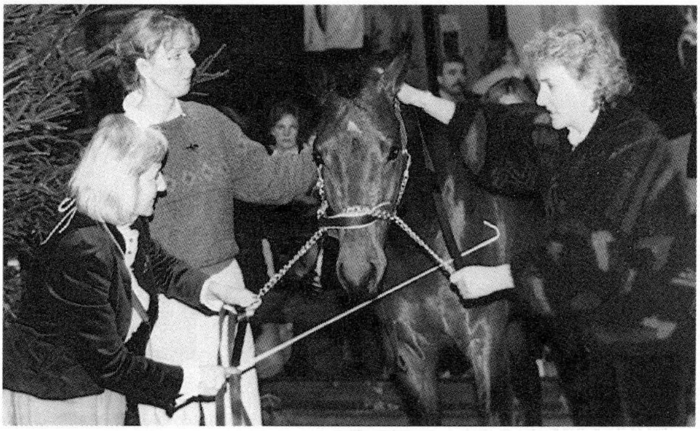

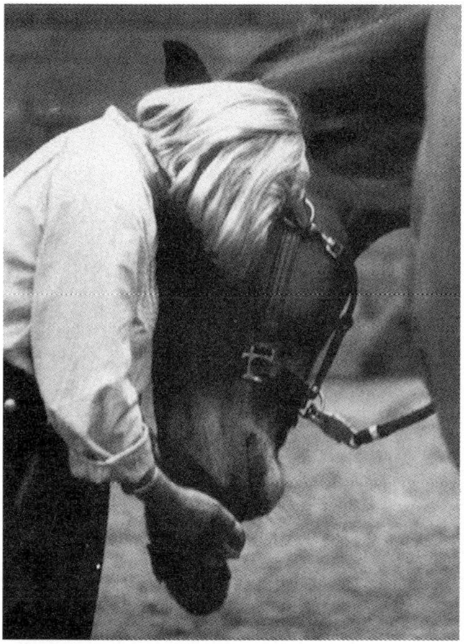

Linda (links) und ihre Schwester Robyn Hood (rechts) zeigen die TTEAM-Arbeit auf der Equitana, der berühmten deutschen Pferdemesse. Die TTEAM-Direktorin für Europa, Annagret Ast, assistiert. Man beachte die TTEAM-Kette und das Halfter. Es führt über die Nase und zu beiden Seiten und hält so das Pferd in ruhiger Aufmerksamkeit.

Kommunikation.

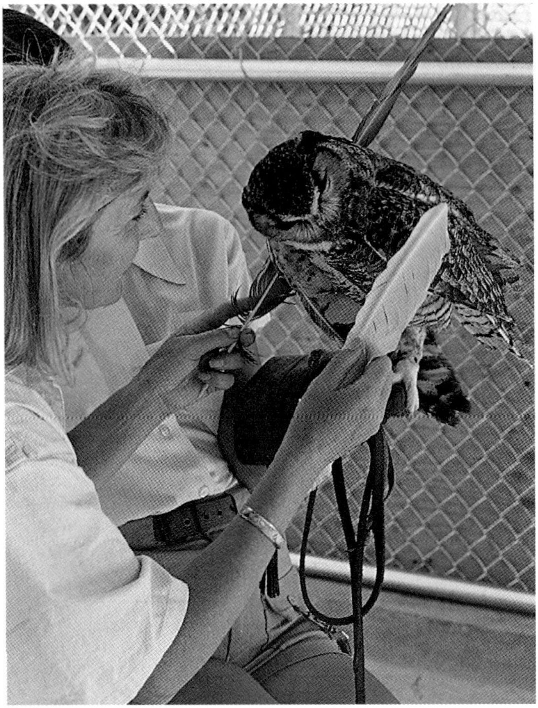

Linda streicht langsam über die Eule Archimedes (siehe Seite 133), Teilnehmer der Vogelshow im San Diego Wild Animal Park. Beim Gebrauch von zwei Federn sind die Vögel konzentrierter und entspannter; durch den TTouch wird der menschliche Kontakt möglich und angenehm für sie.

Der »Waschbär«-TTouch soll das Wachstum der Federn an den Beinen eines Kakadu erleichtern.

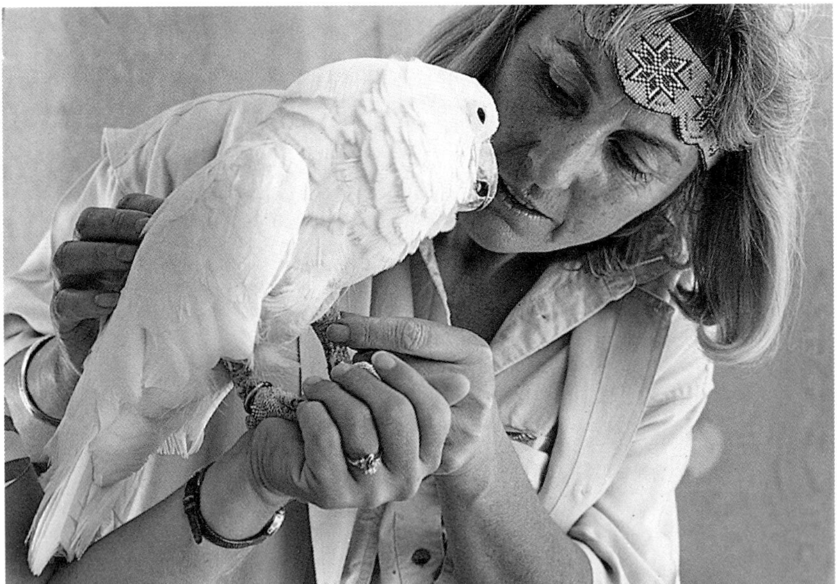

des TTouch ist es, wilde Tiere beeinflussen zu können, ohne daß das Tier »vermenschlicht« wird und ohne daß der Respekt für das Individuum oder die speziellen Eigenschaften der Art verlorengehen. Mein Ziel bei Mindy war es, durch den TTouch ihre instinktiven Reaktionen zu umgehen und sie zu einem Partner der Menschen zu machen.

Solange Mindy auf der anderen Seite des Zaunes stand, war sie jedem gegenüber freundlich. Sie begrüßte uns mit Freudensprüngen, schob ihre Nase eifrig durch den Maschendraht. Doch als David mich mit in ihren Käfig nahm, wurde sie nervös und mißtrauisch. Also stand ich ganz still, um ihr die Möglichkeit zu geben, sich an mich zu gewöhnen.

Als sie nach einem Augenblick feststellte, daß ich keine Bedrohung für sie war, begann sie, mich zu umkreisen, sprang mich von hinten an und schnappte und knirschte aggressiv mit ihren Zähnen; sie wollte eindeutig ihre Ranghoheit demonstrieren, als wäre ich ein fremder Koyote, der ihr Territorium betreten hatte. Ich konterte, indem ich ihr einen freundlichen Nasenstüber mit meinen Fingerspitzen gab, darauf lief sie weg, um auf ihre Plattform zu springen, wo sie sich sicher fühlte.

Ich näherte mich ihr dann mit zwei Stäben (siehe Seite 262) und begann, mit diesen langsam über ihren Körper zu streichen, wobei ich mit einer tiefen Singsang-Stimme zu ihr sprach. Zuerst knurrte Mindy, fletschte die Zähne und sprang von ihrer Plattform herunter und wieder hinauf, doch endlich beruhigte sie sich; ich konnte näher kommen und sie mit zwei Gummischläuchen berühren (siehe Foto Seite 69), jeder ungefähr fünfunddreißig Zentimeter lang.

Wenn ich mich einem Tier nähere, von dem ich weiß, daß es sich bedroht fühlt und beißen, treten oder schlagen könnte, benutze ich den Stab, um Abstand zu halten. Wenn das Tier meine Anwesenheit akzeptiert hat, nehme ich den Schlauch, um näher arbeiten zu können und um jede verbliebene Möglichkeit des Beißens auszuschließen.

Bei der nächsten Sitzung, einige Stunden später, konnte ich Mindy schon mit meinen Händen bearbeiten. Zuerst drehte sie den Kopf, um mir zu drohen und in die Schläuche zu beißen (siehe Foto S. 69), wann auch immer ich mich ihren Schultern oder dem Hinterteil näherte, doch schließlich hob sie ein Hinterbein in der bei Koyoten üblichen Haltung der Unterwerfung und erlaubte mir geduldig, an ihrem ganzen Körper zu arbeiten, vom Kopf bis zum Schwanz.

Um sie an die Leine zu gewöhnen, begann ich als Vorarbeit, sie leicht mit meinen Armen zurückzuhalten, um sie daran zu hindern, von der Plattform zu springen. Wir ließen sie wieder ein paar Stunden ausruhen. Da sie es haßte, durch ein Halsband beengt zu sein, nahm ich in der dritten Sitzung zuerst ein leichtes Seil und legte es über ihren Körper, dann ersetzte ich es durch ein Handtuch, um sie an unterschiedliche Arten des Körperkontaktes zu gewöhnen.

Mindy liebte das Handtuch. Sie nahm es ins Maul, und wir spielten Tauziehen, wobei Mindy mich zuerst herumzog. Allmählich und vorsichtig begann ich, einen Wechsel einzuleiten: Sie pflegte mich einen Augenblick herumzuziehen, und wenn sie sich ein paar Schritte in meine Richtung bewegte, zog ich sie. Dann durfte sie wieder führen. Ich ließ niemals zu, daß es zu einem Ringkampf oder einem wilden Spiel ausartete, sondern unterstützte das ruhige Miteinander, das sich entwickelt hatte. – Es war wie ein Tanz mit unterschiedlicher Führung, der sie wissen ließ, daß ich ihre Besorgnis, beherrscht zu werden, verstand und respektierte, auf der anderen Seite von ihr aber auch gewisse Dinge im Austausch erwartete.

Ich tauschte das Handtuch wieder gegen das Seil aus, und am Ende der Stunde konnte ich Mindy mit dem Seil um den Hals führen, während ich ihr über den Rücken strich und sie mit dem Stab sanft drängte weiterzugehen.

Mindy ist sehr verspielt und hatte soviel Freude an dem Handtuch, daß wir am Ende des Tages beschlossen, es ihr zu lassen. Mit einem fröhlichen Blick in ihren Augen drehte sie es herum, tunkte es in ihren Wassernapf, schleppte es herum und rollte darauf, um es schließlich in einem großen Finale übermütig in die Luft zu schleudern.

Mindys überschwengliche Begeisterung an ihrem Handtuch ließ mir klarwerden, daß ich kaum noch spielte und wie ernst wir alle als »Erwachsene« werden – wir glauben, daß wir zu beschäftigt sind, zu müde, zu besorgt, zu alt. Und wir vergessen auch, daß unsere Tiere ebensogerne spielen möchten wie wir – die bequem in der warmen Wohnung liegende Katze wird viel schneller alt als nötig; der Hund, der dich aus seinem Korb beobachtet, wartet doch nur auf die Momente der Freude, die euch beide inspirieren.

Viele unserer Zootiere, die allein und zu Tode gelangweilt in ihren nackten Käfigen sitzen, würden ein angemessenes Spielzeug freudig begrüßen. Cheryl erzählte mir, daß Mindy nach meinem Besuch einige Handtücher bei ihrem glücklichen Spiel verbrauchte.

Am zweiten Tag der Sitzungen brachte ich meinen Freund Richard Champion mit in ihr Gehege, um zu sehen, ob Mindy immer noch instinktiv versuchen würde, sich einem Fremden gegenüber dominant zu verhalten. Auch wenn sie sehr aufgeregt war und wir sie beruhigen mußten, war doch ihr ängstliches Verhalten verschwunden. Sie begrüßte Richard überschwenglich, sprang sogar auf seinen Schoß und steckte ihre Nase verspielt in sein Ohr und an seine Nase; sie umwarb ihn mit »Verführung à la Koyote«, so wie sie es verstand.

Ein Jahr später brachten die Nixens Mindy zum »Wild Animal Presentation Program« des Los-Angeles-Zoos. Der Zoo war sehr glücklich, sie zu bekommen, denn sie hatten einen speziellen Grund, die Öffentlichkeit über Koyoten aufzuklären. Traurig, wie es nun einmal ist, wenn sich Städte ausbreiten, greifen diese auf das Gebiet der Wildtiere über, und im Kampf um Boden gewinnt meistens der Mensch. Doch in Los Angeles haben die Koyoten mit ihrer

Anpassungsfähigkeit den Platz nicht geräumt. Sie leben in der Parklandschaft und in den bewaldeten Hügeln, die die Stadt umgeben, und da so wenig Menschen über sie Bescheid wissen, löst ihr Vorhandensein Furcht, Vorurteile und Streit aus.

Da kam Mindy gerade recht. In ihrer Rolle als ein Mitglied des Erziehungsprogramms des Zoos wurde sie zur Repräsentantin ihrer Art, ein Koyoten-Botschafter für die Bewohner von Los Angeles!

Hunde und der TTouch

Training und Gehorsam

Naturforscher nennen den Führer eines Hunderudels den »Alpha-Hund«, und die meisten Hundeausbilder glauben, die einzige Möglichkeit, einen Hund zu erziehen, sei, die Rolle des Alpha-Hundes zu übernehmen. Es liegt hier die Theorie zugrunde, daß Hunde die Welt in einer »Hack«-Ordnung sehen und deshalb nur gehorchen, wenn sie sich unterordnen müssen.

Es ist keine Frage, daß ein Hund gehorchen *muß*. Unwichtig, ob man einen Show-Hund besitzt, einen Arbeits- oder einen »Schoßhund«, niemand kann einen Hund um sich haben, der ihn verrückt macht mit unerfreulichem, nervendem und gefährlichem Verhalten. Der Hund muß lernen, harmonisch mit uns zu leben. Mit den traditionellen Trainingstechniken fühlen sich Hundebesitzer aber häufig unwohl und unglücklich, da diese Methoden der Dominanz im Gegensatz zu den Gefühlen stehen, die sie für ihre Tiere haben.

Es ist schwer, einen vertrauensvollen, acht Monate alten Welpen zur Gehorsamsausbildung mitzunehmen, wo ihm das Ablegen beigebracht wird, indem man auf die Führkette an seinem Halsband tritt und ihn so mit Gewalt am Boden hält. Es ist furchtbar zu erfahren, daß es bei einigen Ausbildern die übliche Strafe für aggressives Verhalten ist, den Hund mehrfach am Hals aufzuhängen, bis er ohnmächtig wird, oder auch die Methode, den Kopf des Hundes in ein Wasserloch zu halten, bis er fast ertrinkt, um das Lochbuddeln zu unterbinden.

Bei diesen Methoden werden nur die elementaren, instinktiven Reaktionen des Hundes angesprochen. Mit TTEAM nähern wir uns dem Training von einem Blickwinkel, bei dem der Hund lernt, über seine Instinkte hinauszuwachsen. Er ist eine komplexe, intelligente Kreatur und zu mehr fähig, als nur auf Gewalt zu reagieren. Wenn wir den TTouch anwenden, können wir ihn erziehen, ohne auf Gewalt zurückgreifen zu müssen.

Die Gehorsamkeitsprobleme bei einem Hund haben wahrscheinlich viele tieferliegende Gründe. Was wie Ungehorsam oder Aggression aussieht, ist in Wirklichkeit oft ein Widerspiegeln körperlicher oder emotionaler Schmerzen oder Verwirrung.

Eine Freundin von mir, Serena Foster, hatte einen norwegischen Elchhund namens Lars. Sie nannte ihn auch »der Wunderhund«. Dieser Hund hatte nun plötzlich beschlossen, die Führung zu übernehmen. Als wir darüber sprachen, wie man sein dominantes Verhalten mindern könnte, wurde klar, daß das »Problem Lars« genauso ein »Problem Serena« war – keine außergewöhnliche Situation zwischen Tieren und ihren Besitzern.

Lars war ein besonders muskulöser und schöner Hund, fast ebenso groß wie ein Schäferhund, mit dickem silbrigem Fell, einer starken, tiefen Brust, seelenvollen Augen und der raschen Intelligenz eines Schelms.

»Ich weiß nicht, was ich mit ihm machen soll«, klagte Serena, »er ist so lieb, doch jetzt hat er diesen Autoritäts-Tick. Er versucht, mich bei einigen Sachen auszutricksen. Zum Beispiel übernahm er mit voller Absicht meinen Lesestuhl, und wenn ich ihm sage, er solle runtergehen, rührt er sich nicht. Er sitzt da, sehr aufrecht, knurrt mich an und fletscht die Zähne.«

»Und was machst du dann?« fragte ich. »Nun, zuerst habe ich ihn angeschrien, und er verließ den Stuhl, aber am nächsten Tag passierte dasselbe wieder. Ich versuchte es dann mit Streicheln und sprach mit ihm, doch das half auch nicht.«

»Ich wette, was du wirklich wolltest war, ihn runterzuzerren und zu strafen, habe ich recht?« fragte ich. Meine Freundin war verlegen, doch dann lachten wir beide. »Das ist normal«, sagte ich. »Glaub' mir, in unzähligen Situationen war mein erster Gedanke derselbe, es sei denn, das Tier war eindeutig so gefährlich, daß ich eher »Oh« machte und mich vorsichtig zurückhielt. Der Instinkt läßt uns erstmal reagieren. Du möchtest da reingehen, einfach noch lauter knurren und sagen: »Ich bin aber noch größer als du!« und zuschlagen, außer, er hat eben schärfere Zähne als du.« Serena grinste. »Ich hatte gleichzeitig Angst vor ihm und eine Stinkwut.«

Nach meiner Erfahrung mit den nichtdominanten Methoden des TTEAM ist das genau der Augenblick, an dem man innehalten, zu sich selber kommen muß und der Adrenalinstoß, der einen durchfahren hat, wieder abflauen muß. Man muß sich sagen: »Okay, statt ärgerlich, frustriert, aggressiv oder ängstlich zu sein« – und diese Gefühle stehen alle in Verbindung zueinander –, »wie wäre es mit *Nachdenken*? Was kann ich tun?«

Ich schloß aus Serenas Aussagen, daß Lars die Führung übernehmen wollte. Wenn ein Hund aufrecht sitzt und die Spannung in Hals und Körper festhält, ist er nicht flexibel. Wenn man ihm in einem solchen Moment die eigene Spannung entgegensetzt, sind die Fronten verhärtet wie bei zwei Spiegeln, die sich gegenüberstehen.

In solch einem Fall muß der TTouch am Körper der erste Schritt sein, um das Verhaltensmuster zu verändern. Die nicht gewohnte, nicht bedrohliche Bewegung kann den Automatismus, in dem sich der Hund befindet, unterbrechen und die Spannung und Nichtflexibilität abbauen. So kann sich der Hund aus dem Kreislauf des Nur-Reagierens lösen.

Um Lars für die anfängliche Körperarbeit aus dem Stuhl zu bekommen, riet ich Serena, ihm Futter anzubieten. Fressen würde seine »Denk«weise ändern, die Stimmung der Auseinandersetzung entschärfen und ihm erlauben zu atmen. Jeder hat schon einmal festgestellt, daß man die Luft anhält, wenn man sich bedroht fühlt. Den Atem anzuhalten ist so etwas, wie in einem bestimmten Verhaltensmuster zu »erstarren«; den Atem loszulassen belebt die Nervenimpulse und führt zum *Denken* anstelle von *Reagieren*.

Dann riet ich Serena, den Hund mit zwei der 90-Zentimeter-TTEAM-Stäbe, die wir speziell für Hunde haben, zu streicheln. Häufig ist für ein Tier, wenn es sich bedroht fühlt, die direkte Berührung mit der Hand zu nahe für den ersten Kontakt. Ich bat sie auch, ihre Körpersprache langsam und sanft sein zu lassen und Lars nicht direkt anzusehen. Um zu einer ruhigen Stimmung zu kommen und diese auch beizubehalten, schlug ich ihr vor, Worte wie »guuuter Hund, guuuter Junge« zu benutzen.

Wie ich schon vorher gesagt hatte, ist der »beruhigende Singsang« eine große Hilfe. Tierverhaltensforscherin Dr. Patricia McConnell, die Kurse für die Mensch-Tier-Beziehung an der Universität von Wisconsin hält, hat die stimmlichen und akustischen Signale von über hundertdreißig professionellen Tierhaltern aus der ganzen Welt aufgenommen und analysiert (einschließlich meiner eigenen), um zu sehen, welche Auswirkung die Art des Atmens und der Stimme auf ihre Tiere hat.

»Alle machten genau dasselbe«, sagte Pat, »ob es nun Hütehunde, Schlittenhunde, Pferde oder Wasserbüffel waren. Sie sprachen sechzehn unterschiedliche Sprachen, doch wenn sie wollten, daß ihre Tiere langsamer oder ruhiger werden sollten, benutzten sie alle eine gedehnte, gleichmäßige, flache oder abfallende Stimmlage.«

Deshalb war dieser »Singsang« während der Arbeit am Körper für Serena so wichtig – und auch für den Hund. Der nächste Schritt mußte Lars dazu bringen, seinen steif hochgehaltenen Kopf zu senken. Wenn Hunde (und viele andere Tiere auch) aggressiv sind, verspannen sie sich und halten ihren Kopf ganz hoch. Es ist fast wie ein Wunder, doch sowie man sie dazu bringt, ihren Kopf zu senken, geben sie auch ihren Widerstand auf, entspannen sich und reagieren wieder (siehe Seite 114). Um das zu schaffen, riet ich Serena, zuerst die Ohren ihres Hundes zu behandeln und dann mit »Liegender Leopard«-Kreisen an Hals und Brust zu arbeiten.

Wenn Serena Lars erst dazu gebracht hatte, seinen Kopf zu senken, würde es danach relativ einfach sein, mit dem TTouch am restlichen Körper fortzufahren (siehe Zeichnungen Seite 83–88).

Auch wenn ich ziemlich sicher war, daß die Körperarbeit mit Serena es Lars ermöglichte, empfänglicher zu sein, war doch die Kernfrage: Warum forderte er sie heraus?

Hunde sind genauso empfindlich wie wir. Sie empfinden die emotionale Stimmung um sich genauso wie wir, und die unterschwelligen Nachrichten, die von ihren Besitzern ausgehen, werden von ihnen aufgefangen und zurückgegeben. Ich fragte Serena, wie Lars als Welpe war und wie er aufgezogen wurde. »Ja«, sagte sie reuevoll, »Lars war ein wunderbarer Welpe, doch es war sonst nicht die beste Zeit.«

Serena und ihr Mann hatten ihn für ihre zwölf Jahre alte Tochter gekauft, als sie sich mitten in einer auseinanderbröckelnden Ehe befanden. Sie hofften, ein schlappohriger Elchhundwelpe, der ihr ganz allein gehören sollte, würde ihr durch die Familienkrise helfen. Als Lars sechs Monate alt war, zog Serenas Mann endgültig aus. »Alles war ziemlich durcheinander und schwierig«, sagte Serena. »Lars gehörte meiner Tochter, doch auch mir, und er war sehr aufgeweckt und ein so starker Hund. Ich glaube, ich habe das Gefühl genossen, von ihm beschützt zu werden. Aber ich war wohl nicht immer konsequent mit ihm.« Ihr Lächeln war ein wenig wehmütig.

Zu einem intelligenten, lebendigen Hund am Beginn der Geschlechtsreife kamen also noch diese emotionalen Geschichten hinzu – kein Wunder, daß er nach einer Herausforderung suchte. Und genau hier kann die TTEAM-Arbeit mit dem Labyrinth eine Lösung anbieten (S. 88, 259). Wenn man mit seinem Hund im Labyrinth arbeitet, hat man ohne Auseinandersetzung die Möglichkeit, ihn zur Mitarbeit anzuregen. Man bittet ihn, zuzuhören; die Fragestellung hat etwas, das ihn interessiert und fordert.

Die TTEAM-Arbeit im Labyrinth eröffnet Möglichkeiten der Verständigung, schafft eine Brücke zwischen einem selbst und dem Hund, die es erlaubt, die Beziehung zum Hund neu aufzubauen. Erfolgreiche Kommunikation bringt Besitzer und Hund von der Frage ab, wer der Boß ist, und hin zu der Antwort: Zusammenarbeit.

Serena führte Lars durch das Labyrinth, wobei sie unsere elementare TTEAM-Methode mit den speziellen Ergänzungen anwendete, die bei Aggression gut helfen, wie wir herausfanden. Es liegt die Idee zugrunde, mit dem Hund durch das Labyrinth zu gehen und die Anzahl seiner Schritte ständig zu verändern, zusätzlich muß er sich hinsetzen oder stehenbleiben, während er mit dem Stab gestreichelt wird. Er geht geführt durch das Labyrinth, hält, geht wieder, setzt sich hin. Diese ganzen Aktivitäten beschäftigen den Hund und bringen ihn von seinem reaktiven, widerstrebenden Verhalten ab.

Serena begann, indem sie Lars zwei Halsbänder anlegte für den Fall, daß er aus einem herausschlüpfte (ich gebrauche nicht gerne Würgehalsbänder). Ruhig befahl sie ihm, sich hinzusetzen, und strich mit dem Stab über ihn, unter seinem Kinn beginnend, dann die Brust hinunter zu den Vorderbeinen bis über die Pfoten. So werden Spannungen abgebaut und der Hund angeregt, den Kopf zu senken. Danach ging sie mehrere Schritte mit ihm, befahl ihm anzuhalten und führte den Stab über den unteren Teil seines Halses, den Rücken entlang bis zum Schwanz, dann über die Hinterhand, die Beine und die Pfoten auf den Boden. Das bringt den Hund zur Entspannung und »zurück auf den Boden«. Diese Übung ist besonders wirkungsvoll bei aggressiven Hunden, deren Spannung oft bis in die Pfoten reicht.

Ich legte Wert darauf, Serena zu erklären, wie wichtig es sei, Kommandos in ruhigem, gleichmäßigem Ton zu geben, statt die einzelnen Befehle abgehackt hervorzustoßen, fast wie ein Schuß. Sag einfach »Sitz!« oder »Steh!« oder »Geh!« in scharfem Ton. Fühlst du die Anspannung in deinem Körper? Wir haben festgestellt, daß der wirkungsvollste Weg, einem Hund deine Wünsche zu übermitteln, der ist, diese Kommandos in mehreren Worten langsam, aber trotzdem bestimmt und ruhig ausgesprochen zu geben: »Geh weiter!« oder »Bleib stehen!« oder »Setz dich hin!« Genauso sollte er gelobt werden, das gedehnte Wort »guuut« schafft eine Stimmung der Zusammenarbeit. Wichtig ist auch, daß es ganz klar ist, worum man gebeten hat. In der eigenen Konzentration spiegelt sich die Aufmerksamkeit des Hundes wider. Zusätzlich wird dem Hund durch die eigene Körpersprache etwas mitgeteilt. Wenn man stocksteif dasteht oder an der Leine herumzerrt, wird er wahrscheinlich die Spannung widerspiegeln.

Nachdem Serena mit Lars mehrere Male allein durch das Labyrinth gegangen war, änderte sie ihre Taktik und arbeitete, zusammen mit ihrer Tochter, die »Reise der Brieftaube« (siehe Seite 263). In dieser Übung gehen zwei Leute mit dem Hund durch das Labyrinth, auf jeder Seite einer, und wechseln sich in den Kommandos und dem Überstreichen ab. Die »Brieftaube« ist besonders gut, um das Schema des ständigen Widerstandes zu brechen, denn die Aufmerksamkeit des Hundes ist geteilt, und das hindert ihn, in gewohnter Weise zu reagieren.

Zuerst schreckte Lars etwas zurück, blieb zurück, wenn er vorangehen sollte, doch nach ein paar Wendungen durch das Labyrinth verstand er, was man von ihm wollte, und genoß es. Er sah interessiert und aufmerksam aus, die Ohren aufgestellt, seine intelligenten Augen blickten gespannt auf den nächsten Schritt.

Als letzte Übung wickelte Serena das »Körperseil« um Lars. Sie legte es um seine Brust und das Hinterteil und band es in der Mitte des Rückens zusammen (siehe Zeichnung Seite 255), er sah aus wie ein Weihnachtspaket. Wir haben festgestellt, daß das Körperseil ein sehr wirksames Werkzeug ist, um den Widersetzlichkeits-Mechanismus von aggressiven Hunden zu durchbrechen. Das »In-Schach-Halten« durch das Seil gibt ihnen ein neues und anderes Körpergefühl. Sie entdecken sich selbst mehr, fühlen ihren ganzen Körper, und dadurch werden die physischen Muster gebrochen, die sich in Spannung, hocherhobenem Kopf und Knurren offenbaren. Wenn das automatisierte Verhalten nicht mehr vorhanden ist, sind sie offen für neue Wege.

Wir haben in vielen Fällen herausgefunden, daß das Körperseil nicht nur gegen Aggression nützlich ist, es hilft auch bei ängstlichen Hunden oder solchen, die bei Lärm, Gewitter oder vor Fremden oder beim Gang zum Tierarzt erschrecken. Es kann auch einem Show-Hund helfen, der sich verspannt, wenn der Richter seine Rute hebt, um ihn zu beurteilen.

Obgleich Serena zuerst mit ihrem Hund allein durch das Labyrinth ging, fangen wir normalerweise bei einem aggressiven Hund mit der »Brieftaube« an, und wenn es der Hund dann erlaubt, legen wir das Körperseil an (Beschreibung S. 255).

Als ich zuletzt mit Serena sprach, ging es ihr und Lars gut, und sie hatten ein neues und glücklicheres Stadium der Verständigung erreicht. »Ich glaube, ich möchte TTEAM an meinem Ex-Mann ausprobieren. Er ist etwas aggressiv im Moment«, sagte Serena lachend. »Du denkst, du scherzt«, sagte ich, »doch es wirkt auch bei Menschen – die Körperarbeit, meine ich, nicht das Labyrinth.«

Bud: *Eine grundlegende Veränderung*

TTEAM-Arbeit kann die Beziehung zwischen einem Hund und seinem Besitzer verändern. Ebenso kann sie das Leben eines Hundes und die Art, wie er sich mit anderen Tieren oder Heimtieren auseinandersetzt, verändern. Das Beste aus einem Hund herauszuholen, ist durch TTEAM schon überraschend gut gelungen, wie im Fall von Bud.

Bud ist ein kleiner charmanter Colliemischling, der auf einer Farm in den abgelegenen Bergen des zentralen Idaho lebt. Um zu seinem Zuhause zu kommen, muß man einer steilen und holprigen, unbefestigten Straße durch sonnige Hochlandweiden und tiefgrüne Wälder aus Zedern und Kiefern folgen. Viele der Städte in der Nähe sind Geisterstädte, Überbleibsel des Goldrausches, mit Namen wie Granite Creek, Placerville, Grimes Creek, Horseshoe Bend und Pioneersville.

TTEAM-Praktikerin Ann Finley, die in der Gegend wohnt, erzählte mir, daß in einem Winter die letzte noch verbliebene Goldmine plötzlich verlassen wurde. Danach war es in Pioneersville viel ruhiger als sonst. Ortsansässige spotteten, daß die Hälfte der Stadtbevölkerung in Intensivbehandlung sei und die andere Hälfte im Gefängnis. Sie warf mir ein schnelles Lächeln zu.

Ann war schon immer an Bud interessiert gewesen. Er lebte auf einer Ranch nahe ihrem eigenen 30 Morgen großen Grundstück, und immer, wenn sie dort einen Besuch machte, tat er ihr leid. Bud war unglücklich. Immer in Schwierigkeiten, verbrachte er die meiste Zeit an der Kette. Abgetan als zu »nervös« für die Arbeit mit den Kühen, schlich er herum, die Nase am Boden, und konnte sich so schnell und fließend bewegen, daß die Leute sagten, er sei koyotenähnlich. Außer seiner Besitzerin Xinia Jones konnte ihn niemand anfassen oder streicheln, und wurde er von der Kette gelassen, jagte er ihre preisgekrönten Zuchtkaninchen oder wurde selbst tyrannisiert von Rover, einer stämmigen braunweißen Promenadenmischung, dem »Oberhund« der Farm.

Ann hatte über den Tellington TTouch in einer Zeitschrift gelesen, und sie versuchte, ihr angelesenes Wissen bei einem Fohlen anzuwenden, das sie aufzog und trainierte. Sie war erstaunt über die Tiefe der Verständigung, die sich zwischen ihr und dem Tier auftat, und begann, regelmäßig meine Kurse zu besuchen.

Bud war natürlich der ideale Kandidat für den Tellington TTouch. Doch nicht nur für TT. Ann suchte einen speziellen Hund für ein Lehrprogramm, an dem sie arbeitete, und sie hatte die Vermutung, daß ihre Suche bei Bud enden könnte. Sie wollte die Welt der Erziehung erforschen, hatte im Bereich »menschliche Entwicklung« einen Abschluß an der Prescot University, Arizona, gemacht und neun Monate an der Pine Ridge Indian Reservation in Süd Dakota Unterricht gegeben, wo sie, wie sie sagte, genausoviel gelernt wie gelehrt hatte.

Als sie zu mir kam, um mit mir zu studieren, hatte ich gerade »Animal Ambassadors International« gegründet, eine vielschichtige, weltumspannende Organisation, deren Hauptziel es ist, uns die Wichtigkeit der Tiere in unserem Leben bewußt zu machen (siehe Seite 218). Unter den vielen Projekten zu diesem Thema, die AAI unterstützt, ist auch das »Animal Ambassadors School Program«, erstmalig an den Grundschulen New Yorks von Alexandra Kurland eingeführt, einer TTEAM-Ausbilderin und sehr bekannten Kinderbuchautorin. Eines der Hauptziele des Programms ist es, Kindern zu zeigen, daß mit Tieren zu kommunizieren, sie zu verstehen und zu beschützen, ihr eigenes Leben und auch das der ganzen Welt verändern kann.

Jeder Schüler sucht sich ein »eigenes« Tier aus – Bär, Adler, Krokodil, Löwe, Schlange –, als sein spezielles Totem, von dem er sowohl lernen, das er aber auch umsorgen und verteidigen kann. Durch die Praxis mit dem TTouch an speziellen Tieren, die als Botschafter zu ihnen gebracht werden, lernen die Kinder auch, sich mit ihrem eigenen Lieblingstier besser zu verständigen.

Ann war sofort von diesem Vorhaben begeistert und entschloß sich, den Kindern lebende Tiere mitzubringen. Sie richtete ein Pilotprogramm an einer Schule in Boise ein, und als es an der Zeit war, den »Tierbotschafter« auszusuchen, konnte sie nur noch an Bud denken. Xinia war glücklich über die Idee, ihn für das Experiment auszuleihen. Es bestand ja nicht nur die Möglichkeit, daß er aufhören würde, ihre Kaninchen zu fressen, vielleicht würde er ja sogar berühmt.

Das einzige Problem war, daß Bud nicht sicher war, ob er im Scheinwerferlicht stehen wollte. Als Ann zu ihrem ersten Arbeitsbesuch kam und ihn sehen wollte, mußte man ihm gut zureden, sein Versteck unter einer alten Couch, die in einer Ecke des Gartens abgestellt war, zu verlassen. Nachdem der Hund den Verlockungen eines Hundekuchens nicht widerstehen konnte, begann Ann, mit dem »Waschbär-TTouch« an seinem ganzen Körper zu arbeiten.

Zuerst fand der Collie die Berührung beunruhigend und wartete nervös, was nun kommen würde. Er zitterte vor Angst, und es war nur möglich, den leichtesten TTouch und das auch nur für kurze Zeit bei ihm anzuwenden. Nach mehreren Sitzungen, als der TTouch ihn konzentrierter und ruhiger werden ließ, war er auch nicht mehr so verstört und verängstigt. Endlich, nach vier Sitzungen über einen Zeitraum von mehreren Wochen und zu Anns und Buds größter Freude, überwand er seine Angst und begann zu reagieren; er genoß die Zusammenarbeit während der Sitzung und begrüßte Ann fröhlich, wenn sie kam, um ihn zu sehen.

Es war an der Zeit, ihn mit zur Schule zu nehmen. »Auch wenn ich sicher war, er würde seine Sache gut machen, war ich doch nicht vorbereitet auf seine wunderbare Ausstrahlung«, erzählte mir Ann. »Er war immer noch schüchtern und sensibel, aber er war der geborene Vermittler.« Bud schien Charaktere lesen zu können. Für jedes Kind, das mit ihm arbeitete, hatte er eine spezielle Begrüßung parat. Manchmal war es ein schnelles Zungenschlecken über die Wange oder ein vorsichtiges Schnüffeln an der Kinderhand. Es konnte ein »Pfotenschütteln« sein oder auch einfach nur ein Anstarren. Einmal, als ein Kind seine dargebotene Pfote ergriff und auf und ab schütteln wollte, zog er sich für einige Minuten zurück – wie um dem Kind klarzumachen, daß er nicht nur spielen wollte und daß, wer sich mit einem Tier unterhalten will, auch zuhören muß.

Ich war natürlich hoch erfreut über Buds Erfolg im Schulsystem von Boise, doch ich war auch sehr neugierig zu hören, wie es zu Hause auf der Ranch aussah. »Wie ist es mit seinen Kaninchen-Gelüsten, was ist mit Rover?« fragte ich Ann. Sie lachte. Nachdem sie mit dem TTouch bei ihm angefangen hatte, schlich er nicht mehr verstohlen herum, sondern glänzte mit der stolzen Ausstrahlung seiner echten Collienatur.

Seine neugewonnene Sicherheit führte aber auch zu unerwarteten Auseinandersetzungen. Buds Veränderung hatte ihn endgültig von der Kette befreit, trotzdem war sein schönes Leben nicht sicher, solange Rover der Alpha-Hund und Herr des Hauses war. Da er sich jetzt stark fühlte und sich auch durchsetzen wollte, wandte er sich gegen Rover und forderte ihn regelmäßig und heftig heraus. »Der arme Rover war völlig verwirrt über diesen neuen Bud und seine ständigen Angriffe«, erzählte mir Ann, »aber Rover war viel schwerer und kräftiger bemuskelt als Bud und besiegte ihn jedesmal fürchterlich.«

Normalerweise wird ein Hund, der einen Kampf mit dem Alpha-Hund eines Rudels verliert, die Niederlage akzeptieren und sich unterwerfen. Aber nicht Bud. Statt dessen erreichte er das letzte Stadium seiner bemerkenswerten Wandlung. Statt sich mit Rover auseinanderzusetzen, fand Bud Wege, der Konfrontation auszuweichen, ohne das Gesicht zu verlieren. Wenn er irgendwo hingehen wollte und Rover war ihm im Weg, fand er eine Möglichkeit, die den anderen Hund nicht provozierte. Xinia berichtete Ann amüsiert, wie Bud es fertigbrachte, statt Rover über den Weg zu laufen, irgend etwas oder irgendwen zwischen Rover und sich zu bringen, geschickt eine Pufferzone schaffend. Ann lachte, wenn sie ihn sah, wie er seine Manöver ausführte, sein Körper drückte Unbefangenheit aus, als wenn er keine Ahnung hätte, daß irgend etwas außer der Reihe passierte. Doch sie bemerkte auch, daß sein Gang besonders schwungvoll war und er seinen Schwanz, einem Federbusch gleich, hoch in die Höhe hielt.

Und so sollte es sein: Bud war ein Gewinner. Aber nicht nur das. Xinia sagte auch, Bud sei jetzt der beste Hütehund in der Gegend.

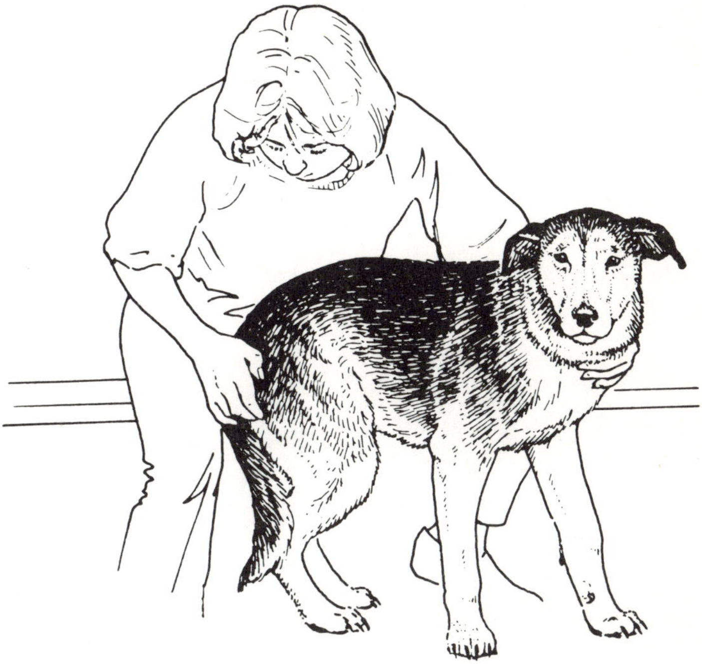

Der TTouch an der Hinterhand ist besonders gut für Hunde, die Angstbeißer oder übermäßig scheu sind oder Gewitter, Blitze oder Schüsse fürchten. Einige Hunde werden beunruhigt sein, wenn man sie in diesem Bereich berührt, und wollen sich hinsetzen. Wenn das passiert, muß der TTouch leichter werden, und man muß dem Hund mit der Stimme ein Gefühl der Sicherheit geben. Wenn der Hund stehen muß, während man an seiner Hinterhand arbeitet, wird er seine Furcht schneller verlieren, als wenn er liegt.

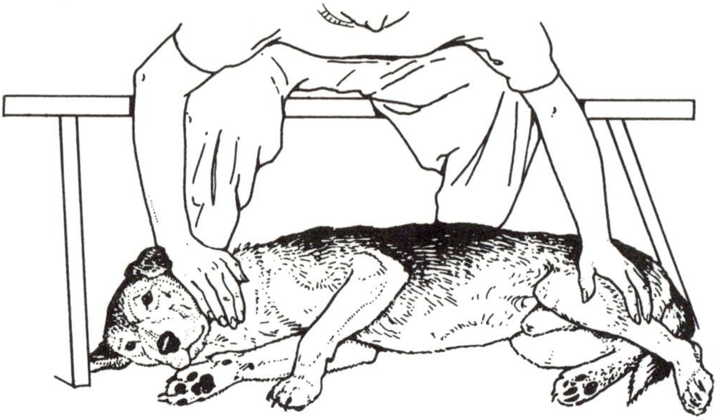

Wenn es notwendig ist, kann man auch an einem Hund arbeiten, wenn er liegt. Für einige nervöse Hunde kann das bedrohlich sein, man muß sie also liebevoll, aber fest, mit der rechten Hand ruhighalten, während die linke die Kreise macht. Wenn ein Hund überaktiv oder unterwürfig ist, kann er versuchen, zu lecken oder aufzustehen, und es kann ein paar Sitzungen dauern, bis er gelernt hat, sich zu konzentrieren und zu entspannen.

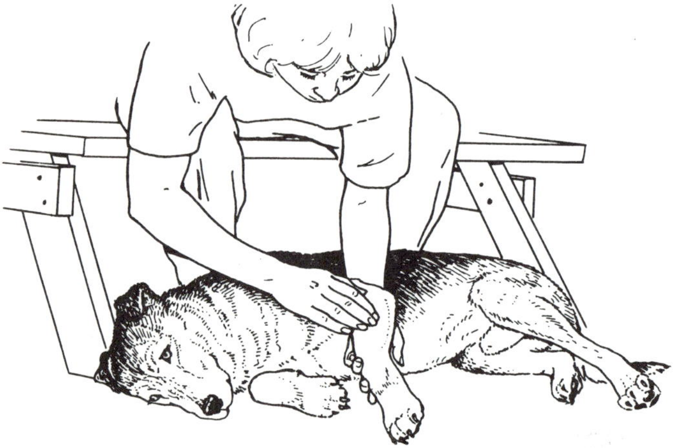

Dieser Hund hat sich durch die Behandlung mit dem »Wolken-Leopard« an seinem Vorderlauf entspannt. Wichtig ist, das Bein mit der linken Hand zu stützen, so daß der TTouch an seiner Schulter und seinem Bein bis hinunter zu seiner Pfote angewendet werden kann. Mit beiden Händen kann man die Schulter sanft bewegen, nach vorne, oben, zurück, nach unten und in umgekehrter Reihenfolge. Diese Bewegung sollte nicht als Streckübung gesehen werden, sondern Entspannung fördern und die Bewegungsspanne erweitern.

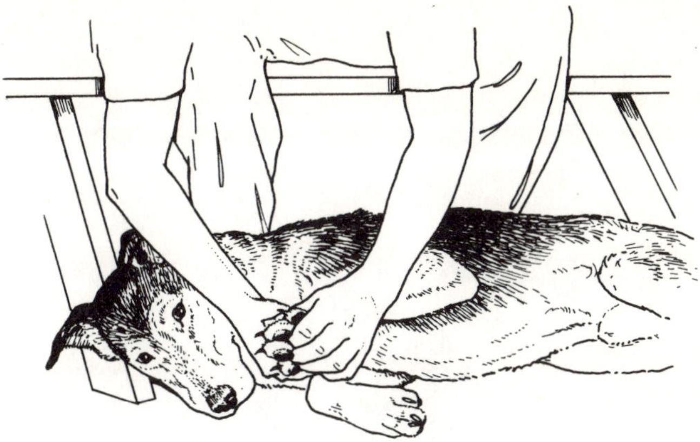

Der Hundeführer nimmt hier den »Waschbär-TTouch« für die Arbeit an den Ballen der Pfoten. Da dieser Bereich sehr empfindlich sein kann, muß man vorsichtig beginnen. Man fängt besser in einem weniger empfindlichen Bereich an und arbeitet sich so an die Füße heran. Auf diese Weise wird der Hund besser darauf vorbereitet, seine Pfoten zu entspannen. Diese Arbeit ist besonders hilfreich für ältere Hunde mit Herzproblemen.

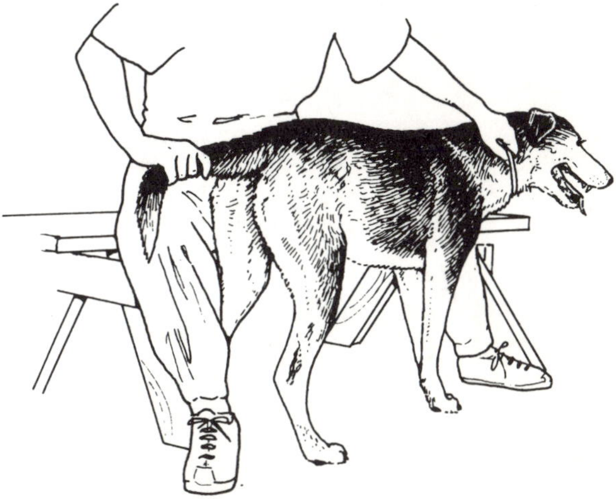

Man hebt die entspannte Rute des Hundes hoch und läßt die Hand, der geraden Linie seines Körpers folgend – mit einer Serie von Ziehen, Innehalten, Ziehen, Innehalten – in Richtung Schwanzende gleiten, wobei jedes Ziehen/Innehalten vier bis sechs Sekunden dauern sollte. Man hält den Hund am Halsband fest, damit sein Körper gerade bleibt.

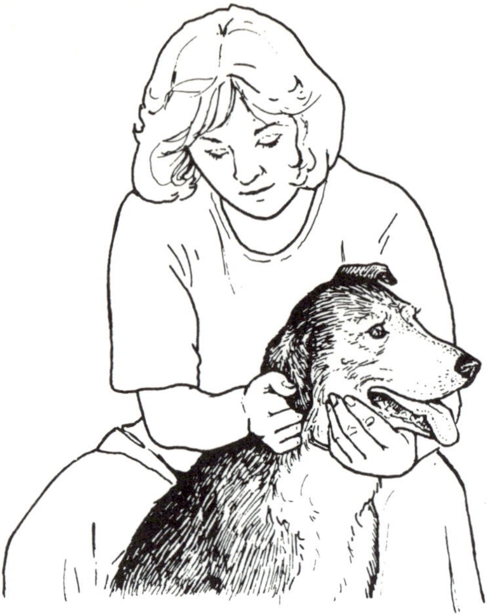

Am besten ist es, eine Sitzung mit den Ohren anzufangen, da die meisten Hunde es gerne mögen. Wie auf der Zeichnung zu sehen, nimmt man das Ohr des Hundes zwischen Daumen und gebeugten Zeigefinger und gleitet damit leicht, aber bestimmt am Ohr entlang in Richtung Ohrspitze. Man wiederholt diese Bewegung von der Ohrbasis zur Spitze, wobei man mit jedem Strich andere Ohrpartien berühren sollte.

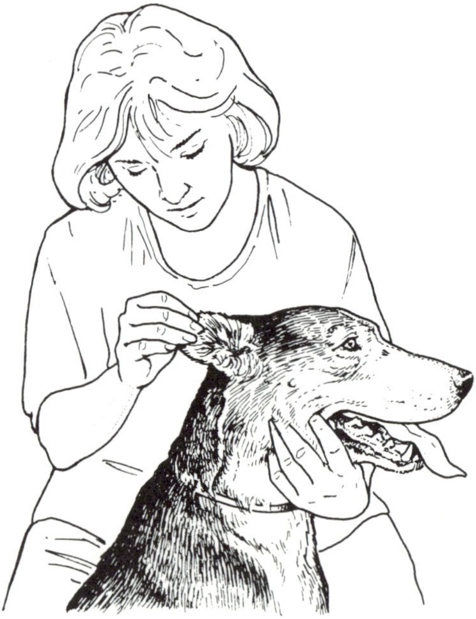

Dann verteilt man kleine Kreise über das ganze Ohr. Der Daumen bildet einen Ruhepunkt, während der Zeigefinger die Kreise macht oder andersherum. Robyn machte diesen TTouch bei ihrem alten vierzehnjährigen Hund Stash. Er hatte zuviel Flüssigkeit im Herzraum und häufig Schwierigkeiten beim Atmen und Schlafen. Doch wenn Robyn seine Ohren bearbeitet hatte, ging es ihm besser, und er schlief gut.

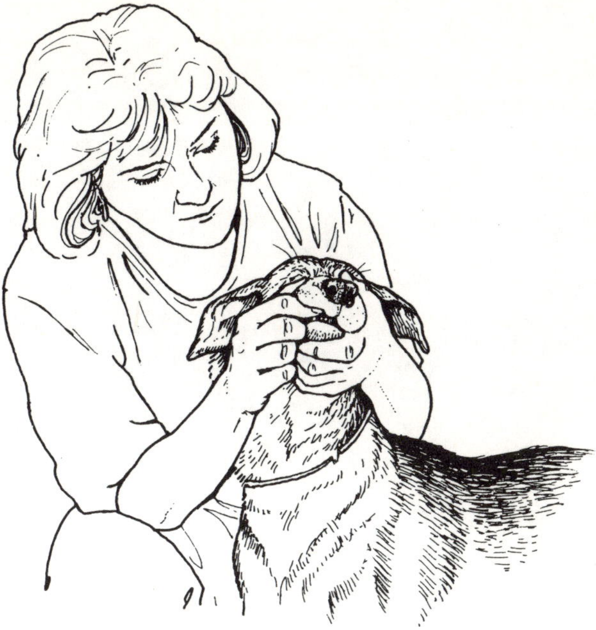

Als nächste Übung setzt man sich hinter den Kopf und stützt sein Maul mit einer Hand. Man achte darauf, ihn nicht zu drücken, er könnte dann Widerstand leisten. Dann nimmt man den Zeigefinger der anderen Hand, um vorsichtig die Oberlippe anzuheben. Man reibt behutsam die Innenseite der Lippen und macht kleine Kreise auf dem Zahnfleisch. Wenn der Hund ein trockenes Maul hat, muß man die Finger mit warmem Wasser naß machen. Gefällt es dem Hund jedoch nicht, versucht man es mit ganz kleinen Zirkeln an der Außenseite seines Kinns, bevor man zum Zahnfleisch übergeht. Ruhige Beharrlichkeit, über mehrere Sitzungen verteilt, führt dann meist zum Erfolg.

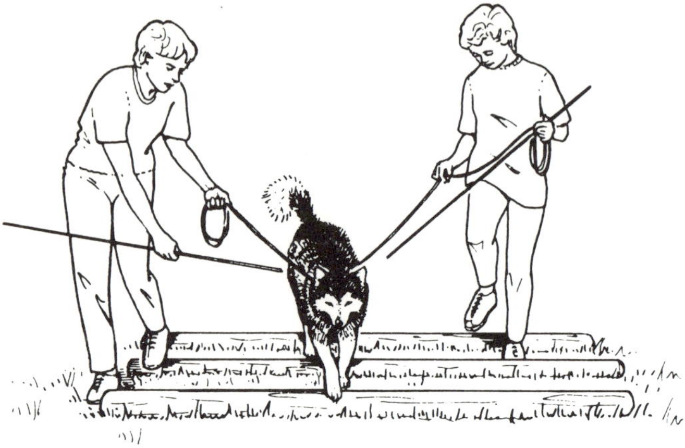

Mit den Hunden die »Brieftaube« zu arbeiten, kann Probleme wie Aggressionen, zu große Abhängigkeit oder Angstneurosen lösen. Man versucht verschiedene, die Konzentration fördernde Hindernisse (Details Seite 263).

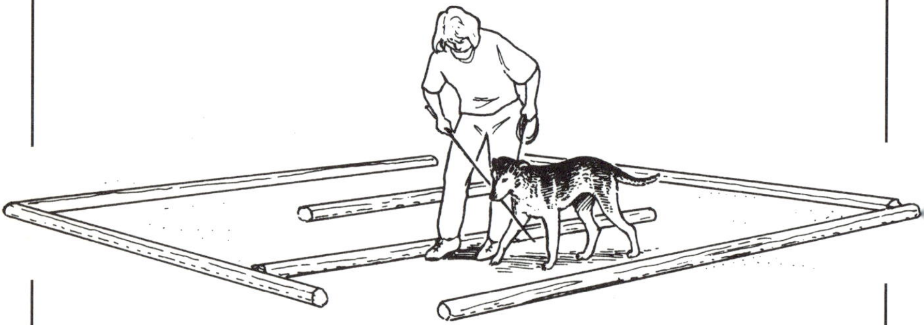

Der Hund im Labyrinth: Wenn der Hund langsamer werden soll, berührt man ihn mit dem Stab an der Brust; führt man den Stab vor ihm her, wirkt er als visuelle Hilfe. Der Stab hilft dem Hund, sich zu konzentrieren, Gleichgewicht zu halten und auf uns zu hören.

Ich traf meinen Verleger Reid Boates an einem Winternachmittag in New York. Wir saßen mit unseren Teetassen an einem Tisch und begutachteten Fotos von Schlangen, Elefanten, Bären, Koyoten, Frettchen, Papageien, Schneeleoparden und Delphinen. Reid stellte seine Tasse auf den Tisch und sah mich an. »Erstaunlich«, sagte er.

»Das bin nicht ich«, erzählte ich Reid, »es ist der TTouch. Tatsache ist, jeder kann ihn lernen. Ich empfehle nur, nicht gleich mit Tigern anzufangen.« Fragend zog er seine dunklen Augenbrauen zusammen.

Bei skeptischen Menschen versuche ich es immer mit der Methode »Handauflegen«. Sie mögen nicht glauben, was du sagst, doch sie können nicht ablehnen, was sie an sich selbst erfahren. Fast jeder hat irgendwo etwas, was ihm weh tut oder ihn schmerzt, und bei Reid war es sein Knie. »Du kannst sehen, wie einfach es ist und wie gut es sich anfühlt«, sagte ich, kam um den Tisch und setzte mich neben ihn, wo ich ihm demonstrierte, wie gut fünf Minuten »Waschbär-TTouch« tun. Schon nach Minuten bat er mich, ihm zu zeigen, wie er die Kreise an seinem ziemlich nervösen Airdale Maggie machen könne.

Zwei Tage später rief er mich aufgeregt mit einem Bericht an, doch nicht über Maggie. Am Abend vorher, auf einer Einladung, hatte er einen sehr unfreundlichen kleinen Hund getroffen. Die Party hatte eine Autorin von ihm, die einige Bestseller-Kochbücher verfaßt hatte, in einem Stadthaus gegenüber dem Metropolitan Museum gegeben. Der Anlaß war, eine Auswahl dieser brandneuen Rezepte für kühle Tage zu testen.

Er betrat den hohen Salon, um auf ungefähr zwanzig Gäste in nervösem Gespräch über ihren Getränken und hors d'oevres zu treffen, die vorgaben, den dürren, uralten kleinen Terrier nicht zu sehen, der zu ihren Füßen herumkläffte. Reid entschied sich, erst einmal das »stille Örtchen« eine Etage höher aufzusuchen, bevor er sich in die Schlacht stürzte. Doch sobald er einen Fuß auf die unterste Treppenstufe setzte, hatte die kleine Kreatur ihn schon erblickt und sauste durch den Raum, um ihm an die Hacken zu gehen. Als nächstes lief der Hund die Stufen vor ihm hoch und bewachte den Weg mit starrem Blick.

«Jetzt oder nie«, dachte Reid. Er streckte seine Hand aus und berührte den Hund an dessen Schulter und magerem Brustbein. Er begann mit ganz leichten, kleinen »Waschbär«-Kreisen, die er ein paar Tage vorher von mir gelernt hatte. Zuerst sah der Hund ihn mißtrauisch an, als wollte er sagen: »Verschwende nicht deine Zeit, nur weil du gerade mal eine Minute übrig hast für diesen Job.« Doch dann, ganz unerwartet, wurde er sanfter. Seine Augen, die vorher unverwandt Reeds Hacken oder andere in Bißnähe liegende Körperteile angesehen hatten, hoben sich und wurden klarer. Es sah aus, als wäre er erwacht und fände sich in einer anderen Welt wieder. Er saß bewegungslos, ganz gespannte Aufmerksamkeit, und hielt Augenkontakt zu Reid, der fortfuhr, in immer größer werdendem Radius die Kreise zu machen.

»Nein, nein. Was machen Sie da? Sie können ihn dort nicht anfassen!« rief eine Stimme, und als Reid sich umdrehte, sah er das entsetzte Gesicht seiner Gastgeberin. »Er haßt es«, sagte sie. Doch inzwischen war der Hund total verzückt; sie stand und sah es mit Staunen. Schließlich, als Reid aufstand, folgte ihm der Hund dankbar in den Salon und legte sich zu seinen Füßen. Wie Reid dann in einem Gespräch mit seiner erstaunten Gastgeberin erfuhr, litt der arme Terrier an schlimmer Arthritis, hauptsächlich im Bereich des Brustbeines.

Keine Frage, langanhaltender, ununterbrochener Schmerz macht sowohl Tiere als auch Menschen reizbar und aggressiv. Wenn ein Hund ungewöhnlich streitlustig und bissig ist, geht man mit dem TTouch über seinen ganzen Körper und versucht, den schmerzenden Bereich zu finden. Am Anfang ist es wahrscheinlich sinnvoll, die Bereiche zu notieren, an denen ein Hund bei bestimmten Kreisen unruhig wird und wo nicht. Man stellt schnell fest, daß sich über einen Zeitraum von mehreren Tagen der Bereich vergrößert, an dem der Hund, ohne daß er nervös reagiert, berührt werden kann. Ein Hund zum Beispiel, der sich nicht an der Hinterhand anfassen läßt, wird den TTouch langsam akzeptieren und damit aufhören, sich hinzusetzen oder jedesmal zu knurren.

Manchmal kann eine TTouch-Übung unerwartet die Ursachen für die Schmerzen eines Hundes oder sein untypisches Verhalten aufdecken. Ein Beispiel: Eines Tages wurde ich in einem Fall zu Rate gezogen, in dem ein Rottweiler mehrmals sowohl seinen Besitzer als auch seinen Trainer bedroht hatte. Rottweiler wiegen so um die hundert Pfund, und auch wenn dieser Knabe erst sechs oder sieben Monate alt war, war er doch sehr beeindruckend mit seinem großen, breiten Kopf und dem stämmigen Körper. Die Rottweiler, deren Vorfahren die Rinder süddeutscher Viehzüchter auf die Märkte getrieben haben, sind bekannt für ihren Mut und ihre Ausgeglichenheit, doch wie es schien, hatten die Gene dieses jungen Hundes davon noch nichts gehört.

Nach mehreren Zwischenfällen wählte der Trainer den letzten Ausweg, um der Aggression Herr zu werden: Wie in solch einem Fall üblich, wurde der Hund am Würger so lange hochgehalten, bis er ohnmächtig wurde. Der Besitzer war entsetzt, und als eine gemeinsame Freundin und TTEAM-Ausbilderin mich wegen Alternativen anrief, riet ich ihr, am Maul des Hundes zu arbeiten, um vielleicht einen Wechsel in seinen emotionalen Reaktionen zu erreichen (siehe Seite 118 und 258).

»Ja?« fragte meine Freundin mit verständlicher Nervosität. »Und wie, bitte, soll ich da hineinkommen?« Ich versicherte ihr, sie sollte nur den Schritten des TTouch langsam und vorsichtig folgen, dann würde alles gutgehen. »Fange zuerst mit den beruhigenden Strichen der Stäbe an«, riet ich ihr, »und dann mache die »Liegender Leopard«-Kreise; bearbeite den ganzen Körper, einschließlich des Kopfes.« Wie sich dann zeigte, brauchte sie die Stäbe gar nicht für ihre Arbeit. Der junge Hund war erstaunlich liebenswürdig, solange er nicht etwas tun mußte, was er nicht mochte.

Trotzdem, sowie sie sich dem Kopf näherte, stieg ein tiefes, bedrohliches Knurren aus seiner Kehle auf. »Nur keine Angst«, sagte ich, »beim nächsten Schritt nimmst du beide Hände gleichzeitig. Während die linke Hand an Körperstellen arbeitet, wo er den TTouch liebt, fang mit der rechten Hand im empfindlichen Bereich des Halses an. Mach dann deine Kreise den Hals hoch zum Kopf, soweit du kannst und bis der Hund dich wissen läßt, daß es für ihn unangenehm ist. Du mußt dann anhalten und zurückgehen zu der ersten Stelle, an der er noch nicht knurrte; dort fängst du erneut an.«

Indem sie diese Technik anwandte, mit der linken Hand Beruhigung vermittelnd und mit der rechten versuchend, in die »Rot-Zone« vorzudringen, war meine Freundin in der Lage, in zwei Sitzungen das Maul zu erreichen, ohne auch nur einen Kratzer abzubekommen! (Siehe auch Arbeit am Maul, Illustration Seite 87) Und dann kam der »Kick«. – Als sie schließlich richtig am Maul des Hundes arbeiten konnte, machte sie eine erstaunliche Entdeckung: Hinter dem voll ausgebildeten Gebiß war der komplette Satz Milchzähne erhalten, der noch nicht ausgefallen war. Das arme Tier lief mit einem doppelten Satz Zähne im Maul herum, und das war sicherlich sehr unbequem und schmerzhaft. Kein Wunder, daß er reizbar und schnell wütend wurde.

Meine überraschte Freundin erzählte von ihrer Entdeckung und arbeitete dann gründlich im Maulbereich. Sie machte kleine Zirkel am oberen und unteren Zahnfleisch und behandelte vorsichtig das Kinn. Einen Moment später begannen dann die lästigen Milchzähne herauszufallen, und ich habe danach von keinem Problem mehr gehört.

Wenn der Haushalt zernagt wird

Es war 1980, ich gab in Seattle einen Sechswochen-Kurs für eine europäische Gruppe von Pferdetrainern und Reitern in der TTEAM-Arbeit. Die fünfzehn Besucher kamen aus Belgien, Deutschland und Holland, und wir lebten alle zusammen in zwei großen Häusern am See in den Außenbezirken der Stadt.

Am Abend saßen wir auf den Holzplanken des Steges, der aufs Wasser führte, und redeten über das, was wir tagsüber gelernt hatten. Danach gingen wir alle glücklich schlafen. Eines Abends, alle waren in ihren Räumen verschwunden, erhielt ich den Anruf meiner alten Freundin Nancy Navarra. Sie wohnte in der Nähe und schlug mir vor, doch vorbeizukommen und Hallo zu sagen. Nancy ist eine Feldenkrais-Anhängerin, und wir wurden nie müde, Ideen auszutauschen.

Ich fuhr zu ihrem kleinen Haus in einer ruhigen Vorortstraße und sah den neuen Zuwachs in ihrem Leben: Blitzen, ein großer, munterer, sechs Monate alter Deutscher Schäferhund, der nur aus wedelnder Rute und aufmerksamen Augen bestand. Ich bemerkte sogleich, daß die Beine aller Stühle und Tische erbarmungslos zernagt waren und daß Blitzen sich an den Zeitschriftenständer aus Korb gemacht hatte. Das Haus sah aus, als ob ein Biber es erobert hätte.

»Ich liebe ihn, aber er zernagt mir das Haus«, sagte Nancy kläglich. »Es scheint der einzige Weg für ihn zu sein, Beziehungen zu finden, Menschen eingeschlossen. Ich kann nicht mal einen Pullover liegenlassen. Er zerkaut die Ärmel wie eine Riesenmotte.« Sie seufzte.

Ich hätte lachen können, wenn ich nicht gewußt hätte, wie absolut frustrierend es sein mußte. Nancy hatte alles versucht: die Möbel besprüht, eine Tracht Prügel verabreicht, ihn sich hinsetzen lassen, mit einer zusammengerollten Zeitung geschlagen, ihn nicht beachtet, ihn weggeschubst und ihn auch zum Tierarzt gebracht. Aber nichts hatte ihn stoppen können.

Seine Zähne, dachte ich. Bis zu dem Zeitpunkt hatte ich noch nicht viele Möglichkeiten gehabt, den TTouch an verschiedenen Hunden auszuprobieren, deshalb war ich froh, eine Gelegenheit zu haben, mit ihm zu arbeiten. Meiner Intuition folgend, bewegte ich meine Hände seinen Körper entlang. Wiederholt fühlte ich mich zu Blitzens Schnauze hingezogen. Ich begann mit kleinen festen »Waschbär«-Kreisen an seinem Zahnfleisch und arbeitete an seinen Lippen, der Zunge und dem Gaumen mit leichten »Liegender Leopard«-Kreisen.

Beim TTouch seiner Intuition zu folgen, ist ein wesentlicher Teil der Methode. Auch wenn man den genauen Druck und Hand- und Fingerhaltung jedes TTouch kennt, kann doch nur der direkte Kontakt mit dem Tier einem sagen, wie, wo und wann man ihn einsetzen muß. Man muß nur daran glauben, die Gedanken fließen lassen und die Finger den Weg suchen lassen.

In jenen frühen Tagen des TTouch wußte ich noch nicht, daß man einen Wechsel im Verhalten des Tieres während der Sitzung nicht unbedingt erkennen kann, noch hatte ich herausgefunden, daß zehn Minuten gewöhnlich genug waren. Und so habe ich es übertrieben, und die Schnauze des armen Hundes mußte eine 45-Minuten-Behandlung erdulden, während ich über das Ausbleiben des Erfolges zunehmend enttäuschter wurde. Er forderte mich nicht nur weiter heraus und verbellte mich, sondern er haßte auch, was ich machte. Blitzen war ein lieber Hund und versuchte nicht, mich zu beißen, aber er kämpfte und versuchte dauernd, von mir wegzukommen. Und ich machte natürlich unerbittlich weiter. Zum Schluß ging ich nach Hause, überzeugt, daß meine Bemühungen umsonst waren.

Ich war so sicher, daß meine Sitzung keinen Erfolg hatte, daß ich Nancy bei unserem nächsten Gespräch nicht einmal nach Blitzen fragte. Zu meinem Erstaunen sagte dafür sie: »Rate mal! Fast unmittelbar nachdem du weg warst, hat der Hund aufgehört, an verbotenen Dingen zu nagen, und seitdem sind nirgendwo mehr seine Zahnspuren zu sehen.«

Heute, nach vielen Jahren der Arbeit an verschiedenen Tieren mit Problemen wie Zerkauen, Beißen oder aggressivem Verhalten, weiß ich, daß viele dieser Probleme auf ein überempfindliches Maul zurückgehen, zum Beispiel Zähne, die gerade durchbrechen, oder zwei Reihen Zähne oder Schmerzen im Maul.

Ich erinnere mich an ein Pferd, einen Zweijährigen, mit dem ich gearbeitet hatte. Er war sehr explosiv und nicht regierbar. Jeder dachte, er sei einfach verrückt, bis ich herausfand, daß er zwei komplette Zahnreihen hatte, wie der Rottweiler. Ich erinnere mich auch an ein dreijähriges Fohlen, das immer ein wunderbares Pferd gewesen war, bis die Stute plötzlich begann, wie aus heiterem Himmel ihren Besitzer anzugreifen. Ich untersuchte ihre Zähne und entdeckte, daß ihr Zahnfleisch aufgequollen, hart und von abnormal weißer Farbe war. Wir fanden später heraus, daß sie Krebs hatte.

Kläffer

Auf ständiges, unnötiges Bellen reagieren wir meist mit »Schnauze!« oder ähnlichen Schimpfwörtern in voller Lautstärke oder halten als Alternative dem Hund die Schnauze zu. Die »Technik« des Anschreiens wird uns für einen Moment Ruhe verschaffen. Doch »Rover« wird ganz sicher nach ein paar Stunden wieder aufgeschreckt werden, und es geht alles von vorne los. Aber jetzt hegt man finstere Gedanken gegen den Hund, und die Nachbarn träumen davon, einen Schlägertrupp gegen uns beide anzuheuern.

Doch so muß es nicht sein. Im Gegensatz zu dem, was man vielleicht fühlt, ist der Hund nicht einfach neurotisch oder mit zu vielen Beschützerinstinkten behaftet. In neun von zehn Fällen wird ein Hund, der bei jeder Kleinigkeit und auch offensichtlich ohne Grund kläfft, ein Gefühl von Unsicherheit ausgleichen wollen. Durch seinen Mangel an Vertrauen ist er ängstlich, und Angst verspannt seine Muskeln. Ein Hund, der nervös ist und bellt, wird seinen Kopf steif hochhalten und sein Hinterteil anspannen. Dadurch blockiert er die Nervenimpulse, die ihn sonst den Rest seines Körpers fühlen lassen, und sein Selbstvertrauen wird geschwächt. Es ist ein »Teufelskreis«: Er bellt aus Unsicherheit und ist unsicher, weil er bellt.

Um mit so einem Hund zu arbeiten, muß man einen Moment wählen, in dem er nicht bellt. Man beginnt ruhig die Arbeit mit dem TTouch und versucht, seine steife Haltung durch »Muschel«-Kreise zu durchbrechen (Seite 241), die über seinen ganzen Körper verteilt werden, insbesondere am Hals und der Hinterhand. Wenn er seinen Kopf senkt (wir haben ja schon festgestellt, wie wunderbar aufmerksam die Tiere dann werden), nimmt man seine Schnauze sanft in die Hand und hält sie fest. Man legt die Hand unter sein Kinn und hebt das Maul ein wenig an, gerade genug, um die Unbeweglichkeit im Nacken zu lockern. Wenn der Hund langes Fell hat, nimmt man jedesmal eine Handvoll und dreht es langsam im Kreis.

Mit der Entkrampfung seiner gespannten Muskulatur wird sein Körperbewußtsein wiederhergestellt. Er fühlt sich selbst stark, auch wenn er vielleicht nur ein kleiner Zwergpudel ist. Der Hund gewinnt wieder Vertrauen in seine Fähigkeit als Beschützer von Haus und Hof und braucht nicht mehr dauernd ängstlich auf der Hut zu sein.

Viele Leute sind verblüfft, wenn ich vorschlage, daß sie ihren Hund bestätigen sollen, wenn er bellt. »Warum sagst du dem Hund, daß es o.k. ist, wenn er bellt, wo du doch das gerade nicht willst? So wird er das Bellen mit Lob verbinden, oder?« fragen sie.

Die Antwort lautet: Er soll nicht bellen müssen, um Aufmerksamkeit zu bekommen. Man muß ihm genug liebevolle Aufmerksamkeit geben, wenn man zusammen ist. Wenn man friedlich neben ihm sitzt, wendet man die Kreise an, statt nur gedankenlos zu streicheln. Man zeigt ihm, wie lieb er ist, wenn er ruhig ist. Genau wie bei Katzen (Seite 60), wird es die Beziehung intensiver und klarer machen. Wenn der Hund anfängt zu bellen, belohnt man ihn in dem Moment, wo er aufhört, lobt ihn und bestätigt ihn. Er wird bald lernen, daß *Nichtbellen* das gewünschte Verhalten ist.

Das Trauma Badewanne und Bürste

Viele glückliche Jahre lebte und reiste ich mit einem wirklich ungewöhnlichen kleinen Hund namens Bonnie. Manchmal läuft einem eine Katze oder ein Hund einfach über den Weg und ergreift von einem Besitz. Und genau das hat Bonnie mit mir gemacht: Ich war zu Besuch im Stall einer Freundin, Jessie Bradley, um mich nach einem Pferd für einen Studenten umzusehen, als ich, versteckt in einer Ecke, diese kleine schwarze, mobähnliche Kreatur sah. Man konnte absolut nicht sagen, wo vorne und wo hinten war, außer man sah unter ihr langes dünnes Haar.

»Was ist das?« fragte ich Jessie. Sie seufzte. »Das arme Ding sprang vor einer Woche beim Einkaufszentrum in unser Auto. Wir haben überall Anzeigen und Notizen angebracht, aber niemand fragte nach ihr. Und da wir sie nicht länger behalten können, müssen wir sie jetzt doch ins Tierheim bringen.«

»Oh, ich kann sie für ein paar Tage zu mir nehmen, bis ich ein Zuhause für sie gefunden habe«, sagte ich. Es war für jeden klar, außer für mich, daß sie bereits eine Heimat gefunden hatte – bei mir.

Ich beschloß, daß sie die professionelle Fürsorge eines Hundesalons brauchte. »Ach du meine Güte!« stöhnte ich, als ich sie zwei Stunden später wiedersah, was sie so erschreckte, daß sie davonlief und sich in einer Ecke versteckte. Die Arbeit des Trimmers hatte aufgedeckt, daß mein Aschenputtel-Mob-Hund eine getarnte Prinzessin war. Ihre wahre Herkunft? Ein Scotchterrier von anscheinend untadeliger Abstammung.

Bonnie hatte nie etwas gegen Bürsten, doch viele Hunde müssen aus den Tiefen des nächstgelegenen Schrankes hervorgezerrt werden, sobald sie spüren, daß man eine Sitzung in Gesundheit, Hygiene und Schönheit mit ihnen veranstalten will.

Laß uns mit dem Bürsten anfangen. Jedes Tier und jeder Mensch empfindet das ganz unterschiedlich und mehr oder weniger angenehm. Man versuche es zum Beispiel mit ein paar Haarsträhnen eines Freundes und mache damit kleine Kreise. Dann wechselt man die Plätze und beobachtet, wie man selber reagiert. Macht man denselben Test mit einem anderen Freund, wird man erstaunt sein über die Unterschiede; einige Menschen mögen es, wenn ihre Haare ziemlich fest angefaßt werden, während andere alles, was mehr als ein leichter »Schmetterlings«-TTouch ist, als schmerzhaft empfinden.

Wenn ein Hund sensibel ist, kann er Angst vor der Bürste bekommen. Man geht dann auf das Tier ein, statt zu dominieren. Wenn er zum Beispiel jedesmal davonläuft, wenn er die Bürste sieht, oder nur widerwillig auf den Tisch geht, zurückschreckt oder sich hinlegt, dann muß man die Bürste weglegen und den Hund zum Tisch bringen. Wenn er dann immer noch nervös ist, nimmt man ihn mit zu einem Platz, wo er gerne mit einem zusammen ist. Man macht ihm Freude mit etwas Futter und fängt mit dem TTouch an.

Nach einer Weile läßt man den Rücken der Hand (er ist nicht so »elektrisch« wie die Handfläche) anstelle der Bürste über den Hund gehen. Oder man benutzt ganz weiches Material, wie Schafwolle, um leichte, langsame Striche und Zirkel über den Körper zu machen. Dabei summt man vor sich hin und achtet auf seine Atmung.

Einer der Gründe für das beruhigende Summen ist, daß sich die eigene Atmung und Bewegung verlangsamt. Wenn man dann die Bürste nimmt, summt und weiter atmet, wird es dazu beitragen, daß die Striche über das Fell langsam und rhythmisch werden. Wenn man einen sensiblen Hund bürstet, denke ich, ist es sehr wichtig, daß man im Rhythmus der Bürstenstriche atmet. Wenn also jemand Probleme hat, seinen Hund zu kämmen, liegt es oft daran, daß er von vornherein zu grob vorgeht. Er ist nervös und will es so schnell wie möglich hinter sich bringen. Das macht den Hund natürlich noch nervöser. Es ist eben ein Unterschied, ob jemand die Haare mit harten, unkontrollierten Strichen kämmt oder lang und rhythmisch, im Takt mit seiner eigenen Atmung.

Wenn man seine Schultern und seinen Körper weicher werden läßt und mit gleichmäßigen Wiederholungen arbeitet, wird der Hund beginnen, ruhig zu atmen und seinen Körper nicht gegen die Bürste versteifen. Man versucht, Stellen zu finden, wo das Bürsten angenehm für ihn ist. Kommt der Kopf hoch, muß er ihn wieder senken (Spannung lösen) oder muß sich hinlegen. Mit einem nervösen Hund sollte man die notwendige Zeit eher in Drei- oder Vier-Minuten-Abschnitte aufteilen, als eine ausgedehnte Zwanzig-Minuten-Sitzung zu machen.

Genausowenig muß Baden zu einem wilden Kampf ausarten. Statt einen Hund einfach zu greifen und in die Wanne zu stecken, nimmt man sich die Zeit, mit einer Einführungssitzung des Grund-TTouch eine Gemeinsamkeit zu schaffen. Dies muß nicht länger als ein paar Minuten dauern. Man fängt mit »Python«-Griffen (Seite 246) und Arbeit am Ohr zur Entspannung an und geht dann über zum »Wolken-Leopard« (Seite 233), um den Hund in einen Zustand ruhiger Konzentration zu versetzen.

Wo immer man ihn dann badet, in der Wanne im Badezimmer, am Boden der Garage oder draußen auf dem Rasen, achte man auf angenehme Wassertemperatur und darauf, ihn ganz allmählich naß zu machen und nicht gleich überall. Das Gesicht sollte nicht als erstes naß gemacht werden. Man nimmt einen Eimer oder ein großes Küchengefäß und fängt bei den Beinen zuerst mit den Pfoten an. Man spricht mit dem Hund, bestätigt ihm, daß er ein Guter ist, und versucht, nicht alles in Eile zu erledigen. Wenn man sich die Zeit nimmt, sich in den Hund hineinzuversetzen, hat man am Ende der »Badesitzung« nicht nur einen sauberen Hund, sondern auch eine bessere Beziehung zu ihm.

Besuch beim Tierarzt

Viele Hunde hassen es, zum Tierarzt zu gehen; sie hecheln, sitzen nicht still, und einige werden aggressiv und sind kaum zu halten. Diese Anzeichen von Angst haben häufig verschiedene Ursachen. Vielleicht erinnert sich der Hund an eine unerfreuliche Erfahrung, oder er spürt Krankheit oder Furcht bei anderen Tieren im Wartezimmer.

Kürzlich brachte eine Frau einen Dalmatiner zu mir, weil der Hund Angst vor Gewitter hatte. Das war jedoch nicht alles, wie ich bald herausfand. Wir behandelten ihn mit der »Reise der Brieftaube«. Beim Berühren der Hinterhand mit dem Stab, klemmte der Hund den Schwanz ein und knurrte. »Genau das macht er auch beim Tierarzt«, sagte die Frau verzweifelt.

»Gut«, antwortete ich, »dann haben wir hier eine Chance, ihm zu helfen.« Wir fuhren einfach fort, den Hund durch das Labyrinth zu führen, wobei wir den Stab vom Hals über die Schultern und dann kurz zur Hinterhand und zum Schwanz führten, um wieder von vorne zu beginnen. Beim Durchqueren des Labyrinths hielten wir an, um den Hund mit liebevollen, großen »Muschel«-Kreisen an den Schultern zu belohnen, wobei wir unsere Bewegungen, wie auf Seite 88 beschrieben, variierten.

Nach mehreren Fünfzehn-Minuten-Sitzungen tauchte in den Augen des Hundes ein Anflug von Freude auf. Er fing an, es zu genießen.

Ein friedlicher Gang zum Tierarzt ist das Ergebnis eines Erziehungsprozesses und einer entsprechenden Einstellung, die schon einige Zeit vor dem Einsteigen ins Auto beginnt. Was also bedeutet »Erziehung«?

Es heißt, ein Hund soll lernen, neuen Erfahrungen mit Interesse statt mit Furcht zu begegnen. Es soll also ein Grad der Verständigung mit dem Hund erreicht werden, der es ihm erlaubt, unseren Absichten voll zu vertrauen. Auch für einen selbst ist es eine Erziehung: Man muß lernen, jeden Wechsel ruhig anzugehen, damit der Hund Vertrauen statt Besorgnis erkennen kann.

Wenn man erst mal mit einem Hund die TTouch-Körperarbeit und das Labyrinth gemacht hat, wird er sich daran gewöhnen, einem mit Vertrauen zu begegnen und nicht mit reflexhafter Unterordnung. In Situationen, die ihn ängstigen, kann man dann auf ihn einwirken: »Nun bleib ganz ruhig, und laß uns nachdenken.« Gehorsamkeitstraining und die Übungen der Showhunde, deren Grundlage Beherrschen und Befehlen sind, zeigen auch das gewünschte Ergebnis. Doch obwohl sich solche Hunde in vielen Fällen gut benehmen, stehen sie auch unter Spannung.

Um die Verständigung aufzubauen, muß man den TTouch regelmäßig anwenden. Man macht die Kreise mit dem Hund, sooft man kann, egal ob man nur herumsitzt, fernsieht oder telefoniert. Dann wird der Hund auf der vorhandenen Grundlage von Zuneigung und Übung in neun von zehn Fällen nicht mehr als einen kleinen Auffrischungskurs im Labyrinth brauchen (im Garten oder in einem Park), um ein perfekter Reisebegleiter zu sein, egal ob es zum Tierarzt geht oder woandershin. (Dieselbe Technik wirkt erfolgreich gegen Reiseübelkeit. Vor dem Beginn der Reise und auch noch ein paar Minuten im Auto sollte man mit seinem Hund die »Sitzungen« machen.)

Überaktives Verhalten

Ein Freund von mir ist Zoodirektor. Er kennt Tiere wirklich gut und hat eine beruhigende Wirkung auf sie. Doch wie die Kinder vom Schuster Löcher in den Schuhen haben, hatte er einen unkontrollierbar überaktiven Hund. Wenn er zum Beispiel nach Hause kam, begrüßte ihn Sparky, ein Terrier, als ob er zwanzig Jahre weg gewesen wäre. Er wollte ihn buchstäblich umstoßen, auf ihm herumhüpfen und ununterbrochen bellend im Haus herumrasen.

Hunde wie Sparky, deren Temperament an Hysterie grenzt, brauchen ein Netzwerk an Beständigkeit und Entschlossenheit, sonst wird das Leben mit ihnen zur Qual. Als mein Freund mich um Rat bat, schlug ich als Anfang vor, ihn bei der Begrüßung sitzen zu lassen. Wenn einem »Hyper«-Hund erlaubt wird, bei einer Sache durchzudrehen, wird es bei jedem neuen Ereignis ebenso sein.

Es ist ja möglich, einen Freund überschwenglich zu begrüßen, ohne gleich hysterisch zu werden, doch irgendwie setzen wir besonders aufgeregtes Verhalten bei unseren Hunden gleich mit Liebe und Fröhlichkeit. Um einen »Hyper«-Hund zur Ruhe zu bringen, müssen wir erst einmal selber umdenken und erkennen, daß wir genausoviel gefühlsmäßige Erwiderung von ihnen bekommen, wenn sie ruhig und durch den TTouch und Augenkontakt mit uns verbunden sind, wie wenn sie herumzappeln wie ein Fisch auf dem Trockenen.

Überaktives Verhalten kann auch ein Ausdruck von ständigem Bedürfnis nach Aufmerksamkeit sein. In einer Fernsehsendung in Deutschland zeigte ich, wie man die Einzelkreise (Seite 46) bei nervösen Tieren macht, und zwar am ganzen Körper eines Dackels, der Angstbeißer war und unter Streß zubiß. Der Hund war hochgradig erregt und in Abwehrstellung, und ich demonstrierte, wie die Kreise ihm mehr Selbstvertrauen gaben. (Viele Leute denken, daß Beißer weniger Vertrauen brauchen, doch gerade das Gegenteil ist der Fall.)

Eine Woche später bekam ich einen Anruf von einer Frau, die die Sendung gesehen hatte und sich entschloß, die Methode an ihrem Irish Setter auszuprobieren. Der Hund war sehr nervös, und jeden Tag, wenn die Frau nach Hause kam, setzte sie sich zu ihm und überschüttete ihn mit Aufmerksamkeit. Das Problem war: Er bekam nie genug. Immer wenn sie aufhörte, ihn zu streicheln, stupste der Hund sie mit der Nase nach mehr.

In der Annahme, nichts zu verlieren, wenn sie die Kreise ausprobieren würde, versuchte sie es drei Minuten bei ihm, wonach sie zu ihrem Erstaunen aufstehen und ihr Abendessen kochen konnte, ohne sich schuldig zu fühlen, während der Hund still lag, ihr zusah und offensichtlich zufrieden war.

Dieses scheinbare Wunder hat zwei Gründe. Der eine ist, daß die Kreise das Bewußtsein des Hundes auf der zellulären Ebene aktivieren, so daß, selbst wenn Streicheln offenbar keinen Eindruck hinterläßt, dem Hund die Erfahrung bleibt, auch wenn man mit den Berührungen aufgehört hat.

Zweitens: Indem man die Kreise macht, ändert man die Art und den Charakter der Zuwendung, die man seinem Hund gibt. Indem man ruhiger wird und in die Kreise atmet, entspannt man sich selber. Statt den Hund zu streicheln, während man ans Essenmachen denkt oder was auch immer man als nächstes plant, konzentriert und zentriert man sich und stellt so eine echte Beziehung zu seinem Hund her. Tiere sind so wunderbar ehrlich. Der einzige Weg, mit ihnen wirklich in Kontakt zu kommen, ist, ganz und gar, mit Leib und Seele präsent zu sein.

Junge und alte Hunde

Martha Jordan, eine TTEAM-Anhängerin und passionierte Umweltschützerin, ist auf vielen Gebieten zu Hause. Sie hat eine Befähigung für die Rück-Eingliederung von Tieren und ist Massage-Therapeutin, außerdem Wildtierbiologin und hat große Erfahrung als Hundetrainerin. Sie ist Expertin für Wildgänse und Schwäne. Eine ihrer bevorzugten Tätigkeiten, das Zusammentreiben und Einfangen von Wildgänsen für das »United Department of Fish and Wildlife«, verbindet einige ihrer speziellen Fähigkeiten und Interessen. Bei ihrer ersten Fahrt in den »Yukon National Wildlife Refuge« in Alaska nahm Martha ihren Border Collie Tucker mit, den sie abgerichtet hatte, mit ihr die Gänse zusammenzutreiben. »Tucker war am Anfang ein unbändiger, wilder Hund«, berichtete sie, »doch wir stellten fest, daß die Basis-TTEAM-Übungen ihn dazu brachten, zuzuhören und sich zu konzentrieren.«

»Er liebte seine Arbeit«, sagte Martha, »doch es war nicht leicht, denn das Gebiet bestand aus flacher Tundra und war sehr feucht, hauptsächlich Flüsse und Seen – und sehr schlammig«, fügte sie lachend hinzu. »Wir wollten mit zwei Wasserflugzeugen an den Fluß fliegen, Netze auslegen, die den Weg blockieren, dann starten und eine Gänseherde ausfindig machen. Wenn diese gefunden war, trieben wir sie von drei Seiten auf das Netz zu, ein Flugzeug in der Luft, eins auf dem Fluß und Tucker und ich am Boden.«

Seit ihren »Roundups« in Alaska hat Martha geholfen, einige Hunde für diese Arbeit zu trainieren. Das Programm hat sich auf die Inselkette der Aleuten ausgedehnt, wo diese Roundups nicht nur dazu dienen, die Gänse zusammenzutreiben, sondern sie auch, wenn notwendig, umzusiedeln. Die Hunde sind von unschätzbarem Wert, erzählte Martha mir: Zusammen mit nur einem Hund kann eine Herde von 200 Gänsen heute in nur vier Tagen zusammengetrieben werden, früher dauerte es vier Wochen. Und die Idee kommt in diesen Gebieten an.

Als frühere Hundezüchterin und -pflegerin hat Martha immer noch mit einer Vielzahl von Hunden aller Rassen und jeden Alters zu tun. Bei vielen Rassen werden schon im Welpenalter die Schwänze kupiert, und ich schlug Martha vor, die Schwänze der Hunde einen Tag vor und zwei Tage nach dem Kupieren mit dem TTouch zu behandeln. Kupieren stört den Gang und das Gleichgewicht eines jungen Hundes sehr. (Dieser aus historischem Rassenverständnis entstandene chirurgische Eingriff ist glücklicherweise heute durch das Tierschutzgesetz in vielen Ländern verboten. – Anm. d. Übersetzer) Der TTouch bewirkt einen großen Unterschied in der Gewöhnung an den neuen Zustand und hilft, Vertrauen und Balance schneller zurückzugewinnen.

Wir fanden, daß bei Welpen, die zu früh oder behindert geboren wurden, eine Fünf-Minuten-Behandlung mit ganz langsamem, sehr leichtem »Wolken-Leopard«-TTouch oft hilfreich war. Man sieht förmlich, wie sie wiederhergestellt, aufmerksam und kräftig werden. Sie bewegen sich dann häufig auch mit mehr Selbstvertrauen und Interesse an ihrer Umgebung, als es sonst unter den Umständen üblich ist.

An den Ohren eines Welpen zu arbeiten und kleine Kreise auf den Lippen, dem Zahnfleisch und der Zunge zu machen, kann den Saugreflex aktivieren; sie beginnen zu saugen, oder es hilft ihnen auch, kräftiger zu saugen. Kleine Kreise mit einem warmen, feuchten Schwamm um den und unter dem Schwanz entsprechen dem Belecken der Welpen durch die Hündin und erleichtern es ihnen, Kot abzusetzen. Das ist besonders wichtig bei einer erstgebärenden Hündin, die selbst noch keine Erfahrung mit Welpen hat.

Der TTouch kann auch im Alter hilfreich sein. Bonnie Reynolds entdeckte den TTouch das erstemal, als ihr australischer Hütehund, Mr. Frazer, mit sechzehn Jahren dem Tode nahe war. Obwohl Bestsellerautorin, hat sie seitdem das Schreiben aufgegeben und arbeitet nur noch mit Tieren. Bonnie ist eine TTEAM-Anhängerin und unterhält einen Gnadenhof für Pferde im Norden des Staates New York.

Tatsächlich lautete der volle Name von Mr. Frazer »Ehrenwerter Sir Malcolm Frazer« nach dem australischen Premierminister, und Bonnie findet, daß er dem Namen Ehre macht. Sie hatte ihn bei einem Besuch in Canberra in Australien gefunden. »Ich hatte gerade eine Beziehung beendet«, sagte sie, »und verließ unglücklich mein Hotel, als ich diese verlorene Kreatur sah, die sich auf dem Zement draußen vor der Tür zusammengerollt hatte. Offensichtlich hatte ihn jemand aus dem Auto geworfen.«

Und natürlich sprang Mr. Frazer direkt in Bonnies Auto und damit auch in ihr Herz. Sie waren von diesem Tage an unzertrennlich, bis er im Alter von neunzehn Jahren starb.

Australische Hütehunde sind eine Mischung aus wilden Dingos, Border Collies und dem »Blue Heeler« – und von letzterem haben sie ihr blaugraues Fell und die phantastische Fähigkeit zu treiben geerbt (sie treiben die Schafe und Kühe zusammen, indem sie sie in die Fersen kneifen, daher der Name). Einen Heeler dem Fußtritt eines Ochsen ausweichen zu sehen, gleicht dem Anblick eines großen Athleten: Im vollen Lauf sinkt er zu Boden und bleibt ganz flach liegen, Sekundenbruchteile bevor der Huf des Ochsen knapp über seinen Kopf zischt.

Bonnie nahm Mr. Frazer mit nach Hause, nach Kalifornien, wo er am Strand von Malibu für rechtes Aufsehen sorgte. Sein Dingoblut ließ ihn wie einen Koyoten aussehen, und die Leute hielten sie immer an und fragten, was sie mit einem blauen Koyoten machen würde. Als ich Mr. Frazer traf, hatte er die Art von Problemen, die man bei einem sechzehnjährigen Hund erwarten konnte.

»Er wachte am Morgen auf, und der Tag war schon verloren für ihn«, erinnert Bonnie sich. »Er taumelte herum und fiel hin, und schließlich blieb er liegen und sah mich an, er konnte nirgendwo mehr hingehen. Er konnte nicht mehr aufstehen.«

Bonnie wollte Frazer nicht aufgeben. Mit dem TTouch fing sie an, an seinen Beinen zu arbeiten. Sie ging über jeden Zentimeter seiner vier Beine, von der Schulter über die Hüfte bis zu den Pfoten, mit, wie sie sagte, »hundert über hundert kleinen »Waschbär«-TTouches«, bis ganz herunter zu den Pfoten, dort fuhr sie mit den kleinen Kreisen auf den Ballen und den Häutchen dazwischen fort. Zu ihrer größten Freude stand Frazer nach fünfundvierzig Minuten konzentrierter TTouch-Behandlung auf und sprang herum wie ein junger

Hund. »Er war einfach nur glücklich, weil ihm nichts wichtiger war, als bei mir zu sein«, sagte Bonnie. »Er war die Liebe meines Lebens, und durch den TTouch war er noch drei Jahre länger bei mir.«

Genauso, wie es für Mr. Frazer gut war, hilft täglicher TTouch am Körper, zusammen mit kleinen »Waschbär«-Kreisen an den Beinen und Pfoten, das Leben des alternden Hundes zu verlängern, seine Lebensfreude zu erhöhen und das Allgemeinbefinden zu verbessern. Die Arbeit am Ohr ist nicht nur speziell für ältere Hunde nützlich, sie lieben es im allgemeinen sehr. Und wenn ein Hund Probleme mit der Lunge hat, haben wir herausgefunden, daß die »Muschel«-Kreise (Seite 241) im Brustbereich Erleichterung bringen.

Man denke nur nicht, weil ein Hund alt ist und die meiste Zeit schläft, daß er auch zwangsläufig seine Liebe zum Spielen und seine Sehnsucht, immer bei uns sein zu können, verloren hat. Auch wenn er nicht herumspringen kann wie in alten Zeiten, seine Freude wird trotzdem groß sein, wenn man ein altes Spielzeug anschleppt und mit ihm spielt. Wenn er nicht mehr so gut laufen kann, muß man Zugeständnisse machen und das Spiel im kleineren Rahmen ablaufen lassen. Oder es kann auch sein, daß ein Hund keinen Wunsch oder keine Energie mehr hat zu spielen, dann kann man die Nähe und Verbindung zu ihm durch die TTouch-Körperarbeit beweisen.

Es ist so wichtig, daß man seinen Kontakt zu ihm aufrechterhält, auch wenn seine geistigen und körperlichen Möglichkeiten langsam dahinschwinden, denn mit Sicherheit hört seine Liebe zu uns niemals auf und wird in ihm leuchten – so hell leuchten, wie der Hundsstern Sirius, der niemals aufhören wird, den Spuren Orions am Nachthimmel zu folgen.

Pferde lernen tanzen

Mein Pferd hat einen Huf wie gestreifter Achat;
seine Fessel ist wie Adlerflaum;
seine Beine wie Blitzstrahlen.
Mein Pferd hat einen Schweif wie eine ziehende schwarze Wolke.
Der kleine Heilige Wind bläst durch sein Fell.
Mein Pferd mit der Mähne aus kurzen Regenbogen.
Mein Pferd mit Ohren aus rundem Mais.
Mein Pferd mit Augen wie große Sterne.
Mein Pferd mit einem Kopf wie wirbelndes Wasser.
Mein Pferd mit Zähnen aus Muschelschalen,
Der lange Regenbogen in seinem Maul als Zaum,
und mit ihm leite ich es.
Ich bin reich, weil ich es besitze.

Aus einem Navajo-Lied

Als das Pferd vor Millionen Jahren die Landbrücke von Amerika nach Sibirien passierte ..., fand es am anderen Ende, und das ist eine der schönen Seiten der Tierentwicklung, eine große Bandbreite von Entwicklungsmöglichkeiten. Es zog nach Frankreich und wurde zum mächtigen Percheron und nach Arabien hinein, wo es sich zu einem Gedicht von Pferd entwickelte, und nach Afrika, wo es zum strahlenden Zebra wurde, und nach Schottland, wo es nach sorgfältiger Zuchtauslese den massigen Clydesdale hervorbrachte. Bei der Reise nach Spanien wurde sein Name zum Inbegriff für »Gentleman, Caballero«, ein Mann zu Pferde. Und 1519 verließ es dann in kleinen, abenteuerlichen Eroberungsschiffen Spanien, um in Mexiko an Land zu gehen, und dort entwickelte es spezielle Eigenschaften, die dem Hochland angepaßt waren ... Von den von Spaniern später importierten Pferden würden ein paar entkommen und verwildern, obwohl einst gezähmt, nun doch der Wildnis zurückgegeben. Und aus diesen verschiedenen Quellen entstanden Tiere, die später im Jahre 1768 nach Colorado zurückkehren würden, das Land, aus dem sie einst kamen.

James Michener
Centennial

Als ich sechs war, kaufte mir mein Vater ein Pferd, um zur Schule zu reiten. Wir lebten vier Kilometer vom Zweiklassen-Schulhaus entfernt, und es gab keine Schulbusse. Kinder ohne eigenes Pferd wurden für diesen Weg von einem gedeckten Schlitten oder, wie wir es in Kanada nennen, einem leichten Pferdeschlitten abgeholt. In einer Ecke des Schlittens brannte fast den ganzen Winter ein kleiner Ofen. Niemand dachte viel über Kälte nach – sieben Grad unter Null waren normal. Erst wenn das Thermometer bei fünfzehn Grad minus stand, hielt man es für kalt genug, den Unterricht ausfallen zu lassen.

Das Pferd, das mein Vater mir kaufte, war eine sechsjährige lebhafte Fuchsstute, die Trixie hieß. Sie war, was meine Mutter eine »Teufelin« nannte, und hatte tausend Möglichkeiten, ihren Kopf durchzusetzen. Ganz besonders erinnere ich mich an einen eiligen Morgen, als es schon recht spät für die Schule war. Meine Cousins waren alle schon weg, als ich zum Stall rannte, warme Milch aus einer Tasse trinkend, die mir meine Mutter in die Hand gedrückt hatte, und hoffte, daß Trixie mir half, die verlorene Zeit einzuholen. Wie auch immer, das Pferd hatte andere Vorstellungen.

Wir fingen gut an, Trixie in bester Rennpferde-Manier, doch nach vierhundert Metern stoppte sie unerklärlicherweise und weigerte sich, auch nur einen Schritt zu gehen. Es gab ein kurzes Gerangel, das damit endete, daß ich kopfüber abgebuckelt wurde und sie die Straße entlang zu ihrem schönen, warmen Stall zurücktrottete.

Ich stand auf und stapfte wütend nach Hause, wo ich sofort auf den Wäscheraum zusteuerte und einige Wäscheklammern einsammelte. Trixie sollte eine Lektion bekommen. Als ich ihren Stall betrat, warf sie mir einen ihrer Unschuldsblicke zu, während sie eifrig Heu kaute. Bevor sie nur blinzeln konnte, hatte ich mich hochgereckt und an jedes ihrer Ohren eine Wäscheklammer gepinnt.

Auch wenn diese »Lektion« an sie vergeudet war und sie nicht im geringsten traf, muß ich doch lachen, wenn ich daran denke, wie sich aus diesem ersten Stegreif-Versuch in Pferdeerziehung die so wichtige TTouch-Arbeit am Ohr entwickelt hat.

Auf Pferde als Transportmittel angewiesen zu sein, war ein großartiger und wesentlicher Bestandteil meiner Kindheit. Damals war es für mich selbstverständlich, doch vielleicht habe ich gerade deshalb heute ein so tiefes Gefühl der Dankbarkeit für die Rolle, die Pferde in der menschlichen Geschichte spielen. Sie haben sich unser angenommen, uns erfreut und durch die Jahrhunderte inspiriert. Sie sind und bleiben der magische Stoff, aus dem Legenden von »Pegasus« bis »Secretariat«, vom »Bucephalus« Alexanders des Großen bis zu Anna Sewells »Black Beauty« gemacht sind. Auch in einem Zeitalter, in dem Menschen mehr über »Pferdestärken« wissen als über Pferde, spricht uns das Image von Freiheit und Können eines »Marlboro-Mannes« an, der da ruhig inmitten von Staubwirbeln und galoppierenden Hufen steht.

Legenden und Mythen offenbaren, daß wir instinktiv im Pferd ein Wesen voller Sensibilität und Intelligenz sehen. Und gleichzeitig zeigen wir doch auch mit unseren Trainingsmethoden, daß wir den Pferden durch Autorität unseren Willen aufzwingen und damit deutlich machen, daß sie nach unserer Meinung nur langsam lernen, von Natur aus widersetzlich sind und es Kraft braucht, sie zu kontrollieren.

Das ist aus zwei Gründen verständlich: Pferde sind große, starke und manchmal impulsive Geschöpfe, und ihre Bewegungen können mehr als gefährlich werden – sie können tödlich sein. Die Furcht vor dieser Kraft kann leicht zu dem Glauben führen, Sicherheit sei nur durch dauernde Dominanz zu erreichen.

So war es auch schon als Kind meine Aufgabe, in Alice Greaves Stall jeden Freitag die Leihpferde systematisch wieder »hinzureiten«, wobei ich sie mit einem Gummistock schlug, nur um sie daran zu erinnern, nicht aus der Reihe zu tanzen und wer der Boß ist. Natürlich mußte ich diese Lektion immer wiederholen, denn die Pferde lernten ja nicht, wie sie ihr Verhalten ändern konnten, sie hatten nur Angst vor mir. Das hieß dann auch, sie würden, wann immer sich die Gelegenheit bot, versuchen, die Oberhand zu bekommen.

Ich kann nicht glauben, daß ein Mensch, der nur einigermaßen im Gleichgewicht ist, ein Tier schlagen möchte. Gott weiß, wie unglücklich ich mich dabei fühlte. Unser uralter intuitiver Instinkt trügt uns nicht, wenn wir im Pferd eine sensible Kreatur sehen. Ganz sicher gibt es auch Zeiten, in denen Entschlossenheit nicht nur notwendig, sondern auch die einzig sichere Antwort auf eine absichtliche Herausforderung ist. Doch warum sich abmühen, tausend Pfund Muskeln zu kontrollieren, wenn man ein viel besseres Ergebnis erreichen kann, indem man die Beziehung über ein paar Pfund Gehirn herstellt?

Als ich das erstemal die TTEAM-Arbeit in Deutschland vorstellte, hörte eine bekannte deutsche Pferdejournalistin von meiner Methode, Pferde auf eine neue und revolutionäre Weise zu trainieren: indem ich ihre Möglichkeiten, intelligent zu reagieren, steigerte. Sie schrieb mir einen Brief, der etwa folgendes ausdrückte: »Meine liebe Linda, es ist unmöglich zu behaupten, Pferde verfügten über Intelligenz. Nur Menschen sind intelligent.«

Doch was ist Intelligenz? Mein Lehrer, Moshe Feldenkrais, liebte es, Worte, die Albert Einstein einmal gesagt hatte, zum besten zu geben: »Intelligenz«, würde er zu den Studenten in seiner ernsthaften Art sagen, »wird gemessen an der Fähigkeit, sich wechselnden Situationen anzupassen.« Und genau darum geht es in der TTEAM-Arbeit: in unseren Tieren und gleichzeitig auch in uns die Fähigkeit zu steigern, auf neue Situationen mit neuen Ideen zu reagieren, statt mit unangebrachten, eingefahrenen Verhaltensmustern.

Moshe lehrte uns, daß ein Weg, das zu erreichen, darin besteht, ein System subtilster Bewegungen einzusetzen, das die gewohnten Verhaltensmuster durchbricht (siehe Seite 20).

Mit der Zeit und durch Experimente entwickelte ich einen Weg, diese Prinzipien der Erziehung von Pferden in ein System von Boden- und Labyrinth-Übungen zu bringen, das wir TTEAM nannten (Tellington-Jones Equine Awareness Method). Wir bauten verschiedene Hindernisse mit unterschiedlichen Aufgaben auf, in denen wir vom Pferd verlangten, seine Schritte zu verlangsamen oder zu verlängern, stehenzubleiben, durch Hindernisse zu gehen und seinen Körper ohne das Gewicht des Reiters zu kontrollieren. Wir entwarfen ein wirkungsvolles System, um eingefahrenes Verhalten zu durchbrechen.

Wie wir herausfanden, war das Ergebnis beim Pferd eine dramatische Zunahme von Interesse, Willen und der Fähigkeit zu lernen, wie auch eine erstaunliche Entwicklung im Bereich Vertrauen, Balance, Koordination, Geduld und der Fähigkeit zur Konzentration. Und wir entdeckten auch, daß sich durch die Bodenarbeit neue Welten in der Beziehung und Kommunikation zwischen Pferd und Trainer auftaten.

Statt eines unbekannten Meisters, der ihn vom Sattel her beherrscht, sieht das Pferd jemanden, der neben ihm läuft und geht und der mit ihm eher durch eine Beziehung als durch Dominanz verbunden ist. Das geht dann den Reitern ähnlich: am Boden neben ihrem Pferd entdecken sie das Tier aus einem ganz anderen Blickwinkel. Der Mensch hat dabei zwar deutlich die Kontrolle, doch nicht so, daß der Wille des Pferdes gebeugt wird. Es ist mehr eine Führung, wie Partner sie beim Tanzen ausüben, und eine Übung, die Pferd und Trainer in einem Hochgefühl und dem Erfolg eines gemeinsamen Abenteuers vereint.

Maggie

Pferde verlangen Respekt. Bittet man sie »mitzudenken«, sind sie wirklich bereit dazu. Warum klammern wir uns dann immer noch an die fixe Idee, daß Pferde nicht denken können, wenn es doch viele von uns besser wissen? Sie entsteht durch Mißverständnisse und Verständigungsprobleme, da wir nun mal in dem Pferd kein denkendes Wesen sehen, das im Leben genauso reagiert wie wir – mit Furcht, Schuldgefühlen, Dankbarkeit, Kummer und Freude. Dadurch können wir uns auch nicht vorstellen, daß Verhaltensmuster wie Widerstand, Aggression oder persönliche Probleme andere Ursachen haben als nur einfach Sturheit oder absichtliche Bösartigkeit.

Nehmen wir Normas Erfahrungen als Beispiel. Ich bekam ihren Anruf – wie so viele –, weil sie verzweifelt war. Norma lebt in einer kleinen Stadt in Neu England, wo sie Lehrerin für behinderte Kinder ist. Viele Jahre hielt sie dort ihr eigenes Pferd neben anderen, die bei ihr untergestellt waren.

Wie sie mir erzählte, wurde ihr von einer Freundin ein wunderschönes Dreiviertel-Araberstutfohlen namens Maggie überlassen, das wegen seines Verhaltens zu einer Gefahr geworden und für die Besitzerin nicht mehr zu handhaben war.

Maggie, eine Dreijährige, war dieser ersten Besitzerin treu ergeben, doch als Jährling wurde sie ein Problem. Sie wurde aggressiv, konnte nicht mehr geführt werden und ließ sich überhaupt nicht mehr am Kopf anfassen. Sie war sehr unaufmerksam und explodierte bei der geringsten Ablenkung. Weil sie kein Vertrauen hatte, kämpfte sie gegen die Person, die sie führte – eine übliche Reaktion bei nervösen Pferden.

Laut Norma drehte die Stute völlig durch, wenn der Tierarzt, der Hufschmied oder irgend jemand anderes, der nur im entferntesten nach Medizin roch, sich näherte. Mit angelegten Ohren den Kopf über die Stalltür werfend, würde sie versuchen, diesen Menschen anzugreifen. Wollte man dann ihren Stall betreten, bockte sie wild und schlug gegen die Wände.

Doch Norma liebte sie. »Sie ist so intelligent und sensibel«, erzählte sie mir. »Sie kann voraussehen, was jemand machen wird, noch bevor er es tut. Die Lösungen, die man mir vorschlägt, brechen mir das Herz.«

Ein in der Nähe wohnender Trainer schlug ihr als besten Weg, um der Stute die schlechten Angewohnheiten auszutreiben, vor, ihren Kopf ganz hoch anzubinden und so zu lassen, bis sie zu erschöpft wäre, um weiteren Widerstand zu leisten. Der Vorschlag eines anderen ging dann soweit, das Pferd anzubinden und jeden Widerstand wegzuprügeln.

Norma war überzeugt, daß es einen Weg geben müsse, diese drastischen Maßnahmen zu vermeiden. Sie sprach mehrere führende Tierarztzentren und eine für ihre Tierverhaltensforschungen bekannte Universität an. Nachdem sie die Beschreibung der Symptome gehört hatte, schlug eine der Expertinnen vor, da der Versuch, ihr Verhalten zu ändern, zu schwierig sei, die Stute zu töten – es sei denn, es handele sich um eine wertvolle Zuchtstute oder sie sei wichtig für den Turniersport.

»Ich war so verletzt und schockiert«, sagte Norma. »Es war, als wenn du einen Freund töten solltest.«

Schließlich sprach Norma mit einer Expertin für Verhaltensforschung an einem berühmten nationalen Forschungszentrum für Pferde. Sie gab Norma vier Möglichkeiten zur Auswahl: sie könne das Pferd aushungern, damit es zu schwach sei für Angriffe, sie könne ein Elektroschock-Halsband anlegen oder die Stute in ihrer Box anbinden und mit Medikamenten vollpumpen, bis sie nicht mehr reagiere, oder es mit TTEAM versuchen.

Wie auch bei Hunden, greifen Trainer zu diesen harten Methoden gegen die Aggression nicht deshalb, weil sie brutale Menschen sind, sondern weil sie keine anderen Möglichkeiten kennen. Glücklicherweise kommen jedoch neue Erkenntnisse über Tiere ins Blickfeld. In einer Titelgeschichte von Newsweek, »Die Weisheit der Tiere« (23. Mai 1988), wird berichtet:

> Geschöpfe, so unterschiedlich wie Tauben und Primaten, erstaunen Wissenschaftler mit ihrer Fähigkeit zu denken. Der vergleichenden Psychologie stellt sich die Frage, ob Affen Symbole verstehen und genau über die Stufen, in denen sie sie annehmen und benutzen, berichten könnten. Andere Wissenschaftler sprechen über ähnliche Fähigkeiten bei Meeressäugern. Und andere wieder fanden heraus, daß Vögel abstrakte Bilder erkennen können. Die Nachricht bedeutet nicht nur, daß Tiere viele der Aufgaben, die ihnen gestellt werden, bewältigen können. Es entsteht zunehmend der Eindruck, daß viele Lebewesen – vom wild lebenden Affen bis zum Haushund – Dinge wissen, die für uns ebenso interessant sein könnten wie das, was wir ihnen beibringen.

Die Tierärztin des Pferdezentrums, mit der Norma gesprochen hatte, hatte über TTEAM gelesen, es jedoch noch nicht in der Praxis gesehen. Doch sie sagte zu Norma, sie glaube, für ein so aggressives und offensichtlich ängstliches Pferd sei dies vielleicht die beste Möglichkeit.

Norma war froh, daß jemand erkannt hatte, daß das Problem der jungen Stute ihre Angst war. Sie hatte genug mit lernbehinderten Kindern gearbeitet, um den Zusammenhang zwischen Panik und Aggression zu erkennen, und sie erwähnte es, als sie mich anrief, um über die Vorgeschichte der Stute zu reden.

Maggie wurde mit einer Blutvergiftung geboren, so daß sie zu schwach zum Stehen war, und verlor drei Tage nach der Geburt ihre Mutter. Ihr Nabel war infiziert und mußte ausgeätzt werden, und ihre Gelenke waren so steif und geschwollen, daß sie mit der Hand bewegt werden mußten. Der Tierarzt kam fünfmal täglich und gab ihr schmerzhafte Spritzen.

»Sie bestand nur aus Haut und Knochen und wurde durch einen Schlauch in der Nase ernährt, der zum Magen führte, da sie zu schwach war, selbst zu fressen«, sagte Norma. »Und das dauerte alles so lange – sie hatte zum Schluß offene Stellen vom Liegen.«

Erstaunlicherweise überlebte die junge Stute diese Tortur nicht nur, sondern wurde stark und kräftig. Als Maggies erster Geburtstag nahte, offenbarte sich die unterdrückte Angst und der seelische Schock ihrer ersten Lebenswochen und zeigte sich in unberechenbarem und explosivem Verhalten. Sie kam einem vor wie ein gewitzter jugendlicher Gangster, der auf die schiefe Bahn geriet, weil er niemandem mehr traute.

Was TTEAM hier leisten konnte, war, wie ich annahm, Maggie zuerst von ihrer alten Angst zu befreien, womit sich dann auch ihr Verhalten ändern würde. Ich schlug Norma vor, Maggie langsam mit dem TTouch und der Bodenarbeit bekannt zu machen.

Am Anfang sollte sich Norma besonders darauf konzentrieren, Maggie mit dem Stab zu berühren, da die Tiere sich durch die Berührung dem Trainer zuwenden und es ihre Selbstbeherrschung unterstützt. Dem Pferd wird es so auch möglich, sich seines ganzen Körpers bewußt zu werden.

Menschen, die tagaus, tagein am Schreibtisch hocken, verlieren das Gefühl für ihren Körper. Genauso geht es Pferden, die in Boxen eingesperrt sind, wo sie sich nicht wälzen oder an Bäumen scheuern oder am Sozialleben mit anderen Pferden teilnehmen können. Sie verlieren das Gefühl für Teile ihres Körpers. Viele sogenannte Problempferde zum Beispiel sind sich ihrer eigenen Hinterhand nicht bewußt. Mit dem Stab über sie zu streichen, verstärkt ihre Sensibilität, und damit wird auch ihr Selbstbewußtsein gefördert.

Ich schlug Norma vor, daß nicht nur sie mit Maggie arbeiten sollte, sondern auch eine Freundin, um ihre Furcht vor Fremden zu durchbrechen. Diese Person sollte zuerst ihr Vertrauen durch den TTouch gewinnen und sie dann bei der Bodenarbeit durch Übungen wie den »Dingo« und »Tiger zähmen« führen (siehe Seite 262 und 265).

Ich schlug den »Dingo« als Vorbereitung zum »Tiger zähmen« vor. Beim »Dingo« lernen die Pferde, vertrauensvoll vorwärts zu gehen, wenn es verlangt wird, und nicht zurückzuziehen. Der »gezähmte Tiger« bringt das Pferd dazu, Einschränkungen, wie zum Beispiel angebunden zu sein, gelassen zu akzeptieren und nicht in Panik zu geraten. Wir wenden diese Kombination von Bodenübungen auch bei Hunden an, wenn sie beim Trimmen oder beim Tierarzt Angst zeigen oder aggressiv sind.

Diese Übungen halfen Maggie sehr, und der Stab wurde ein Schlüssel zu ihrem Verhalten. Als Norma zum Beispiel eines Tages aus der Scheunentür sah, erblickte sie Maggie, die im Gras auf der Seite lag und wild mit den Beinen um sich schlug. Sie hatte sich in losem Draht verfangen, und ihr panischer Kampf machte alles nur schlimmer. Norma griff sofort nach einem Stab und rannte zu ihr hinaus. Schon allein der Anblick des Stockes schien Maggies Furcht zu verringern, und als Norma sie damit streichelte und leise summte, entspannte sie sich soweit, daß Norma den Draht ohne größere Schwierigkeiten entfernen konnte.

Als ich das nächstemal von Maggie und den Fortschritten in ihrem Verhalten hörte, waren die Neuigkeiten unterschiedlich: Auf Tierarztbesuche reagierte die Stute immer noch ängstlich, während sich aber viele ihrer neurotischen Symptome drastisch verändert hatten. Als das Pferd zuerst bei Norma eintraf, weigerte es sich, den Stall zu verlassen, um auf der Weide zu grasen, und selbst als es rausgeführt wurde, drängte es sich gegen die Stallwand und zitterte. Es ließ sich nicht am Kopf anfassen und hatte so viel Angst vor Wasser, daß die kleinste Pfütze es an den Rand eines Nervenzusammenbruchs brachte.

Norma sagte: »Jetzt kann sie es kaum abwarten, raus auf die Weide zu kommen. Wenn man sie ruft, kommt sie, watet durch Wasser und ist kinderleicht aufzuzäumen und zu führen.«

Es ist manchmal nicht möglich, alle Probleme, die ein Pferd hat, zu lösen. Doch Maggie und Norma sind einen langen Weg gegangen und haben dabei eine gemeinsame Sprache gefunden, mit der sie weitermachen können. Indem sie zuerst mit dem TTouch-Programm »Start mit TTEAM« (siehe Seite 110) begann, war es Norma möglich, Maggie ganz wesentlich zu beeinflussen. Diese Schritt-für-Schritt-Anleitung wurde von meiner Schwester Robyn ausgearbeitet.

So wie es keinen lebenden Baum ohne Rinde gibt, ist TTEAM ohne meine Schwester Robyn nicht vorstellbar. Als Zweitjüngste unserer sechsköpfigen Familie kam Robyn als Elfjährige nach Kalifornien, um die Sommer in meiner Schule für »Horsemanship« zu verbringen. Ich sehe sie noch vor mir, eine schüchterne Jugendliche mit ernsten blauen Augen und einem beeindruckenden Talent im Umgang mit Pferden. Und dann wurde plötzlich aus der schüchternen und der Sache ergebenen Studentin eine übersprudelnde und begabte Ausbildungsassistentin und, zu meiner großen Freude, auch eine Mit-Leiterin meiner Schule.

Heute verkörpert Robyn drei Personen: Die eine ist die Mutter zweier Kinder, die als Sechs- und Neunjährige die Familientradition der »Riding Hoods« fortführen. Ein anderer Zug Robyns ist so abenteuerlich wie ihr Name: in der Partnerschaft mit ihrem Mann Phillip Pretty und unserer Schwester Susan importiert, züchtet und verkauft sie Islandpferde. Isländer, die Pferde der Wikinger, sind langmähnige, kleine und besonders kräftige Pferde, die sich mit so unglaublicher Geschwindigkeit und Trittsicherheit fortbewegen, daß ich in ihnen immer die Sportwagen der Pferdewelt sehe. Zweimal im Jahr macht Robyn sich auf zum Pferdekauf in die unwegsamen Gebiete im hohen Norden, am Ende der Welt.

Und schließlich, und das ist so wichtig für mich, ist sie eine besonders einfallsreiche, einfühlsame Lehrerin und Interpretin von TTEAM, die es auch noch irgendwie schafft, unsere vierteljährlich erscheinende Zeitung zu gestalten, herauszugeben und an die viertausend Abonnenten zu verschicken.

Robyn bringt etwas in die TTEAM-Arbeit ein, das unbezahlbar ist. Wo ich meine Arbeit mehr intuitiv mache und es oft schwierig finde, in Worte zu fassen, was ich gerade tue, analysiert und organisiert Robyn immer, was sie sieht. In den Gesprächen, die einem Lehrgang folgen, den Robyn und ich geleitet haben, äußert sie sich häufig über Neues und Interessantes, das von mir vorgestellt wurde. »Ich habe das gemacht?« sage ich dann zu ihr. »Wirklich, was war es?« Und, Wunder über Wunder, Robyn ist nicht nur in der Lage, mir meine Arbeit in Worten wiederzugeben, sondern ich profitiere auch von ihrem Humor, ihrer Weisheit und Erfahrung.

Übungen für den Start mit TTEAM

Wenn ein Pferd kopfscheu ist, schwierig zu fangen oder unzuverlässig, wird man wahrscheinlich eine große Veränderung feststellen, wenn man ein paar Sitzungen mit dem »Wolken-Leoparden« macht. Man hält das Pferd mit der linken Hand an der linken Seite des Nasenriemens fest. Mit der rechten Hand macht man kleine einzelne, wahllos plazierte Kreise im Uhrzeigersinn auf der Stirn, zwischen den Ohren und das Gesicht hinunter. Nur fünf oder zehn Minuten mit diesem TTouch können aus einem nervösen Pferd ein konzentriertes machen, und das Ergebnis kann eine wunderbare Verständigung sein.

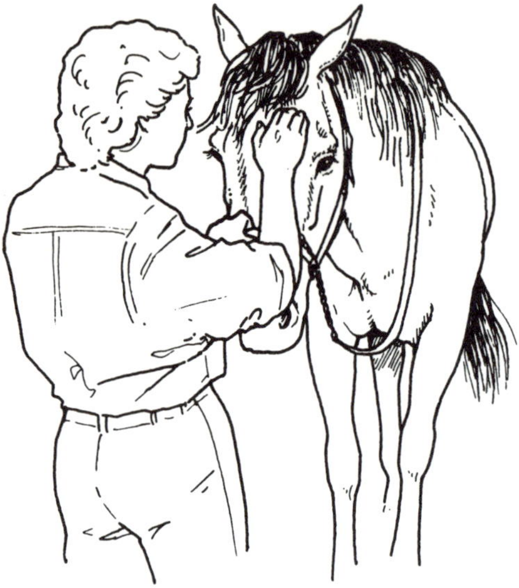

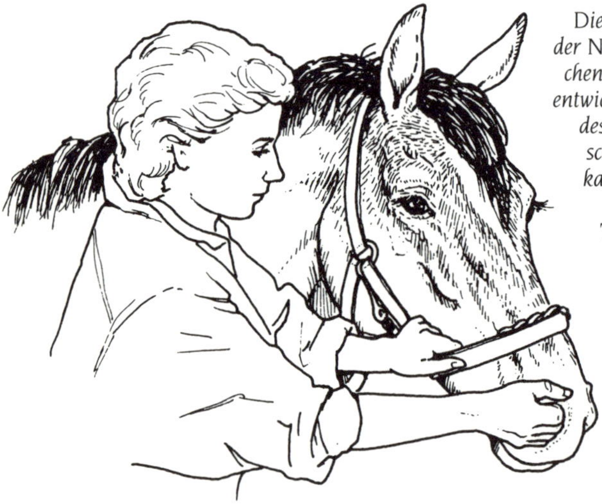

Die Innen-Rundungen der Nüstern fest zu streichen und zu umkreisen, entwickelt mehr Toleranz des Pferdes dem Menschen gegenüber und kann es auf ein eventuell notwendiges Tubieren durch den Tierarzt vorbereiten. Erstaunlicherweise lieben Pferde diese Bewegung.

Arbeit am Maul: Um die Oberlippe gut zu erreichen, muß der Kopf des Pferdes mit der einen Hand am Halfter ruhiggestellt werden. Dann gleitet die andere Hand direkt unter der Oberlippe zum Zahnfleisch, wo sie vor- und zurückstreicht. Diese Bewegung ist wichtig für widersetzliche, aggressive oder scheue Pferde.

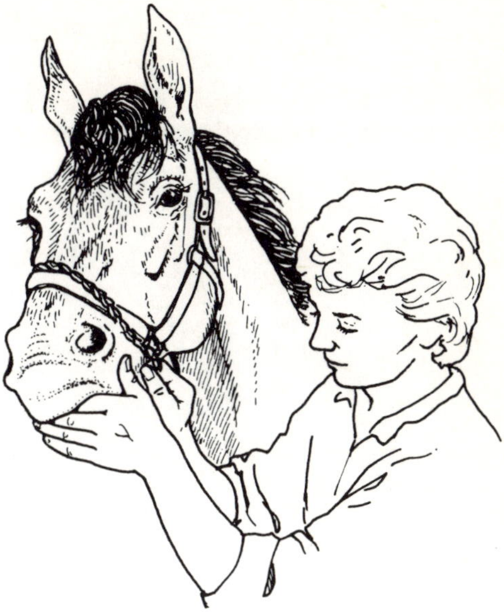

Wenn man ein Pferd dazu bringen kann, den Kopf auszustrecken und den Hals lang zu machen, tritt eine Entspannung bis in den Rücken hinein auf, die Durchblutung der schweren Halsmuskeln wird angeregt und Vertrauen aufgebaut. Man legt z.B. die rechte Hand unter das Kinn und versucht dann langsam, die Nase des Pferdes zu sich zu bringen, während die linke Hand sanft und ohne Druck die Dehnung unterstützt.

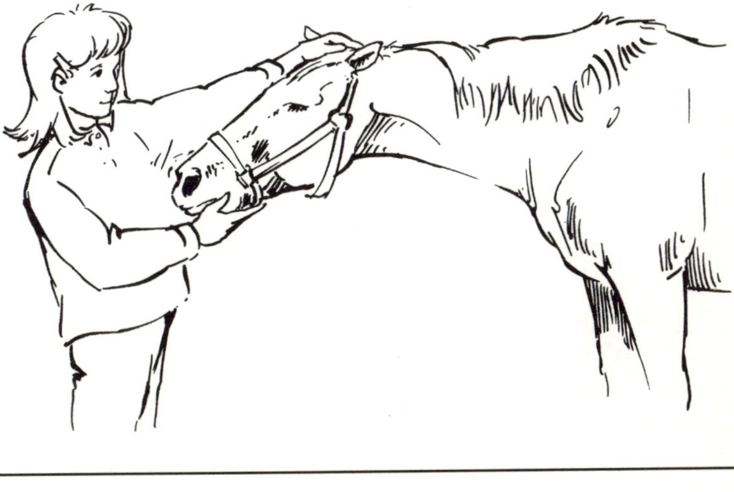

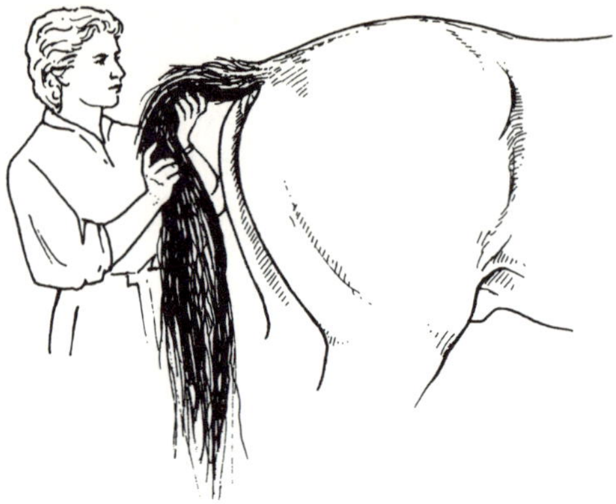

Arbeit am Schweif: 1. Um den Schweif gebogen zu halten, drückt man die Schweifwurzel mit der linken Hand hoch, während die rechte den Schweif in Richtung Pferd drückt. Man hält den Schweif in dieser Weise und dreht ihn in beide Richtungen. Wichtig ist der hohe Bogen im Schweif, verbunden mit der Rotation am Schweifansatz. So kann das Verhaltensmuster des Rücken- und Hinterhand-Festhaltens der Pferde, die ausschlagen oder den Schweif klemmen, wenn sie nervös sind, unterbrochen werden. Es ist auch eine der wenigen Übungen, die das nervöse Schweifschlagen oder -drehen stoppen kann. Zur Sicherheit sollte man diese Übung seitlich stehend beginnen.

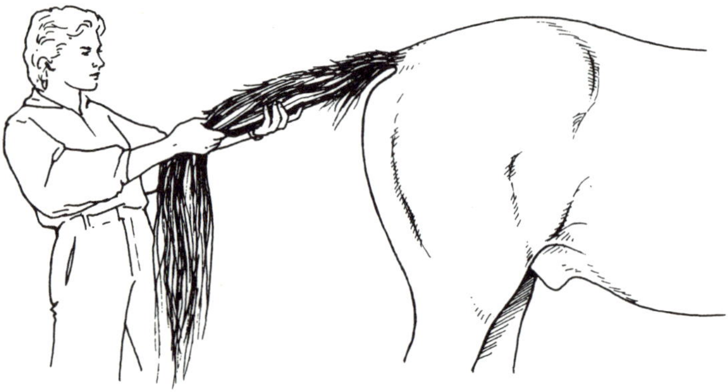

Arbeit am Schweif: 2. Man fährt mit den Händen den Schweif hinunter und zieht. Zirka sechs Sekunden festhalten und langsam nachlassen. (Schnelles Loslassen würde der beabsichtigten Bewegung entgegenwirken.) Dieser Zug am Schweif entspannt das Rückgrat und veranlaßt das Pferd oft, tief durchzuatmen.

Über die Instinkte hinausgehen

Für mich war ganz besonders interessant, was Norma über Maggie sagte, die sie sehr an die lernbehinderten Kinder erinnerte, mit denen sie arbeitete. Einige dieser Kinder waren sehr intelligent, doch konnten sie mit den traditionellen Lehrmethoden nicht erreicht werden. Ständiger Mißerfolg in den Lernerfahrungen hatte sie an einen Punkt gebracht, wo sie einfach erstarrten, wenn sie damit konfrontiert wurden.

Und doch, mit neuen und unterschiedlichen Schritt-für-Schritt-Versuchen, die alle vertraueneinflößend wirkten, wurden, so Norma, »kleine Senkrechtstarter« aus den Kindern.

Ich habe selber mit gestörten und lernbehinderten Kindern gearbeitet, sowohl in den USA als auch in Deutschland, und habe ihnen bei ihren Blockaden mit Hippotherapie (Therapie durch das Pferd) geholfen. Ich fand, daß sich das Vertrauen der Kinder zum Medium Pferd auch in anderen Bereichen ihres Lebens positiv widerspiegelte. Als ich eines Tages eine Monographie für Lernschwierigkeiten bei Kindern las, wurde mir etwas klar – wie es manchmal ist, wenn vieles, über das du nachgedacht hast, sich plötzlich zu einem neuen Verständnis formt.

Die Abhandlung, geschrieben von Dr. Annabelle Nelson, einer bekannten Psychologin, nahm Bezug auf das Limbische System des Gehirns – den Teil des Gehirns, der, sehr vereinfacht ausgedrückt, Emotionen, Stoffwechselfunktionen, Antrieb und Intuition regelt. Nach Dr. Nelsons These verbessert oder hemmt das Limbische System die Lernfähigkeit, und zwar abhängig vom Gemütszustand des Lernenden. Eine Empfindung wie Furcht veranlaßt das Limbische System, Körperreaktionen abzublocken, während Freude und Zuversicht das Limbische System zu einer größeren Bandbreite an Reaktionen stimulieren.

Aha, dachte ich. Kinder, die sich in einer Klassenatmosphäre unwohl fühlen, können nicht lernen, weil ihre Furcht sie physisch »erstarren« läßt. Es ist derselbe Reflex, der Kaninchen vor ihrem Angreifer »versteinert« und einen Schauspieler wegen Lampenfiebers verstummen läßt – oder eben, wenn sich bei einem verstörten Pferd alle vier Beine versteifen und es jede Bewegung verweigert.

Meine Erfahrung bestätigt mir immer wieder, daß Furcht und Schmerz die Wurzeln sind für Lern- und Verhaltensprobleme. Neben dem »Erstarrungs«-Reflex gibt es noch drei andere Instinktreaktionen, mit denen alle Tiere (und auch wir selber) auf Angst antworten: weglaufen (Flucht), Aggression (Kampf) oder die Besinnung verlieren (Ohnmacht).

Alle Lebewesen in der Mensch-Tier-Familie reagieren auf diese Weise,mit Erstarren, Flucht, Kampf, Ohnmacht. Bei Pferden wird es uns speziell bewußt, das liegt an ihrer Größe und Sensibilität und an den speziellen Forderungen, die wir an sie stellen. Wildpferde würden sich einer Gefahr eher durch Flucht entziehen, als stehenzubleiben und zu kämpfen, doch aufgrund ihres eingeschränkten Daseins bei uns können Vorfälle, die ihnen Angst einjagen, jeden der vier Reflexe auslösen, jeweils abhängig von den Umständen und der Persönlichkeit des Pferdes.

Einige Individuen, zu denen auch Maggie gehört, kämpfen oder werden aggressiv, beißen und schlagen aus, wenn sie Angst haben, oder greifen an, wenn sie sich ganz in die Enge getrieben fühlen. Andere wieder, die festgehalten und geschlagen werden oder ähnliches, das sie als Bedrohung empfinden, blockieren ihre vier Beine, bewegen sich weder vor noch zurück oder legen sich sogar hin – sie geben auf. Ich habe tatsächlich Pferde gesehen, die beim Anblick des Transporters auf der Rampe zusammengebrochen sind, bevor man sie unter Zwang hineinbringen konnte.

Sobald wir erkennen, daß das, was wir als Aggression bezeichnen, nur unbewußtes Reagieren ist und keine böse Absicht, brauchen wir selber auch nicht mehr mit Ärger und Gewalt darauf zu reagieren.

Instinktiv reagieren heißt, in einem unbewußten, sich ständig wiederholenden Verhaltenskreislauf zu bleiben. Doch sowie die Situation durch Bewußtwerden erhellt wird, ist der Teufelskreis gebrochen, Handlungen werden bewußt, und Konfrontation wird durch Zusammenarbeit ersetzt. Wir werden frei, alles in uns aufzunehmen, statt nur zu reagieren, egal ob vier- oder zweibeinig, egal ob wir bellen, wiehern oder uns mit Symbolen verständigen, die wir Worte nennen. Und genau diese Freiheit ist es, die das Ziel der TTEAM-Arbeit und des TTEAM-Trainings ist.

Wie Pferde agieren statt zu reagieren – durch TTEAM

Kopf senken

Man stelle sich ein Pferd auf der Wiese vor, das über einen Hügel kommt und auf einen flatternden Drachen und eine Gruppe schreiender, rennender Kinder stößt. Es wird voll Panik schnauben, seinen Kopf hochwerfen und auf und davon galoppieren. Oder man denke an die Haltung eines Pferdes, das vor einer knisternden Plastiktüte scheut, das zurückspringt und am Ende des Stricks kämpft oder das sich ängstlich einem Transporter nähert. Es wird seinen Kopf automatisch hochreißen.

Den Kopf hochzureißen ist nicht nur eine willkürliche Bewegung. Es wirkt wie ein Schaltknopf, der im Pferd den Adrenalinausstoß und das ganze Nervensystem auf Flucht oder Kampf vorbereitet. Die Atmung geht heftig, die Flanken beben, und die Nüstern zittern. Solange der Kopf des Pferdes hoch ist, bleibt der »Schaltknopf« auf »An«. Die Muskeln bleiben angespannt, Adrenalin wird weiterhin in die Blutbahn abgegeben, und es läuft eine Art von chemischem »Countdown« in Richtung Ausbruch.

Von größter Bedeutung für die TTEAM-Arbeit war die Entdeckung, daß das rote Warnsignal sofort erlischt, wenn das Pferd den Kopf senkt und sich seine Atmung beruhigt. Buchstäblich in dem Augenblick, wenn der Kopf heruntergeht, verändert sich sein Verhalten völlig. Wo vorher Widerstand und Spannung waren, sind jetzt Ruhe und ein neuer Grad von Vertrauen. Mit tiefem Kopf erkennt das Pferd die Vormachtstellung des Menschen an, jedoch ohne Furcht oder Feindseligkeit.

Ich genieße in meinen Vorstellungen immer den Moment, wenn ein Pferd schließlich seinen Kopf senkt – ich höre buchstäblich die Seufzer der Erleichterung meiner Zuschauer. An diesem Punkt entsteht das gemeinsame Vertrauen, und die Arbeit kann wirklich beginnen.

Der gesenkte Kopf ist der erste Schritt heraus aus dem Teufelskreis von Furcht, Nervosität, Angst, Spannung und Schmerz. Ich habe herausgefunden, daß das, was manchmal als Widerstand abgestempelt wird, die Reaktion eines Pferdes auf Schmerz sein kann: Fälle wie ein überanstrengter Hals können durch eine erzwungene Halshaltung entstehen oder eine Muskelzerrung durch das Tragen von zuviel Gewicht, wenn das Pferd nervös ist und sein Körper auf diese Last nicht vorbereitet war. Ein solches Pferd wird als Reaktion seinen Kopf oft hochhalten.

Das Pferd dazu zu bringen, den Kopf zu senken, und damit sein Vertrauen zu gewinnen, ist ein erster Schritt, der es leichter macht, seinen Körper mit dem TTouch zu erforschen. Man entdeckt dann die Bereiche, an denen es sich unbehaglich fühlt oder wo Muskelverspannungen zu spüren sind, die der Grund für Problemverhalten sind.

Für uns wurde klar, daß das Kopfsenken Spannungen und Ängste abbaut und das Verhalten nicht nur bei Pferden, sondern auch bei vielen anderen Lebewesen verändert – man denke nur an einen nervösen Hund, der mit erhobenem Kopf knurrt, oder an eine Katze mit »Katzenbuckel« und eingezogenem Kopf. Um es sich richtig vorstellen zu können, muß man selber seinen Kopf nach hinten biegen und hochhalten, danach vorwärts und nach unten fallen lassen. Man spürt die Reaktion.

Zwei TTEAM-Methoden, um den Kopf zu senken

Das Tier dazu zu bringen, den Kopf zu senken, muß ein erster Schritt sein, um das »Kommando« ohne Gewalt zu übernehmen. Es ist zudem der Schlüssel, um ein nervöses Pferd zu beruhigen. Man nimmt eine hockende Stellung ein und signalisiert seinem Pferd mit Hilfe der Gerte an Brust und Beinen und der Kette, mit dem Kopf zu »einem zu kommen«. Das Streichen über den Körper und die tiefe Stellung des Menschen (niedrigere Position) ermuntert es, auf die Signale zu reagieren und den Kopf herunterzunehmen. Wenn der Mensch sich unterhalb der Augenhöhe eines Pferdes befindet, ist es nicht beunruhigt und wird den Signalen zum Kopfsenken bereitwillig folgen. Die tiefe Kopfhaltung ermöglicht auch eine Entspannung und eine Streckung des ganzen Körpers, besonders der Muskeln im Hals, Rücken und Becken.

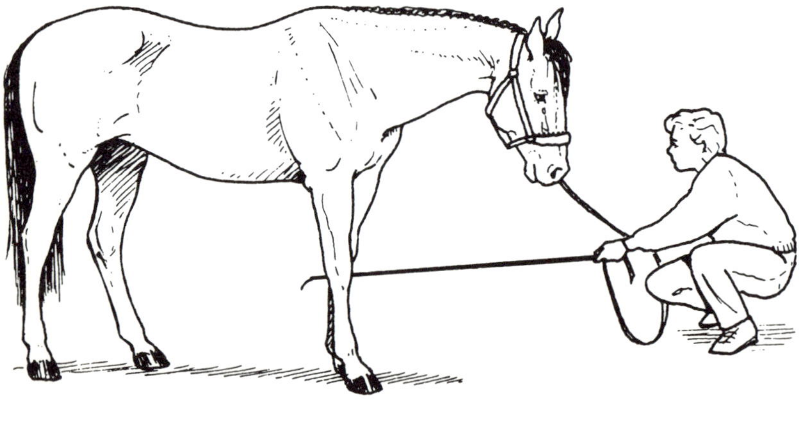

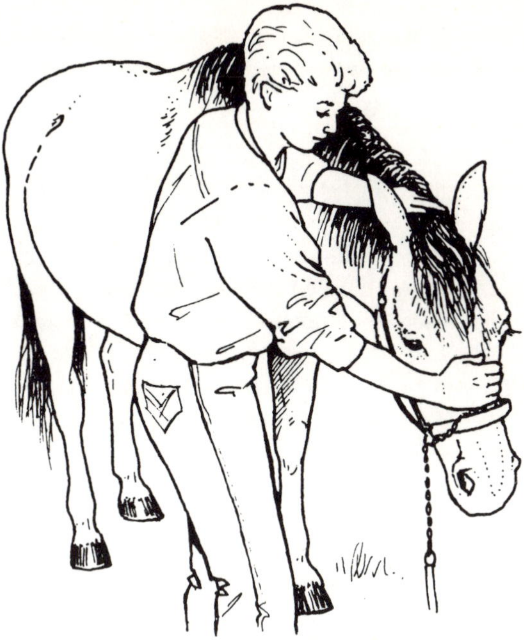

Man veranlaßt sein Pferd durch sanften Druck mit beiden Händen, den Kopf tief zu nehmen. Die linke Hand übt einen steten Druck aus, während die rechte im Wechsel drückt und nachläßt und den Kopf nach rechts und links bewegt. Diese Übung überwindet den Kampf- oder Fluchtreflex und unterstützt die Lockerung des Pferdes.

1979 wurde mir zuerst bewußt, daß die Arbeit am Maul des Tieres – gleich dem Senken des Kopfes – ein Schlüssel ist, um Verhalten zu verändern und einen Weg zur Kommunikation zu finden. In einem Seminar für graduierte Feldenkrais-Studenten am »Institute of Humanistic Psychology« lernte ich, daß zum Maul mehr gehört als Zunge, Zähne und Lippen. Der Gastlehrer war ein israelischer Neurologe, spezialisiert auf Kinder mit Lernproblemen, die neurologischen Ursprungs sind.

Bei der Beschreibung der Symptome neurologischer Störungen erwähnte er die diagnostische Bedeutung des Mundes. Wenn Mund und Lippen anormal herunterhängen oder extrem fest zusammengepreßt werden, weist das häufig auf eine limbische Fehlfunktion hin (das Limbische System regelt die Gefühlsbereiche). Er sprach allerdings nicht über mögliche Behandlungen. Ich registrierte diese Information mit Interesse und ordnete sie irgendwo in meinem Gedächtnis ein. Nur wenige Monate später, in Deutschland, wurde mir der große Wert dieser Information, und wie ich sie verwenden konnte, klar.

Es war auf einem dieser picobello sauberen deutschen Höfe, überall Backstein und Blumenbeete, wo ich das kleine braune Springpferd betrachtete. Die Stute wirkte zurückgezogen und uninteressiert. Ihre Haltung völliger Gleichgültigkeit war frustrierend, doch deshalb war ich ja da. Entmutigt durch ihre unfreundliche und unnahbare Art, hatten »Danzigs« Besitzer mich um Rat gebeten. »Sie ist an Menschen völlig desinteressiert und will mit keinem etwas zu tun haben«, beklagten sie sich.

Als ich begann, den Körper von Danzig zu erforschen, fielen mir plötzlich die Worte des israelischen Arztes ein. Das Maul der Stute war extrem steif und eng und die Lippen zusammengepreßt. Ich schloß aus der Tatsache, daß der Mund ein Hinweis auf limbische Fehlfunktion beim Menschen ist, daß dies ja schließlich auch bei Pferden zutreffen könnte. Warum also nicht versuchen, Danzigs Haltung durch die Arbeit am Maul zu beeinflussen?

Die nächsten vier Tage konzentrierte ich mich nur auf das Maul und die Lippen der Stute und nicht auf den restlichen Körper. (Einzelheiten siehe Seite 111.) Am vierten Tag jubelten wir alle. Ihr Zustand hatte sich radikal verändert. Die Stute spitzte jedesmal die Ohren, wenn sich jemand ihrer Box näherte. Sie vermied nicht länger den Augenkontakt, und ihr Blick war freundlich und lebhaft.

Wir haben nie den Grund für Danzigs ablehnendes Verhalten herausgefunden, doch sie war offensichtlich im Gefühlsbereich aus dem Gleichgewicht geraten. Menschen, die eng mit ihren Tieren zusammenleben, wissen aus Erfahrung, daß Tiere genauso tief empfinden können wie wir, und selbst hartnäckige Skeptiker sind gerührt, wenn sie die Geschichten von Tieren hören, die große Entfernungen zurücklegen, um zurück zu ihren geliebten

Besitzern zu kommen, oder sehr trauern, weil »Herrchen« oder »Frauchen« fort sind, oder auch Menschen aus tödlicher Gefahr retten.

Tiere haben eine große Bandbreite von Gefühlen, nehmen wir zum Beispiel Heimweh. Jahrelang habe ich beobachtet, daß viele Pferde wirklich deprimiert sind, wenn sie verkauft und in eine neue Heimat verschifft werden, die manchmal in ungewohnten neuen Ländern liegt. Sie vermissen die vertraute Sprache und sehnen sich nach ihrer alten Umgebung, den Menschen dort und ihren Pferde-Freunden.

Ich erinnere mich an den Fall Piroschka, eine zwölf Jahre alte Rappstute aus Ungarn, die im Trainingsstall von Ulla von Tersch-Kaiser in Süddeutschland stand. Ulla, eine alte Freundin, hatte mich angerufen und gebeten, einen Blick auf die Stute zu werfen, da sie sie gerade gekauft hatte und sehr enttäuscht von ihrer Persönlichkeit war: Sie fand das Pferd außerordentlich unfreundlich und gleichgültig.

Doch als ich die Stute sah, die traurige Art, wie sie dastand, und den teilnahmslosen Blick in ihren Augen, wurde mir klar, daß wir es hier eher mit einem akuten Fall von Heimweh zu tun hatten als mit einem von Natur aus kalten Charakter. Also arbeiteten wir an Piroschkas Maul und Körper mit so sanfter Zuwendung, daß sie begann, uns wahrzunehmen und eine neue Beziehung zu diesen Menschen, die ihr erst so fremd erschienen, zu suchen. Doch genauso wichtig war es, daß wir ihre Umgebung änderten, damit sie sich nicht mehr so einsam fühlte. Nachmittags, nach der Schule, kamen Ullas junge Reitschüler, saßen im Stall, sprachen mit ihr und putzten sie. Sie bekam also die Zeit und liebevolle Zuwendung, die sie so brauchte. Piroschka dankte es uns und wurde eines der freundlichsten Pferde im Stall, jedermanns Liebling für die nächsten acht Jahre.

Es gibt noch einen Nachsatz zu der Geschichte: Zehn Jahre später, 1989, als ich Ulla wieder besuchte, fragte ich sie nach der Stute, und mir wurde gesagt, sie sei steif geworden, arthritisch und blind auf einem Auge, so daß man sie ein paar Kilometer entfernt auf eine Weide geschickt hatte. Als Ulla sie besuchte, wirkte das Pferd sehr niedergeschlagen. Als sie die Stute in diesem Zustand sah, brachte sie sie sofort zurück nach Hause, und das letzte, was ich von ihr hörte, war, daß sie recht munter und glücklich sei, noch gebraucht zu werden.

Es erscheint völlig natürlich, sich vorzustellen, daß es nichts Schöneres für alte Pferde geben kann, als aufs »Altenteil« zu gehen. Doch manchmal fühlen sie sich isoliert und verlieren ihre Lebensfreude, genau wie Menschen, die zum Rentnerdasein gezwungen oder im Altersheim »abgegeben« werden. Wie Piroschka sind alte Pferde häufig glücklicher, wenn sie noch leichte Arbeit machen und bei ihren alten Freunden in der vertrauten Umgebung bleiben können.

Wie auch schon in vorangegangenen Kapiteln mit anderen Tieren angesprochen, ist die TTouch-Anwendung am Maul unschätzbar gut für Pferde mit Problemen wie Zwicken, Beißen oder anderem aggressiven oder abnormen Verhalten. Wenn ein Pferd irgendeines dieser Probleme hat und den direkten TTouch am Maul nicht ertragen kann, versucht man die Arbeit am Maul zuerst mit einem nassen Handtuch. Nach unserer Erfahrung mit diesem Typ Pferd ist die Arbeit am Maul wichtig, um eine wirkliche Änderung im Verhalten zu erreichen. Alles, was man tun muß, ist also, die Innen- und Außenseiten von Maul, Lippen und Zahnfleisch zu massieren. Ganz sicher wird man zufriedenstellende und auch spektakuläre Ergebnisse sehen.

An Nüstern, Lippen, dem Maul und Unterkiefer des Pferdes zu arbeiten bereitet es gut auf Zahnbehandlung, Einführen eines Schlauches, Entwurmen und Aufzäumen vor.

Ohren

Intuitive Kenntnisse, scheint es, können jahrelang, einem unterirdischen Strom gleich, dahinfließen. Sie nähern sich langsam der Oberfläche, um eines Tages, wenn die Zeit gekommen ist, das Bewußtsein zu erreichen. So ist es geschehen mit der Arbeit am Ohr, die für den TTouch bei allen Tierarten eine so große Rolle spielt.

Als ich zwanzig Jahre alt und frisch verheiratet war, gab mein Mann Went Unterricht in Englisch und Mathematik an einer Internatsschule in Rolling Hills, Kalifornien. Chadwick war eine Schule für die Söhne und Töchter von Privilegierten und für Kinder von Filmstars wie Judy Garland, Dean Martin und Bette Davies. Es gab Rasenflächen, die dem Grün von irischem Klee glichen, Tennisplätze und einen Stall, wo ich meist vier bis sechs Pferde im Training hatte.

Einige Tage nach unserer Ankunft rief mich die Schulleiterin in ihr mit endlosen Reihen von Büchern ausgestattetes Büro und nahm sich eine Stunde Zeit, um mich zwar höflich, aber doch bestimmt über mein Leben und meinen Charakter auszufragen. Zufriedengestellt, ernannte sie mich dann zur Hausmutter für die älteren Mädchen und zur Lehrerin für die im achten Semester stehenden Studenten des Sozialstudiums.

Etwas zu lehren lag schon immer in meiner Natur – Reitausbilderin wurde ich bereits mit dreizehn Jahren –, aber Hausmutter? Wie konnte ich Mädchen »bemuttern«, die gerade ein paar Jahre jünger waren als ich?

Wie sich dann herausstellte, wurde ich von den Mädchen als »Hausältere-Schwester« akzeptiert und hatte eine wunderbare, wenn auch anstrengende Zeit, in der ich meinen Studenten nur einen Sprung voraus war im Fachbuch der Sozialstudien und außerdem das Reitprogramm und den Stall betreute.

Ich war es gewöhnt, im Morgengrauen zum Hof hinunterzugehen und die Pferde zu füttern und zu tränken. Eines Morgens fand ich »Bint Gulida«, ein Top-Rennpferd und außerdem meine Lieblingsstute, sehr krank vor. Der

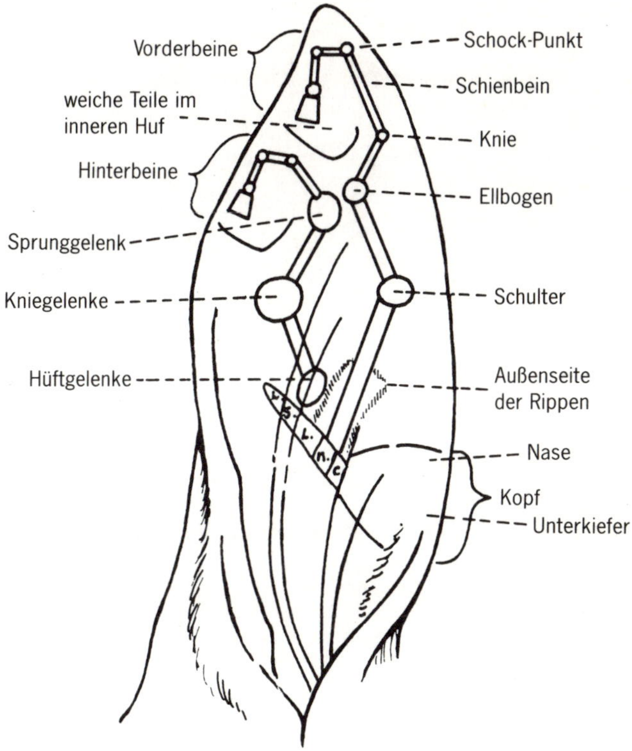

Arbeit am Ohr

Es ist hilfreich und interessant, diese Akupunkturstellen zu kennen, doch braucht man sie beim TTouch nicht so genau zu lokalisieren. Über das Ohr zu streichen und die Kreise zu machen, hilft einem kranken Tier, sich zu erholen, und einem gesunden, fit zu bleiben.

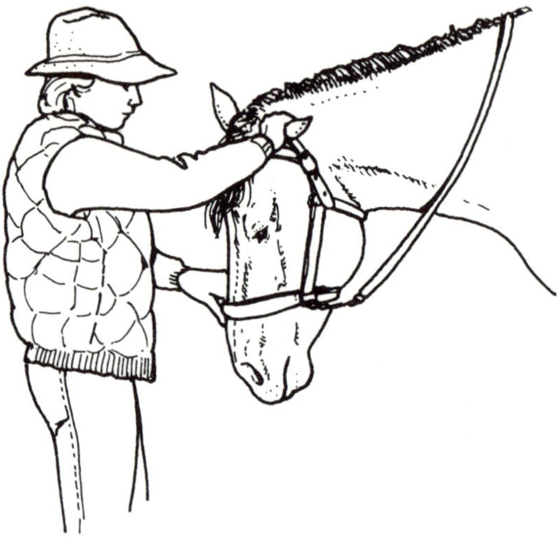

Eine Hand stützt den Kopf am Nasenteil des Halfters, während die andere die Ohren von der Basis zur Spitze entlangstreicht. Bei einer Behandlung gegen Schock oder Kolik muß man unbedingt die äußerste Ohrspitze mit berühren. Die Arbeit am Ohr ist eine wirksame Hilfe gegen gestreßte, erschöpfte oder verängstigte Pferde und erfolgreich, um einen Schockzustand zu beenden oder ihn zu verhindern. Ohr-Arbeit kann tatsächlich den Unterschied zwischen Leben und Tod bedeuten.

Tierarzt bestätigte Kolik, eine Verstopfung oder Darmblockade, was bedeutete, daß sie keinen Kot mehr absetzen konnte. Pferde haben einen ungewöhnlich langen Darmtrakt mit vielen Kurven und Windungen, so daß eine derartige Verstopfung durchaus üblich sein kann.

Der Tierarzt führte durch eine Sonde Öl in den Magen ein und spritzte etwas gegen die Muskelverkrampfung der Verstopfung. Doch auch nach zwei Tagen hatte sich noch nichts geändert. 1960 war das Wissen um chirurgische Eingriffe noch nicht so weit fortgeschritten wie heute, und die meisten Pferde starben. Der Tierarzt war deshalb auch sehr unglücklich, als er empfahl, die arme Bint Gulida zu töten.

Die Stute hatte Untertemperatur, was bei Pferden sehr gefährlich ist. Ihr Puls lag hoch in den Achtzigern (zweiunddreißig bis vierzig ist normal für Pferde). Ich verstand die Entscheidung des Tierarztes, doch ich wollte nicht ohne einen letzten Versuch aufgeben.

Als ich meinen Entschluß gefaßt hatte, war es schon spät und alle anderen ins Bett gegangen. Ich ging mit dem Pferd über den dunklen und stillen Campus in die Wäscherei, wo es warm und trocken und der Boden aus Zement war. Gulida hatte so starke Schmerzen, daß sie gar nicht merkte, an welchem ungewöhnlichen Ort wir uns befanden.

Zu diesem Zeitpunkt sollte das TTEAM-System erst entdeckt werden, doch ich hatte schon erste Eingebungen. Ich begann, völlig intuitiv am Pferd zu arbeiten. Gulidas Temperatur lag bei 37 °C, sehr niedrig für ein Pferd, und ihre Ohren fühlten sich feucht und klamm an. Verzweifelt umwickelte ich ihren Rücken und aufgedunsenen Bauch mit Wolldecken, die ich in sehr heißes Wasser gelegt hatte. Mit beiden Händen hob ich ihren Bauch, indem ich ihn gegen die Flanken drückte, dort festhielt und dann wieder losließ. Ihre Ohren streichelte ich fünfundvierzig Minuten lang, indem ich sie zwischen meinen Fingern von der Basis zur Spitze bearbeitete, bis sie sich trocken und warm anfühlten. Stunden verstrichen, und dann löste sich unglaublicher-

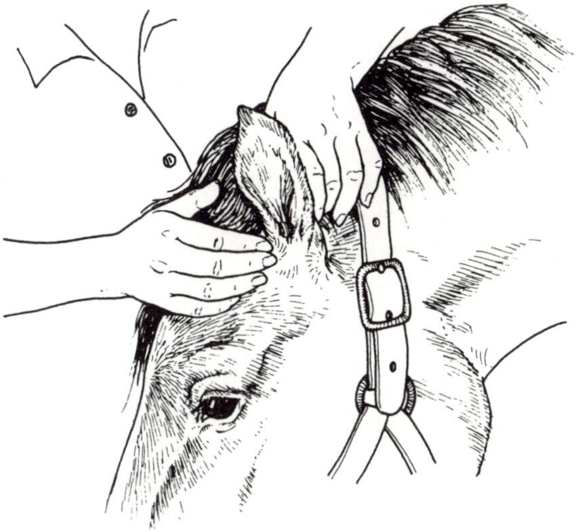

Während die linke Hand ruhig unterstützt, macht die rechte kleine Kreise an der Ohrbasis. Das Gleichgewicht, das durch beide Hände erreicht wird, ist notwendig. Diese spezielle Arbeit regt den »triple heater acupuncture meridian« an, der den Verdauungstrakt und die Fortpflanzungsorgane steuert.

weise tatsächlich die Verstopfung. Ich brachte Gulida zurück in ihren Stall, als sich gerade der Frühnebel vom Boden löste und die ersten Vögel zu singen begannen.

Obwohl die Arbeit an den Ohren bei dem von uns speziell für Pferde entwickelten TTouch eine wichtige Rolle spielt, hatte ich auch nach zwanzig Jahren noch keine überzeugende Erklärung für den Zusammenhang zwischen Ohren und Heilung. Zu dieser Zeit demonstrierte ich unsere Technik vor großem Publikum auf deutschen Pferdemessen. Und auf so einer Messe war es, wo ein entscheidendes Stück Information meine Aufmerksamkeit erregte.

Die Tierärztin Dr. Christina Krüger suchte mich nach einer solchen Demonstration auf. »Ich wüßte gern«, sagte sie, »wo Sie Akupunktur studiert haben? Bei Dr. Brady Young?« »Nein«, antwortete ich verblüfft, »ich bin in Akupunktur nicht ausgebildet. warum fragen Sie?«

Laut Dr. Krüger arbeitete ich mit Meridianen, einem System miteinander verbundener Energiepunkte, die von Akupunkteuren benutzt werden, um im Körper Gleichgewicht und Heilung herzustellen. Dessen war ich mir aber keineswegs bewußt. Christina und ich begannen uns zu unterhalten, und da es bald klar wurde, daß wir viele Informationen teilten, lud sie mich zu sich nach Hause ein und führte mich in Theorie und Praxis der Pferde-Akupunktur ein.

In den vergangenen Jahren ist Akupunktur sowohl für Menschen als auch für Tiere zunehmend auch von traditionell ausgerichteten Ärzten akzeptiert worden. Wie ich fasziniert lernte, sind die Ohren von großer Bedeutung, da sie sozusagen ein Miniatur-Abbild des ganzen Körpers, der Organe und ihrer Funktionen darstellen (Fortpflanzung, Verdauung, Atmung, innere Organe und Kreislauf). Unterschiedliche Punkte am Ohr können benutzt werden, um verschiedene Organe »anzusprechen«. Die Ohrspitze zum Beispiel wirkt wie ein Gegenmittel bei Schockzustand, wohingegen an der Basis des Ohres die Punkte für die Fortpflanzungsorgane liegen.

Ich verbrachte die nächsten Monate damit, ein kleines chinesisches Pferd aus Gummi zu betrachten, auf dessen Körper die Akupunkturstellen gemalt worden waren, und vertiefte mich in Bücher von Experten zu diesem Thema. Und später dann, zurück in Kalifornien, wurde der Wert der Ohrarbeit und seine praktische Anwendung klar für mich.

Ich besuchte eine Züchterin und machte mit ihr einen Rundgang durch ihren Stall, als wir in einer Box eine ihrer Stuten fanden, die am Boden lag und schwere Kolik hatte: Die Atmung des Pferdes war einhundert – vierzehn ist normal. Es war Sonntagnachmittag und kein Tierarzt erreichbar. Es bleibt nichts anderes übrig, dachte ich, als die Sache selbst in die Hand zu nehmen.

Wir strichen über die Ohren, drückten die Ohrspitzen als Mittel gegen den Schock und bearbeiteten auch den triple heater meridian, der Verdauung und Atmung unterstützt. Nach der chinesischen Akupunktur-Theorie ist ein Meridian ein Energiekanal im Körper, der spezielle Organe anspricht und aktiviert. Wir bearbeiteten auch einen Punkt für Magenbeschwerden, der im unteren Bereich zwischen den Nüstern liegt (bei Menschen ist der Punkt für Magenschmerzen direkt unter der Nase; dieses Wissen hat mir schon bei vielen Gelegenheiten geholfen).

Der Bauch und die Seiten der armen Stute waren aufgebläht vom Gas, und sie sah aus wie ein Ballon, deshalb strichen wir mit etwas Druck ihre Flanken entlang und zurück. Heute würden wir mit der TTEAM-Methode sowohl »Bauch anheben« (Seite 250) als auch die »Wolken-Leopard«-Kreise anwenden, und zwar von den Rückenwirbeln an den Schultern beginnend, beide Seiten entlang bis zu einem Punkt kurz über dem Schweifansatz. Als ich den Stall verließ, ging es ihr schon viel besser, und am nächsten Tag war sie ohne Beschwerden.

Auf einem Pferdeseminar am folgenden Sonntag demonstrierte ich die TTEAM-Ohrarbeit, zeigte der Gruppe, wie die Ohren kreisförmig bewegt werden müssen und vor und zurück geklappt werden können, um alle Akupunkturpunkte anzusprechen. Ich war mir nicht ganz sicher, ob es der TTouch war, der eine Besserung der Stute am vergangenen Sonntag bewirkt hatte, doch ich erzählte die Geschichte auf jeden Fall.

»Versteht mich richtig, ihr müßt bei Kolik immer nach dem Tierarzt rufen«, sagte ich, »doch wenn keiner erreichbar ist oder auch nur, wenn ihr auf ihn wartet, macht es nichts, die Ohren zu bearbeiten oder die »Bauch anheben«-Übung zu versuchen. »Es kann vielleicht helfen und schadet nicht«, wie mein Großvater über seine Heilmethoden zu sagen pflegte.«

Es war ein langer Weg von Edmonton und meinem Pferd Trixie mit den Wäscheklammern an den Ohren. Im TTEAM-Büro erhalten wir buchstäblich Hunderte von Briefen, die uns von erfolgreicher Ohrarbeit berichten, und immer noch empfinde ich bei jedem dieser Fälle eine Freude wie beim ersten Mal.

Abenteuer Sowjetunion: Pferde als Brücke zur Völkerverständigung

Als ich Mitte der achtziger Jahre in die Sowjetunion reiste, war die »Ohr-Arbeit« ein unverzichtbarer Teil des TT geworden. Wir machten es sogar schon bei uns selber. Es war also nicht ungewöhnlich, TTEAM-Praktiker zu sehen, die zur Schmerz- oder Streßlinderung an ihrem eigenen oder am Ohr eines Kollegen »arbeiteten« – für Unbeteiligte allerdings ein komischer Anblick, da sie nicht wußten, worum es ging. Und ganz gewiß war es für die Menschen in Moskau etwas völlig Neues.

Ich fuhr das dritte Mal in die Sowjetunion, und mit mir fuhr ein »Team« von TTEAM-Praktikern, unter anderem auch Ellie Jensen und Copper Love. Eingeladen waren wir nach Moskau, um für zwei Wochen mit einer Gruppe sowjetischer Tierärzte an einem Forschungsprojekt für Pferde zu arbeiten. Es geschah an einem Nachmittag, als Copper und Ellie St. Basils besuchten, diese beeindruckende Basilika, die am einen Ende des roten Platzes zu schweben scheint. Sie erinnert mich immer an ein Zuckerwatte-Schloß aus Tausendundeiner Nacht, ihre gestreiften, pastellfarbenen Zwiebeltürme wirken nahezu schwerelos gegen das ernste Grau von Lenins Grab.

Copper und Ellie waren in der Kirche und sahen sich die bemalten Glasfenster an, als ihnen eine Anzahl von Menschen auffiel, die um eine Kirchenbank standen. Ein Mann lag dort mit aschfahlem Gesicht, er atmete mühsam, und seine Augen waren glasig. Verzweifelt stand seine weinende Frau neben ihm. Ellie und Copper gingen zu der Gruppe und ließen durch ihren Dolmetscher fragen, ob sie helfen könnten. O ja, natürlich gerne, war die Antwort. Und so hockten sie sich neben den Mann. Copper begann, an den Ohren zu arbeiten mit besonderer Betonung des Schockpunktes, während Ellie die Füße massierte. Inzwischen war auch jemand gegangen, die Ambulanz zu holen.

Nach drei Minuten war die Farbe in sein Gesicht zurückgekehrt, und seine Atmung hatte sich stabilisiert.

»Zuerst war die Menge sehr ruhig, und es war offensichtlich, daß sie uns für recht ungewöhnlich hielten«, erzählte Ellie mir. »Doch als die Ambulanz kam, waren sie doch sehr interessiert. Und seine Frau hörte nicht auf, nach unseren Händen zu greifen und sie zu schütteln – es war überwältigend. Ich weiß nicht, was später geschah, aber der Mann starb zumindest nicht, während er auf Hilfe wartete.«

Über die Jahre haben wir viele ähnliche Ereignisse registriert, Fälle, in denen Leben gerettet werden konnte, weil jemand wußte, wie man mit Ohrarbeit die ersten kritischen Momente, bis professionelle Hilfe kam, überbrücken konnte. Natürlich wissen wir, daß dies andere Erste-Hilfe-Techniken nicht ersetzen kann, doch viele TTEAM-Mitglieder, die auch Krankenschwestern und ambulante Helfer sind, berichten, daß es eine wertvolle Ergänzung zu ihren üblichen Notfallpraktiken ist.

Das Projekt mit den sowjetischen Tierärzten war außerordentlich spannend. Es fand auf dem riesigen Bitsa-Sportgelände statt, Ort der Olympischen Spiele 1980. Der Zweck der Untersuchungen war, herauszufinden, welchen Einfluß die TTEAM-Methoden auf das Adrenalin- und Streßniveau bei Sportpferden haben.

Die Chef-Tierärztin von Bitsa, Dr. Nina Kanzina, hatte es ermöglicht, daß acht Tierärzte zwei Wochen von ihren üblichen Verpflichtungen entbunden wurden, um die Gelegenheit zu haben, mit uns zu arbeiten.

Nina ist kräftig und stark, sowohl körperlich als auch vom Charakter her. Sie kümmert sich sehr um die Tiere. Es gab drei oder vier Pferde in Bitsa, die nicht mehr geritten werden konnten, doch statt sie zu töten, sorgte Nina dafür, daß sie geliebt wurden und daß man sich um sie kümmerte. Es faszinierte mich, als ich erfuhr, daß Nina nicht nur die Versorgung der hundertfünfzig Pferde von Bitsa verantwortlich leitete, sondern daß sie auch befugt war, das Trainingsprogramm eines Pferdes zu ändern, wenn sie es für die Gesundheit des Pferdes als nötig ansah. Von einem so weitreichenden Einfluß eines Tierarztes hatte ich noch nie gehört. Sie nutzte diese Autorität nie aus, aber sie war ganz deutlich Anwältin aller Pferde in Bitsa.

Der Bitsa-Komplex ist ein staatliches Reitzentrum, wo Pferde und Reiter für nationale und internationale Turniere trainiert werden. Es gibt zwei Arenen, eine zum Warmreiten, die andere ist ein riesiges Show-Hippodrom mit zweitausend Sitzplätzen und einer sechs Meter hohen bemalten Glaswand an einem Ende. Da der Raum so groß und luftig ist, können dort ohne Schwierigkeiten fünfundzwanzig bis dreißig Pferde zugleich arbeiten, sowohl im Springen als auch in der Dressur. Unter den Arenen sind die Stallungen für die hundertfünfzig Pferde, die dort für Springen, Dressur und Military trainiert werden.

Manchmal kam ich morgens so rechtzeitig, daß ich das Olympia-Team mit seinen Springpferden sehen konnte; mein Herz sprang jedesmal mit, wenn Pferd und Reiter wie eine Einheit über das Hindernis flogen. Um neun Uhr kamen dann die Dressurreiter, um mit ihren Trainern zu üben. Die Männer und Frauen kamen aus allen Ecken der fünfzehn Sowjetrepubliken, und wenn ich sie so ansah mit ihren Pferden, mußte ich an meinen Großvater denken und die Geschichten aus Rußland, die er für mich gesponnen hatte; jetzt war auch ich ein Teil dieser Geschichten geworden.

Manchmal hatte ich auch die Möglichkeit, neue Erfahrungen mit ihnen auszutauschen. Während ich ihnen amerikanische Trainingsmethoden zeigte, durfte ich die sagenhaften Pferde reiten, von denen ich bis dahin nur gehört, sie aber nicht gesehen hatte. Rassen mit so eindrucksvollen, romantischen Namen wie Bidjoni, Don und besonders die Achal Teckiner, die goldenen Pferde aus den asiatischen Steppen, deren Vorfahren zu den Schätzen Alexanders des Großen gehörten.

Es war eine Freude, mit den sowjetischen Tierärzten arbeiten zu dürfen. Sie liebten Tiere und hatten eine Selbstverständlichkeit im Umgang mit ihnen, die ein Teil der sowjetischen Persönlichkeit zu sein scheint. Um herauszufinden, ob durch die TTEAM-Anwendungen der Pegel der Streßhormone im Blut beeinflußt werden konnte, hatten wir zwanzig Pferde zur Verfügung: Zehn arbeiteten mit TTEAM, zehn ohne. Die Pferde waren alle Top-Turnierpferde, die anstrengendem Wettkampftraining unterlagen, entweder als Springpferde oder in der Military, und alle wurden eineinhalb bis zwei Stunden täglich geritten.

Einer der interessantesten Fälle war Bedouin, ein sechs Jahre alter Don-Hengst, ein wunderschöner Hellfuchs-Hunter von 163 cm Stockmaß. Da Bedouin ernste Probleme hatte, hatte man ihn aus dem Training genommen.

Sein Kreislauf war labil, und sein Herz schlug unregelmäßig, seine Beine waren ständig geschwollen – alles Beschwerden, die miteinander zusammenhingen. Er wurde schon seit einem Jahr behandelt und wirkte sehr apathisch. Die Tatsache, daß sein Herz von einem EKG-Monitor überwacht wurde, mag einigen Leuten ungewöhnlich erscheinen, doch in der Sowjetunion ist es ein Teil der Tierarztarbeit. Die Sowjets nehmen die Gesundheit ihrer Tiere sehr ernst. In Bitsa kam ein Tierarzt auf dreißig Pferde, und sich um diese dreißig zu kümmern, war seine oder ihre einzige Aufgabe.

Während meine Hände Bedouins Körper erforschten, wirkte er sehr ruhig, fast lethargisch, doch sowie ich versuchte, seine Ohren zu berühren, keilte er aus. So sei er schon immer mit seinen Ohren gewesen, wurde mir gesagt, empfindlich und schwer aufzuzäumen. Es dauerte zwanzig Minuten, bevor er seinen Kopf senkte und mir so das Vertrauen entgegenbrachte, an seinen Ohren zu arbeiten. Als ich sie schließlich berührte, war ich verblüfft.

Die obere Hälfte beider Ohren war weich und beweglich, wie es sein muß, doch die untere Hälfte war steif und leicht geschwollen – für mich ein Anzeichen von Durchblutungsstörungen, hervorgerufen durch den unregelmäßigen Herzschlag. So bearbeitete ich beide Ohren sehr gründlich, und in der Hoffnung, den Kreislauf zu stabilisieren, bedeckte ich jeden Zentimeter mit kleinen Kreisen, bis die Steifheit weniger wurde und schließlich ganz verschwand.

Als ich drei Monate später wieder nach Moskau kam, sahen wir uns Bedouin nochmals an. Auf meine Empfehlung hin hatten ihn mehrere Tierärzte täglich besucht und seine Ohren von der Basis zur Spitze sorgfältig bearbeitet. Den TTouch wendeten sie auch an seiner Luftröhre an, die dadurch viel elastischer wurde, wie auch an den Flanken, Beinen und am Schweif. Während dieser Zeit war eine deutliche Veränderung mit dem Pferd geschehen. Sein vorher hoher Puls von achtundachtzig am ersten Tag ging auf normale sechsunddreißig zurück, und auch die geschwollenen Beine wurden viel besser.

Um die Wirkungsweise der TTEAM-Arbeit zu verfolgen, hatte einer der Ärzte weiterhin Bedouins Herzrhythmus mit dem EKG-Gerät überprüft. Er berichtete von einer meßbaren Verbesserung des Herzschlages, worüber wir uns alle sehr freuten. Besonders Bedouin, dem es nach drei Monaten mit TTEAM so gut ging, daß er zurück auf die Springplätze gehen durfte, dahin, wofür sein Herz schlug.

Neben Bedouin hatten die Tierärzte auch die anderen Pferde unseres Experiments auf dem Monitor verfolgt, und die Blutuntersuchungen ergaben, daß die Pferde mit TTEAM-Arbeit einen bemerkenswert niedrigen Streßhormonstand aufwiesen.

Sowjetische Menschen haben eine sehr entspannte Art, die Dinge anzugehen, und ich festigte viele Freundschaften in Bitsa während unserer ausgedehnten morgendlichen und abendlichen Teepausen. Der Teeraum lag im

Tierarzt-Zentrum, gleich angrenzend an die Arena, und wir trafen uns dort, um den starken, rauchigen Tee zu trinken, der im Samowar zubereitet wurde, und die Kuchen, Süßigkeiten und verschiedenen russischen Delikatessen zu probieren, die die Leute mitgebracht hatten, um sie miteinander zu teilen. Es gab selbstgezogene Tomaten und Gurken, Räucherfisch, gekochte Süßkartoffeln, aromatischen Käse und, das Beste von allem, frischgebackenes Roggenbrot mit süßer Butter direkt vom Hof.

Über dem Ganzen herrschte hoheitsvoll eine graue Katze. Sie hatte vier weiße Pfoten und eine weiße Brust und wartete taktvoll, doch mit nicht nachlassender Aufmerksamkeit auf ihr gutes Recht: hier ein Krümel, dort ein Bissen. Wir wurden sehr gute Freunde, und an meinem letzten Tag bekam ich sie geschenkt. Da ich sie jedoch nicht mitnehmen konnte, wurde sie zu »meiner Katze in Moskau«, in der Hoffnung, daß ich möglichst oft zurückkehren würde.

Auch wenn ich meine Reisen durch die UdSSR insgesamt sehr gut in Erinnerung habe, blieben einige Eindrücke besonders haften: eine alte Frau wäscht einen Stapel frisch geschorener Schafwolle in einem Wasserstrahl, der aus einem Rohr auf die Straße schießt; eine große Kuhherde steht in einem Fluß, über ihnen ein Leninporträt, das in eine Felswand geritzt wurde; oder die drei jungen Männer, die, Zentauren gleich, mit unnachahmlicher Grazie ein Unkrautfeld am Rande einer tristen Stadt entlangritten.

An einem Tag stieg ich einen Berg hinauf und traf auf einen alten Hirten, der dort am Wegrand rastete, sein einäugiges Pferd gesattelt und angebunden neben ihm. Ich hielt an, um mich mit ihm über sein Pferd zu unterhalten, wobei ich mich, außer mit meinem spärlichen Russisch, auch mit Händen und Füßen und einem breiten Lächeln ausdrückte. Das Pferd wollte zuerst nicht angefaßt werden und machte mir das sehr deutlich mit seinen angelegten Ohren und heftigem Kopfschütteln. Doch bald merkte es, daß ich etwas anderes und Erfreuliches vorhatte, und legte seinen alten, dürren Kopf auf meine Schulter, während ich an seinem Nacken arbeitete.

Der alte Mann war fasziniert. Ich erklärte ihm deshalb, wie man die Ohren eines Pferdes bearbeitet und im Krankheitsfall auch seine eigenen. Unser Gespräch wurde begleitet von viel Gelächter und ausführlicher Pantomime, die darum kreiste, ob diese Bewegungen auch gut für Schweine, Kühe oder Enkel sind.

Meine Begegnung mit dem alten Mann war nur eine von Dutzenden dieser Art, die durch Tiere vermittelt wurden. Ich lernte die Bürger der Sowjetunion kennen durch ihre Fische, Vögel, Hunde, Katzen, Esel und Pferde. Beim Besuch des Moskauer Zoos nahm mich der Direktor, Dr. Spitzig, mit, und ich lernte zwei schmucke, schnurrbärtige Walrosse kenne, außerdem einen Wurf Geparden-Welpen, einen Affen und einen Bären.

Kürzlich fand ich heraus, daß TTEAM von Pferdetrainern überall in der Sowjetunion angewendet wird, selbst in den fernen Steppen Asiens bei meinen geliebten Achal Teckinern mit ihren glänzenden goldenen Leibern und dicken schwarzen Mähnen. Ich bin tief bewegt, wenn ich erkenne, daß das Miteinander in der TTEAM-Arbeit auf so vielen Stufen rund um die Welt lebendig geworden ist. Das Entscheidende für mich ist jedoch immer noch die Beziehung zwischen dem einzelnen menschlichen Individuum und dem einzelnen Tier. Diese bahnbrechenden Momente, wenn der Trainer und sein Pferd, der Mensch und sein Hund, das Kind und die Katze ihre Gemeinsamkeiten erkennen – dann erwacht die TTEAM-Arbeit zu wirklichem Leben und wächst weiter.

Gefiederte Brüder

It took the whole of Creation
To produce my foot, each feather:
Now I hold creation in my foot.

Ted Hughes
»Hawk Roosting«

Hope is the thing with feathers
That perches in the soul,
and sings the tune without the words,
and never stops at all...

Emily Dickinson
»Hope is the thing with feathers«

Die Macht der »Gefiederten«

Meine Geschichtensammlung über die Bedeutung, die Tiere in unserem Leben haben, ist über die Jahre immer mehr gewachsen, und eine der anrührendsten wurde mir von einem Mann namens Jack Snow erzählt. Als seine Frau ihn nach vielen gemeinsamen Ehejahren ohne Vorwarnung verließ, war er am Boden zerstört. Doch jeden Tag, wenn er in sein leeres Haus zurückkam, flog seine Taube ihm entgegen und begrüßte ihn. Sie ließ sich auf seiner Schulter nieder, und wenn er sich hinsetzte, um seine Zeitung zu lesen, begann sie das Spiel »Zeitung rupfen«.

»Sie muß gefühlt haben, wie unglücklich ich war«, sagte Jack, »und weil sie da war, hatte ich einen Grund weiterzuleben.«

Es wird uns immer bewußter, daß die Freundschaft zu Tieren allen Menschen, alten wie jungen, helfen kann, über Schmerz, Kummer und Verletzungen hinwegzukommen. Untersuchungen haben gezeigt, daß allein die Gegenwart von Tieren in Fällen von ernster Depression und Autismus wie auch bei Stoffwechsel-, Herz- und Blutdruckbeschwerden einen sehr positiven Einfluß haben kann. Inzwischen ist es ein gewohnter Anblick, in Pflegeheimen, Krankenhäusern und Nervenheilanstalten Hunde, Katzen, Vögel und Wüstenspringmäuse anzutreffen, und das Pflegepersonal spricht von einem großen Geschenk, das die Tiere mitbringen: das Geschenk der Hoffnung.

Von allen Tieren, scheint mir, vermitteln Vögel uns die Hoffnung am deutlichsten. Sie schwingen sich hoch in die Lüfte und jubilieren über uns, und im Morgengrauen verkündet ihr Gesang den neuen Tag. Der Phönix, der aus seiner eigenen Asche geboren wurde, die weiße Taube Noahs, die seiner

Arche die frohe Botschaft der wiedergeborenen Welt in Form eines grünen Zweiges brachte, die weiße Friedenstaube, das Rotkehlchen als Glücksbringer – diese Vorstellungen lösen Vögel in uns aus und spiegeln so unsere eigenen Hoffnungen und Ziele wider.

In den Vögeln verkörpern sich Kraft und Sanftheit, doppelt erkennbar in der Federstruktur. Sie sind stark genug, um Wind und Wetter zu widerstehen, und gleichzeitig auch elastisch und empfindsam genug, um sie als Hilfsmittel zu benutzen: Mit einer Feder kann man den zarten Konturen eines Vogelkörpers folgen und trifft dabei genau den leichten, flexiblen Druck, der nötig ist.

Wenn man jemals versucht hat, einen Vogel zu beruhigen oder gar zu zähmen, weiß man, wie schwierig das mit bloßen Händen ist. Wo Hände schon zuviel sind, kann eine lange Feder berühren, ohne eine Bedrohung zu sein. Beim TTouch mit Vögeln werden Federn als verlängerter Arm benutzt und erfüllen denselben Zweck wie der Stab bei anderen Tieren.

Auf engem Raum wird ein ängstlicher Vogel jedoch auch nicht einfach stillhalten und sich von einer Feder berühren lassen. Deshalb fangen wir auch meist mit zwei Federn an, eine für jede Seite. Durch das Berühren an zwei Stellen gleichzeitig kann das Tier – wie auch der Mensch – nicht alter Gewohnheit folgend reagieren.

Ich benutze Federn, die mir gerade zur Verfügung stehen: Geier-, Truthahn-, Arafedern. Besonders gerne nehme ich allerdings eine weiße Eulenfeder (ungefähr 35 cm lang) und eine ungefähr gleich lange in der Farbe des Vogels. Für kleine Vögel sind natürlich kleine Federn besser geeignet, doch welche Größe auch immer, die Federn sollten fest genug sein, damit der Kontakt fühlbar ist. Ich fange an, indem ich den Vogelkörper beidseitig streichle. Bei Demonstrationen ist das Publikum immer wieder verblüfft, wie schnell sich die Vögel beruhigen und stillhalten.

Meine schöne Eulenfeder ist ein Geschenk, das ich nach einer solchen Demonstration bekam. Ewald Isenbügel, der engagierte Chef-Tierarzt des Züricher Zoos, hatte mich an die Tierärztliche Hochschule in Zürich eingeladen, um einer Gruppe seiner Studenten und Assistenten den TTouch zu zeigen. Ich sollte einen verletzten Amazonas-Papagei behandeln.

Der hellgrüne Vogel, etwas größer als eine Taube, wurde hereingebracht. Er war hysterisch, und sobald jemand in seinen Käfig griff, kreischte und flatterte er und versuchte, in die Hände zu beißen.

Während ich leise summte, steckte ich die beiden Federn durch den Käfig und rieb sie in der Ecke, wo er nicht saß, langsam gegeneinander, bis er ruhiger wurde. Danach strich ich von beiden Seiten an seinem Körper entlang, bis er sich nach einigen Minuten von mir berühren ließ. Es dauerte noch einige Minuten, in denen ich ganz kleine, leichte Kreise an ihm machte, bis er so ruhig geworden war, daß ich meine Hände frei im Käfig bewegen konnte. Es war abzusehen, daß er nach ein paar weiteren Sitzungen freiwillig auf meine Hand klettern würde.

Ich nähere mich Tieren mit der gebotenen Rücksicht, erkenne ihren persönlichen Freiraum an und habe dabei festgestellt, daß jedes Lebewesen ganz unterschiedlich auf Annäherung reagiert. Es gibt Tiere, die sehr am menschlichen Kontakt interessiert sind und sich nach erstaunlich kurzer Zeit anfassen lassen. Andere, und dazu zählen auch Vögel, sind zurückhaltender. Der Grund für die plötzliche Panikreaktion ist ihr schneller Stoffwechsel. Puls und Atmung schnellen hoch, ihre Angst nimmt zu und endet in Hysterie. Hier kommen die beiden Federn ins Spiel und unterbrechen die Angstspirale.

Und genau das demonstrierte ich an dem grünen Papagei. Ich ging anschließend mit Ewald in sein Büro und zu Ehren des Anlasses schenkte er mir meine weiße Eulenfeder. Diese Feder war nicht nur besonders schön, es waren ihre speziellen Proportionen, die sie von anderen Federn unterschied. Die vordersten Ecken der Hauptschwungfedern einer Eule haben kammähnliche Verlängerungen, während die Oberfläche des Gefieders häufig mit Daunen bedeckt ist. Diese Anpassung macht den Flug der Eule sehr leise und stetig. Somit habe ich das Vergnügen, eine Feder zu besitzen, die besonders fein und trotzdem stark ist.

»Weißt du, das, was du mit den Federn machst, hat eine jahrhundertealte Tradition«, erzählte Ewald. »Im frühen dreizehnten und vierzehnten Jahrhundert wendeten Falkner diese Methode an, um ihre Vögel zu zähmen.« Und er erzählte weiter, wie die Falkner die ganze Nacht wachten, gut versorgt mit einigen Weinflaschen, einem warmen Feuer und vielen Kerzen. Während sie mit Federn über den Vogel strichen, überbrückten sie die lange Nacht mit dem Genuß des Weines, der Vogel blieb wach und doch ruhig. Am Morgen war der Widerstand gebrochen und der Vogel gezähmt.

Nun kann ich glücklicherweise vermelden, daß es zumindest *einige* Fortschritte seit dem vierzehnten Jahrhundert gibt. Nach meiner Erfahrung kann man einen wilden Vogel mittlerweile in drei oder vier Fünfzehn-Minuten-Sitzungen zähmen und dabei die Flasche, die Kerzen und den Kater vermeiden. Diese Behandlung ist aber auch gut für Tiere, die schon zahm sind, sich aber verletzt haben, wie zum Beispiel die Eule Archimedes.

Archimedes, eine große Eule, war ein anderer Gast im »San Diego Wild Animal Park«, der an der Vogelshow teilnahm. Sie war außerordentlich freundlich und neugierig, und ich war jedesmal fasziniert, wenn ich sah, wie sie ihren Kopf lautlos um fast hundertachtzig Grad drehen konnte und die Welt durch ihre unwiderstehlichen Topasaugen betrachtete.

Während der drei Jahre, die Archimedes in der Vogelshow auftrat, hatte sie eine Gewohnheit angenommen, die die Trainer »baiting« nannten, das heißt, sie ließ sich von der behandschuhten Hand, auf der sie saß, herunterfallen. Sie sprang plötzlich ins Leere und hing dann kopfüber, da ihre Füße mit Lederbändern an das Handgelenk des Trainers gebunden sind. Durch diese Angewohnheit hatte sie sich selber einer so großen Belastung ausgesetzt, daß sie inzwischen ihren Flügel verletzt hatte.

Die Eule war sehr verkrampft und ängstlich. Sie war nicht bereit, sich von mir anfassen zu lassen, deshalb ging ich mit ihr alle Stufen durch, die sie entspannter und offener machen würden, um dann mit dem TTouch zu beginnen.

1. Stufe: Ich stellte mich vor und strich dabei mit den beiden Federn über die Eule, auf jeder Körperseite eine (siehe auch Foto S. 72). Ich fange nie mit dem Rücken an. Die meisten Tiere reagieren ängstlich, wenn irgend etwas von oben oder hinten kommt – geht es einem selbst nicht auch so? Bekommt man nicht eine Gänsehaut im Nacken bei unsichtbaren Bedrohungen? Und Vögel sind natürlich besonders empfindlich, wenn sie das Gefühl haben, etwas stürzt sich von hinten auf sie.

In der nächsten Stufe bewege ich die Federn langsam auf die Brust zu und die Seiten entlang, wobei ich die Reaktion des Vogels abwarte. Archimedes reagierte an dieser Stelle leicht nervös, also setzte ich einen Augenblick aus.

Je aufgeregter der Vogel ist, desto kürzer müssen die Sitzungen sein; ich fange mit fünf Minuten an, und verlängere auf zehn, wenn er Vertrauen zeigt. Wenn der Vogel verstört wirkt, muß man zwischen den Sitzungen Pausen von zwei Stunden einlegen, sonst reichen eine halbe bis zu einer Stunde oder auch erst am nächsten Tag oder sogar zwei Tage später, das hängt auch vom eigenen Zeitplan ab. Bei Archimedes habe ich zwischendurch noch andere Tiere besucht und bin eine Stunde später zu ihm zurückgekehrt.

Während der nächsten Sitzung dauerten Schritt eins und zwei nur Minuten, und es konnte weitergehen mit Stufe drei: Eine Hand hält die Feder ruhig gegen die Seite des Vogels. Die andere Hand bewegt mit der Feder die entgegengesetzte Seite, wobei die Finger immer weiter abwärts am Schaft wandern. Es ist eine ganz rhythmische Bewegung: über den Körper streichen und die Finger abwärts bewegen, streichen und abwärts bewegen.

Der Vogel bleibt ruhig, da man den steten und doch leichten Druck mit der Feder auf der anderen Seite beibehält, was ihm Vertrauen und Sicherheit gibt. Und wenn dann die Finger den Körper des Vogels erreichen, ist er so ruhig, daß man die Feder weglassen und den TTouch versuchen kann. Normalerweise ist diese Stufe nach zehn oder fünfzehn Minuten erreicht, doch das kann von Fall zu Fall unterschiedlich sein. Bei Archimedes brauchten wir ganze fünfundvierzig Minuten.

Am Anfang der letzten Sitzung war Archimedes gleich zu Beginn viel entspannter. Dieses Mal strich ich bis herunter zu seiner Brust und die Seiten entlang, ging mit den Federn unter seine Flügel, wobei ich den Druck unter den Schwungfedern verstärkte. Plötzlich änderte sich sein ganzes Verhalten, und er spreizte die Flügel ab.

Kommt man zu diesem Punkt, und der Vogel hebt seine Flügel, kann man ihn fast seufzen und sagen hören: »Okay, ich kann das erdulden. Es scheint sicher zu sein und fühlt sich außerdem gut an.« Auf dieses Signal hin kann man seine Trainingsfedern unter die Spitze der Flügel schieben, um so den Vogel zu animieren, die Flügel noch mehr abzuspreizen. Dann kann man weitermachen. Man läßt die Finger an der Feder entlanggleiten, bis man an den Körper stößt. Jetzt braucht man die Feder nicht mehr. Man kann mit den Fingern durch das Gefieder und das wolkenweiche Daunenkleid des Vogels direkt an den Körper kommen und dort mit sehr kleinen Waschbär-Kreisen anfangen (siehe Seite 236). Der Druck sollte sehr leicht sein; ich nehme die Druckstärke zwei und für kleine Vögel eins.

Während also die eine Hand Kreise macht, unterstützt die Feder in der anderen Hand den Vogel weiterhin, gibt ihm Vertrauen und hält ihn davon ab, wegzufliegen.

Als wir bei Archimedes diese Phase erreicht hatten, spreizte er seine Flügel leicht ab und senkte seinen Kopf, während ein träumerischer Ausdruck seine Eulenaugen verschleierte. Vor unseren Augen änderte sich sein Befinden sichtlich, und noch einige Sitzungen mehr würden sehr erfolgreich sein, doch mir fehlte leider die Zeit. Seitdem ist der TTouch immerhin als sehr erfolgreich auch bei der Hilfe für andere große Greifvögel, die sich das »baiting« angewöhnt hatten, dokumentiert worden.

Das Summen, wenn man an einem Tier arbeitet, ist eine entscheidende Hilfe, und ich habe es auch bei allen Sitzungen mit Archimedes gemacht. Es hilft, die eigene Atmung zu kontrollieren, die langsamer wird und damit die Konzentration fördert. Rhythmisch und langsam in das Streichen und die Kreise hineinzuatmen, hat speziell bei Vögeln eine große Bedeutung, da sie so schnell reagieren und reizbar sind. Wenn man gelassen ist, kann sich der Vogel an dieser Stimmung orientieren und wird die Ruhe widerspiegeln.

Ruhige Musik während einer Sitzung kann die Stimmung auch beeinflussen, wie Vögel auch besänftigt werden können, indem man ihre eigenen Stimmen nachahmt, nur weicher und tiefer oder mit einem gehauchten Pfeifen. Beginnt man jede Sitzung mit Musik, entsteht eine friedvolle Gleichmäßigkeit, sowohl für den Vogel als auch für einen selbst.

Ich habe auch herausgefunden, daß diese Zwei-Feder-Technik wie eine Verzauberung wirken kann, zum Beispiel beim Beringen, Nägelschneiden oder beim Behandeln arthritischer Füße. Der Vogel sollte zuerst in der vorher erwähnten Weise beruhigt werden, bevor man zu den Füßen kommt. Ist der Vogel jedoch zahm, können die Vorbereitungsphasen entfallen, und man kann gleich mit den Füßen anfangen:

Beginne mit beiden Federn gleichzeitig, erst an der Außenseite der Beine, dann vorne und hinten, und zum Schluß behandle die Innenseite. Wenn man erkennen kann, daß sich der Vogel wohl fühlt, nimmt man nur noch eine Feder und bewegt sie so wie eben beschrieben an der Außenseite, hinten, vorne und an der Innenseite. Ist der Vogel weiterhin ruhig und zufrieden, kann man die Feder in der Mitte anfassen und die Finger bis zum Bein herabgleiten lassen, ohne den gefiederten Freund zu beunruhigen.

Jetzt ist es soweit, beide sind bereit für die kleinen »Waschbär«-Kreise. Man vergesse nicht, daß das Bein von oben bis unten behandelt werden muß, einschließlich der Zehen. Dieses sind vorbereitende Schritte, die einem Trauma vorbeugen, wenn man mit seinem Vogel zum Krallenschneiden oder aus einem anderen Grund zum Tierarzt muß.

Es gibt eine besondere Art, kleinere Vögel zu halten, Sue Goodrich hat sie mir gezeigt; sie war lange Jahre Chefwärterin der Aufzuchtstation und des Hospitals im »San Diego Wild Animal Park«. Wir arbeiteten im Park mit einer Krähe, die so unter Streß stand, daß sie mit den Flügeln gegen den Käfig schlug und sich verletzte. Ich sah, wie Sue den Vogel in einer Weise an sich drückte, daß er nicht mal kreischte.

Sues Griff: Die Handfläche liegt auf dem Rücken des Vogels, die Finger umfassen ihn, indem der Daumen auf der einen Seite und die Finger auf der anderen Seite herumfassen, so werden die Flügel auch fixiert. Indem man den Vogel auf diese Weise sanft im unteren Halsbereich und auf den Flügeln festhält, kann die andere Hand zur vorsichtigen Unterstützung unter die Brust fassen.

So kann man einen wilden Vogel perfekt festhalten. Er gleicht so einem Neugeborenen, das in eine wärmende Decke gehüllt wird; der Vogel fühlt sich anscheinend sicherer, wenn er so eng umfaßt wird. Findet man einen Jungvogel, der aus seinem Nest gefallen ist, kann man ihn beruhigen, wenn man ihn so hält und mit einer Feder über ihn streicht, bevor man den TTouch anwendet. Wenn man einem verletzten Vogel helfen will, muß man ihn in einer Hand halten und versuchen, mit dem Zeigefinger der anderen Hand unter seinen Federn kleine leichte Kreise zu machen. Es kann sogar vorkommen, daß ein Vogel wie tot aussieht, dabei aber nur bewußtlos ist oder unter Schock steht. Man gibt also nicht eher auf, bevor man nicht zehn Minuten mit dem TTouch an ihm gearbeitet hat.

Höhen und Tiefen bei der Rettung von Wildvögeln

Eleanor McCulley, eine Freundin und auch Schülerin in meinen Kursen, hatte ein außergewöhnliches Erlebnis mit einem Vogel, der schon leblos schien. Eleanor, eine Krankenschwester, lebt mit ihrem Mann Duncan in einer friedlichen, waldreichen Gegend in der Nähe von Austin, Texas. Zu ihrem Haushalt gehören auch mehrere Pferde, ein großer Ara, eine Katze und eine wechselnde Belegschaft an Hunden.

Tiere scheinen die McCulleys gerne zu adoptieren. »Uns fällt es nicht schwer, unsere Hunde am Hof zu halten. Das Problem ist, andere Hunde *draußen* zu halten. Sie springen – hops – über den Zaun, und schon haben wir wieder einen neuen Hund«, erzählte Eleanor.

Letzten Winter, an einem frühen Sonntagmorgen, der ungewöhnlich kalt war, kam Duncan nach seinen Pflichten zurück ins Haus und lief eilig hoch zu seiner Frau, die noch im Bett lag. Er überreichte ihr ein mitleiderregendes Bündel gefrorener Federn. »Eleanor, du mußt diesen Vogel wieder »hinkriegen«; ich fand ihn am Pumpenhaus«, sagte er.

Es war ein Rennkuckuck, genau wie sein frecher Namensvetter in den Cartoons, nur daß dieser nicht mal »piep« sagen konnte. Er war völlig unterkühlt und sagte überhaupt nichts mehr. Die nächsten fünfundvierzig Minuten konzentrierte Eleanor sich darauf, kleine Kreise um die »Ohren« des Vogels zu machen, federbedeckte Öffnungen direkt hinter den Augen. Genau wie auch bei anderen Tieren kann die Arbeit am Ohr bei Schockzuständen oft erstaunliche Ergebnisse bringen. Manchmal kommt der Vogel schon nach Minuten zu sich und fliegt davon.

Nicht so der Rennkuckuck, er war zu schlecht dran, um zu reagieren. Eleanor wickelte ihn in ein Handtuch, um ihn warm zu halten, dabei hielt sie ihn in einer Hand und drehte ihn alle zehn Minuten, um abwechselnd an beiden Ohren arbeiten zu können. Sie starrte seine magere Brust an und sah keine Atmung, die auf Leben hinweisen könnte. Die Augen blieben geschlossen, sein Körper kalt. Sie fand keinen Puls.

»Es war seltsam«, erzählte sie mir, »er sah absolut tot aus, und doch, im selben Augenblick, als ich ihm zu helfen begann, hatte ich das sichere Gefühl einer Verständigung zwischen uns – es war so deutlich, als wenn jemand im selben Raum ist, man ihn nur nicht sehen kann.«

Nach fünfundvierzig Minuten hörte Eleanor auf, den Vogel zu bearbeiten. »Ich sprach laut zu ihm«, erzählte sie mir später. »Ich sagte: Hör zu, ich weiß, daß du nicht tot bist, doch öffne zumindest deine Augen oder laß mich sonst irgendwie erkennen, daß du noch am Leben bist, dann kann ich weitermachen. Ich hatte kaum zu Ende gesprochen, als der Vogel seine Augen öffnete, mich direkt ansah und sie dann wieder schloß.«

Sie fuhr deshalb in ihrer Arbeit fort, und als sie eine Stunde später seine Atmung erkennen konnte, begann sie mit kleinem Zupfen auf seinem Körper, kleinen, winzigen Bewegungen auf der Haut unter seinen Flügeln. Nach nochmals fünfzehn Minuten öffnete er seine Augen und hob seinen Kopf. Eleanor drückte ihn gegen ihren Körper und gab ihm mit einer Pipette zu trinken.

Beide, Duncan und Eleanor, wechselten sich stündlich mit dem TTouch die ganze Nacht ab. Morgens stellte Eleanor erleichtert Fortschritte fest. »Seine Augen sahen wacher aus«, sagte sie, »und wenn er auch dürr und verhungert aussah, war sein Gefieder doch flauschig und glänzend. Und er strahlte soviel Lebenswillen aus – ich war sicher, er würde am Leben bleiben.«

Da Eleanor und Duncan beide arbeiten mußten, war es ihnen unmöglich, den Zeitplan für die notwendige Pflege des Rennkuckucks einzuhalten. Traurig mußten sie sich dazu durchringen, den Vogel zu einem Ehepaar zu bringen, das sich um verunglückte oder verletzte Vögel kümmerte.

»Also nahmen wir den Vogel mit«, sagte Eleanor, »und sie waren so nette, liebe Menschen, die seine Überlebenschancen jedoch eher pessimistisch einschätzten. Sobald sie ihn gesehen und an sich genommen hatten, riefen sie aus: »Oh, sieh nur, wie entkräftet er ist, wir sind fast sicher, das kann er nicht überleben.«

»Mir sank der Mut«, berichtete Eleanor. »Ich zeigte ihnen, wie er seinen Kopf heben konnte und nach meinem Finger griff. Darüber waren sie sehr erstaunt und fanden, er hätte vielleicht doch mehr Kraft, als auf den ersten Blick zu sehen war. »Es ist nicht die Kraft, es ist sein Wille zu leben«, sagte ich zu ihnen.«

Sie erklärte dann weiter, wie ihre Beziehung sich über den TTouch zu dem Vogel vertieft hatte und daß sie neben dem, was sie sonst für den Vogel tun würden, es auch weiter mit dem TTouch versuchen sollten, dann wäre sie sicher, er hätte eine Chance.

Eleanor rief mich dann an, um mir zu sagen, daß die Leute sehr an TTouch interessiert waren, doch als sie nach einigen Tagen wieder anrief, war sie in Tränen aufgelöst. Der Rennkuckuck war tot. Wenn sie ihn nur behalten hätte, er wäre am Leben geblieben, es sei alles ihre Schuld, klagte sie.

Ich habe herausgefunden, daß der Tod eines Tieres, das wir gepflegt haben, in uns Schuldgefühle weckt, die auch ein Teil der Trauer über den Verlust sind. Haben wir das Richtige getan, hätten wir es besser machen können, noch mehr versuchen müssen? so fragen wir uns. Doch Eleanor hatte alles getan, was möglich war.

»Durch diesen Vogel hat sich mein ganzes Verhältnis zu Tieren geändert. Für so ein kleines Kerlchen hatte er eine riesige Ausstrahlung«, erzählte Eleanor mir.

Die Macht der Einbildung und der Schwan mit dem unsichtbaren Flügel

Die Leute, zu denen Eleanor den Rennkuckuck gebracht hatte, hatten sicherlich die besten Absichten, doch sowie sie den Vogel erblickten, konnten sie sich nicht mehr vorstellen, daß er leben und wieder fliegen würde. Sein Zustand war so miserabel, daß sie an sein Überleben einfach nicht mehr *glaubten.*

Ich denke, das geht jedem so. Ich habe mich selbst dabei ertappt, wie ich über ein Tier urteilte: Na, dieser Hund wird es niemals lernen, oder: Diese Kreatur kann es nicht überleben. Und es ist auch manchmal richtig: Sie lernen es nicht, und sie sterben auch. Doch für mich bedeutet so ein Spruch auch, daß man sich selbst betrügt und sozusagen einen Raum ohne Türen betritt. Es gibt aber so etwas wie »die Vorstellung« einer Tür: Sich fest genug vorstellen können, daß es einen möglichen Weg aus dem Unmöglichen gibt. Wir wissen nur noch nicht, warum und wie es funktioniert.

Doch es gibt genug Beweise, daß es möglich ist. In jedem Bereich ist dieses positive Denken, die Vorstellung von einem guten »Ausgang« ein legitimes Mittel zum Erfolg. Da Fälle dieser Art zunehmen, hat auch die Medizin die Macht der »Vorstellungskraft« und ihren positiven und manchmal unglaublichen Einfluß auf den Erfolg der Medizin erkannt.

Ein Beispiel, das Hoffnung verspricht, gibt uns Norman Cousin, viele Jahre Herausgeber der »The Saturday Review of Literature«. In der Mitte der sechziger Jahre wurde er von einer lebensbedrohenden Krankheit befallen, die den größten Teil seines Körpers lähmte. Sein unerschütterlicher Glaube an die Wiederherstellungskraft von Körper und Geist ließ ihn nicht aufgeben, auch wenn ihm gesagt wurde, daß seine Chancen sehr gering seien. Er hielt sich an sein eigenes Rezept von hohen Vitamin-C-Dosen und behielt seinen Glauben an eine Wiederherstellung seines Körpers bei. Zum größten Erstaunen seiner Ärzte schaffte er es.

Bei der Behandlung eines Tieres, ob das Problem nun im physischen, emotionalen oder Verhaltensbereich liegt, ist es wichtig, sich diese »Tür zu allem, was möglich ist«, offenzuhalten, um keine Möglichkeit ungenutzt zu lassen. Hier haben positive Vorstellungen eine große Bedeutung.

Dazu fällt mir kein besseres Beispiel ein als Emily, der Schwan. Ich lernte Emily kennen, als ich Martha Jordan traf (siehe Seite 98), auch »die Schwanen-Lady« genannt. Martha und ihr Mann Michael Kyte, ein Meeresbiologe, leben in Snohomish, Washington, und arbeiten als Umweltberater für die Ölindustrie. Sie überwachen das Gelände von Ölraffinerien, um sicherzustellen, daß die Vorschriften eingehalten werden und die Firmen in Umweltangelegenheiten auf dem laufenden sind.

Doch Martha hat noch eine ganz besondere Liebe: Trompetenschwäne. Sie steht der »Snohomish Trumpeter Swan Working Group« vor und ist in der ganzen Welt bekannt und respektiert für ihre Gutachten über diese speziellen Vögel.

Die Trompetenschwäne haben ihren Namen von dem tiefen klangvollen Trompetenton, den sie ausstoßen. Ihr Balztanz ist atemberaubend: Sie stehen sich nur einige Meter entfernt gegenüber, schwingen ihre Flügel und neigen die Köpfe in einem kunstvollen Ritual. Wenn sie gezähmt sind, tanzen sie sogar mit Menschen.

»Schwäne tauchen oft in Märchen und Sagen auf, und es wird ihnen Mystisches und Zauberkräfte nachgesagt«, erzählte Martha. »Als ich eine internationale Biologenkonferenz in England besuchte, tauschten die Leute ihre Erfahrungen mit Schwänen aus. Dabei war erstaunlich, daß die Schwäne in vielen Ländern verehrt werden, sie sollen Vorzeichen sein für Glück und Gesundheit, nicht nur für den Menschen, sondern auch für das Land.«

Martha war nach Seattle gekommen, um an einem meiner Pferdeseminare teilzunehmen. Sie hatte meine Aufmerksamkeit erregt durch ihre fesselnden Geschichten über wilde Schwäne und das Leben wilder Gänse in Alaska;

Tausende von ihnen trieb sie dort mit ihrem Border Collie zusammen, der speziell für diesen Zweck abgerichtet worden war. Und als wenn das noch nicht genug wäre, stellte sich heraus, daß ihr Mann Mike größter Tintenfischlieferant für die Aquarien der Vereinigten Staaten war. Er holte sie aus dem »Puget Sound«, einem Meeresarm nahe Snohomish.

Nach dem Seminar packte ich gerade meine Sachen, als Martha zu mir kam. Sie sprach über Emily, einen Trompetenschwan mit einem amputierten Flügel. Er war ihr aus Alaska zur Pflege geschickt worden, und sie hätte gern gewußt, ob der TTouch ihm wohl helfen könnte. Schwäne, Hunde, Gänse, Tintenfische, und nun das auch noch – wie konnte ich widerstehen? Wir packten meine Sachen in Marthas Kombi und fuhren gen Snohomish.

Am nächsten Morgen, knackig frisch wie ein Apfel, wurde ich durch das Geschrei von sechs Wildschwänen geweckt, die ihr Frühstück verlangten. Emily war auf einer Weide hinter dem Haus untergebracht, unter einem Dach, da ihr sonst wasserdichtes Gefieder noch nicht über die Amputationsstelle gewachsen war.

Sie sah spindeldürr aus, doch auch in gesundem Zustand hätte sie wohl dünn und ziemlich schlecht ausgesehen. Mit vier Monaten war Emily noch ein rechtes Baby. Sie wurde ungefähr zweiunddreißig Kilometer von ihrem Nest am Mintosee in Alaska gefunden, praktisch tot. Ein Flügel war durch eine Kugel völlig zerschmettert worden. Der Biologe, der sie gefunden hatte, wollte sie töten, aber seine Frau, als Spezialistin in Wildtier-Rehabilitation ausgebildet, war sicher, das Schwanenjunge würde es schaffen.

Als Emily uns sah, warf sie sich in schierer Panik gegen die Rückwand ihrer Einzäunung, obwohl wir noch zwölf Meter entfernt waren. Daß Menschen ihr Furcht einjagten, war verständlich. Eines der Ziele des TTouch würde es sein, sie zu beruhigen und so zu zähmen, daß man sie, ohne sich zu verletzen, behandeln konnte.

Wir arbeiteten mit ihr im Schwanenauslauf vor dem Haus, ihre Brust flach auf den Boden gedrückt, die Beine nach hinten gestreckt, um sie am Zappeln zu hindern. Bobby und Julie, zwei Trompetenschwäne, die jung gerettet worden waren und in Gefangenschaft aufwuchsen, sahen mit Interesse zu. Schon nach ein bis zwei Minuten TTouch wurde Emily ruhiger und entspannte sich.

Ich stellte fest, daß einige wichtige Federn auf der verletzten Seite nicht richtig wuchsen. Einige standen in komischem Winkel ab; wenn sie so weiterwuchsen, würde Emilys Federkleid niemals wasserdicht werden, sie wäre der Kälte und damit auch Krankheiten ausgesetzt. Während wir arbeiteten, bat ich Martha, sich genau vorzustellen, wie Federn aussehen, wenn sie kräftig und gesund sind.

Emily war ein idealer Fall für eine Kombination aus TT-Kreisen und einer visuellen Vorstellung. Wir begannen mit »Waschbär«-Kreisen über ihren ganzen Körper und wählten Druck Nummer drei, um sie an uns zu gewöhnen. Mit Nummer eins behandelten wir dann den verbliebenen Flügel.

Bei Verletzungen und Amputationen fängt man zuerst mit der gesunden Seite an, da die verwundeten Teile den Schmerz und das Trauma der Verletzung noch immer »empfinden«. Während man die normale Seite sanft und vorsichtig bearbeitet, stellt man sich ein Bild der verletzten Seite vor und kann so die Furcht und Verspannung der Verletzung lindern, ohne »Alarm auszulösen«. Man vermittelt den Zellen damit ein Signal von Gesundheit.

Nachdem wir die Arbeit an der gesunden Seite abgeschlossen hatten, fingen Martha und ich an, auf der Seite der Amputation mit »Liegendem Leopard«, »Wolkenleopard« und »Muschel-TTouch« um die Stelle der Amputation herumzuarbeiten und behielten weiterhin den »Phantomflügel« in unserem Kopf. Dann gingen wir noch weiter, folgten unserer Vorstellungskraft und bearbeiteten den nicht mehr vorhandenen Flügel des Schwans.

Wenn ein Körperglied oder Teil des Körpers amputiert wurde, reagieren die Nerven, als wäre es immer noch vorhanden, es entsteht ein »Phantomkörperteil«. Einige Menschen empfinden sogar Schmerz in einem nicht mehr vorhandenen Glied. Wir haben herausgefunden, so merkwürdig es auch klingen mag, daß, wenn diese »Teile« behandelt werden, der physische wie auch der seelische Schmerz abklingt und das Trauma der Amputation gemildert wird, und zwar sowohl beim Tier als auch beim Menschen.

Emilys Veränderung nach der Sitzung war wunderbar anzusehen: Ihre Augen waren geschlossen, ihr Hals zur Seite gefallen, und ihre Schwimmfüße, jetzt ganz locker, sahen aus wie kleine gefaltete Schirme.

Die Operation hatte Emily auf jeden Fall mehr gekostet als nur Schmerz, Panik und den Fehlwuchs ihrer Federn jetzt. Ohne die Balance von zwei Flügeln konnte sie kaum laufen, ohne auf die Seite zu fallen. Sie würde einen einseitigen Start wagen, und wenn sie anfing, Fahrt zu bekommen, würde sie stürzen und auf den Rücken kippen. Es war schon traurig genug, das mit anzusehen, wie schlimm mußte es erst für Emily sein!

Nach meiner Abreise arbeitete Martha noch dreimal an Emily, verband wieder den TT und ihre Vorstellungskraft, die den amputierten Flügel an seinem alten Platz sah und eine Emily, die in vollem Gleichgewicht dahinrannte. Nach fünf Tagen sauste sie fast genauso auf der Wiese herum wie jeder andere normale freche junge Schwan.

»Ihre Federn wurden gerade«, berichtete Martha, »und sie ist auch viel freundlicher geworden«.

Vier Monate nach ihrer Ankunft in Snohomish war sie die Königin der gefiederten Herde. Sie übernahm die Erziehung der Trompetenschwäne Bobby und Julie, zeigte ihnen, wie sich Wildschwäne zu verhalten haben und auch, wie man mit den Füßen Wasser im Teich aufwirbelt, um an die Nahrung am Grund zu kommen.

Emily ist im Moment in Ontario in Kanada bei einem Wiedereingliederungsprogramm und hat bereits Nachwuchs. Das Programm ist ein Teil der von der Regierung unterstützten Aktion, Trompetenschwäne in Gefangenschaft zu züchten und dann deren Nachkommen in die Freiheit zu entlassen, um die Schwanenpopulation wieder anzuheben, die auch durch den Einfluß des Menschen sehr dezimiert wurde.

»An der Pazifikküste der USA leben dreizehntausend »Trompeter«, doch im restlichen Land nur zweitausend«, sagt Martha. »Weil wir sie gejagt und ihren Lebensraum zerstört haben, ist der größte Teil der älteren Schwanengeneration in den mittleren Teilen des Kontinents ausgestorben und mit ihnen auch die Kenntnis über die Vogelzüge. Ohne die Generation vor ihnen, die sie führen konnte, wußten die jungen Schwäne nicht, welcher Weg aus den Aufzuchtgebieten in die frostfreien Zonen führte, und so erfroren sie.

Wir töteten das Schwanenwissen, indem wir die Älteren umbrachten. Es ist zu vergleichen mit einem Volk: Tötest du seine älteren Mitglieder, ist die Tradition des Stammes verloren. Jetzt sind wir uns unserer wahren Verpflichtungen auf der Erde bewußt geworden. Wir versuchen, die Schwanenpopulation wieder zu vermehren und das zurückzugeben, was wir gestohlen haben.«

Martha erzählte mir auch von erstaunlichen Methoden, auf die die Naturforscher gekommen sind, um den Trompetenschwänen ihre Flugrouten beizubringen. Dazu gehört auch, jungen Schwänen beizubringen, Booten und ultraleichten Flugzeugen zu folgen, so daß man ihnen später den Weg nach Süden zeigen kann.

Wenn ich an Emily denke, sehe ich, wie sie verstrickt wurde in unsere wachsende Erkenntnis über die Natur, zuerst als Opfer unserer grausamen Ignoranz, dann als Empfänger unserer Besorgnis und Liebe und schließlich als Partner in der Aufgabe, wieder aufzubauen, was wir zerstört hatten. Ich habe die Hoffnung, daß ihre Kinder in eine Zeit geboren werden, in der wir wirklich verstehen, wie wir für sie sorgen müssen.

Die warmherzigen Kaltblüter: Reptilien

Grace Wiley war eine erfahrene Herpetologin, galt als eine der geschicktesten Schlangenexpertinnen der Welt, und zwar ganz besonders für Schlangen mit schwieriger Vorgeschichte. Und je stärker, je schwieriger und je giftiger sie waren, desto mehr gefielen sie ihr... Die Menschen kamen von überall, um sie im Umgang mit den Schlangen zu beobachten... Während sie also eine dieser nicht ungefährlichen Spezies liebevoll in ihren Armen hielt, erklärte sie einer faszinierten Zuhörerschaft, daß Schlangen Freunde und sehr gelassene Lehrer sein können, wenn man ihnen nur die Möglichkeit bietet. Sie pflegte dann ihre Vorstellung wie üblich mit den Worten zu schließen: Tief in ihren Herzen sind Schlangen keine Unruhestifter, sondern echte Gentlemen, die nur beißen, wenn jemand mit üblen Absichten in ihre Sphäre eindringt, sie bedrängt, ängstigt oder verletzt.

J. Allen Boone
Kinship with all Life

Eine Frage von Leben und Tod

Das Einklassen-Schulhaus war rot und hatte eine Glocke, so wie wir uns ein Schulhaus draußen in der Prärie im amerikanischen Grenzgebiet in der Zeit vor 1950 vorstellen. In Alberta, Kanada, vergeht die Zeit langsamer und liebenswerter. Ich ging in die vierte Klasse und hatte die Liliputaner-Schultische der Erstkläßler-Ecke verlassen dürfen und einen Platz bei den älteren Kindern an der Tür eingenommen. Wir waren zwanzig, und alle kamen vom Land und den umliegenden Farmen. Im Winter saßen wir beim Geräusch der knackenden, knisternden Holzscheite des Ofens über unseren Büchern. Im Frühjahr rannten wir in den Pausen nach draußen, um nach dem ersten hervorbrechenden Frauenschuh zu sehen und nach den frischen Knospen, die grün zwischen trockenen Blättern hervorlugten.

In einer solchen Pause im Mai stürmte eine Gruppe älterer Jungen zwischen den Bäumen hervor und Frank, ihr Anführer, schlenkerte eine große Ringelnatter vor sich her. Schreiend und lachend rannten sie herum und jagten uns mit der Schlange, bis die kleineren Kinder, unter ihnen auch mein jüngerer Bruder, einen verzweifelten Rückzug ins Schulgebäude antraten.

Ich hatte auch Angst, war aber zugleich so wütend, daß ich mich ohne zu wissen warum, vor Frank stellte und sagte: »Oh, was für eine schöne Schlange, Frank.«

»Ja, wirklich«, sagte er, »wenn du sie so gerne magst, warum hältst du sie dann nicht?« Er wedelte die arme Schlange unter meiner Nase hin und her. Oh, da hatte ich mich mit meinen eigenen Worten gefangen. Mir blieb nichts anderes übrig, als die Zähne zusammenzubeißen und meine Hand auszustrecken.

Zu meiner Überraschung war die Schlange nicht das kalte und schleimige Gebilde, das ich erwartet hatte, sondern fühlte sich richtig gut an. Sie war wunderbar weich und glich einem Band aus kühlem Satin, das durch meine Finger glitt.

Das war meine erste nähere Begegnung mit Reptilien. Seitdem habe ich jedoch mit vielen Typen und Spezies zu tun gehabt, vom Leguan bis zur Boa Constrictor, von der zwanzig Zentimeter großen Eidechse bis zur über vier Meter langen Pythonschlange. Ich glaubte zuerst, wie die meisten Menschen, daß diese Kaltblüter auch ein »kaltes Herz« haben müssen, doch zu meinem Erstaunen muß ich zugeben, daß meine anrührendsten Erlebnisse mit Tieren die mit Reptilien waren.

Schlangen, fand ich heraus, können unter Einsamkeit und Depression genauso leiden wie jeder von uns, und ebenso empfinden sie auch Freude und Dankbarkeit. Unter der gepanzerten Haut eines Leguans schlägt ein Herz, genauso empfänglich für Zärtlichkeit wie das eines Pelztieres.

Viele Menschen schrecken instinktiv vor Reptilien zurück, als ob etwas Monströses an ihnen wäre oder vielleicht weil uns ihre aalglatte Schlüpfrigkeit und ihr Schuppenpanzer so fremd und abstoßend erscheinen. Und wenn wir sie betrachten, so sehen wir Menschen an ihnen nichts, was uns vertraut vorkommt.

Doch es ist wohl genau umgekehrt, denn *wir* sind die Fremden. Reptilien sind schon eine Ewigkeit vor uns auf dieser Erde gewesen. Mehr als hundertfünfzig Millionen Jahre beherrschten sie den terrestrischen Lebensraum, und es gibt mehr als sechstausend Arten, über die Erde verteilt. Die Zoologen haben die Reptilien in vier große Gruppen eingeteilt: Schlangen und Eidechsen, Schildkröten, Krokodile und Tuatara (Reptilien, die fast ausschließlich vor der Küste Neuseelands leben und wie Eidechsen aussehen, aber eigentlich eher mit Dinosauriern verwandt sind).

Der Gedanke an Klassifizierungen läßt viele gähnen und an endlose Artenlisten mit unaussprechlichen lateinischen Namen denken. Aber abgesehen davon, wie wir unser Leben ordnen, um es allgemeinverständlich zu machen, ist unsere Art, *wie* wir Tiere einordnen, ein genaues Abbild westlicher Zivilisation im Umgang mit der Natur.

Zum Beispiel galt der Mensch vor einigen Jahrhunderten als der Mittelpunkt der Natur, und Naturforscher beurteilten Tiere nach ihrer Nutzbarkeit für den Menschen: eßbar oder nicht, wild oder gezähmt, nützlich oder nicht. Etwas später, als noch das Kriterium »schöne oder häßliche Tiere« dazukam, verschwanden die fremdartigen Reptilien sofort in der entsprechenden »Schublade«: böse, abstoßend und sogar teuflisch.

Unsere Einstellung hat sich inzwischen gewandelt, und der Platz eines Tieres in dieser Welt wird gemessen an seinen Eigenschaften und Zugehörigkeiten. Fernsehsendungen zu Tierthemen und Naturbücher haben unsere alten Vorurteile verändert. Das Häuten einer Schlange erscheint uns heute wie ein Geschenk der Selbsterneuerung, die unermüdlich vorschnellende Zunge will nicht Gift verspritzen, sondern ist ein Tastorgan, und der unbarmherzig starre Blick einer Schlange gilt nicht ihrer Beute, um sie zu hypnotisieren; die Ursache sind ihre lidlosen Augen.

Tiefverwurzelte Reaktionen verschwinden nicht so schnell, viele Menschen bekommen schon beim Gedanken an eine Schlange eine Gänsehaut. Der Mythologieforscher Joseph Campbell hat eine interessante Erklärung:

> Die Schlange häutet sich, um wiedergeboren zu werden, so wie der Mond abnimmt, um wieder neu zu beginnen. Beides ist vergleichbar. Die Schlange wird auch manchmal als Kreis dargestellt, der sich in den eigenen Schwanz beißt. So ist das Bild des Lebens. Im Leben folgt eine Generation der nächsten und wird so immer wiedergeboren. Die Schlange ist Symbol für unsterbliche Energie und Wissen in unserem Zeitkreislauf, sie überwindet immer wieder den Tod und wird erneut geboren. Das Leben kann uns erschreckend erscheinen, wenn wir es von dieser Seite betrachten. Deshalb verkörpert die Schlange beides: Faszination und auch die Gewalt des Lebens.

Es scheint, als ob wir über die Jahre der Schlange Schweres aufgebürdet haben, ein Wirrwarr aus Erinnerungen und kulturellem Erbe. Wie auch die Katze ist die Schlange beides: Furcht und Anbetung, Meister des geschickten Verrats und geweihte Inkarnation von sexueller, intellektueller und mystischer Kraft.

Zurück zu dem jungen Mädchen im Schulgarten in Kanada, das glaubte, sich vor einer Ringelnatter fürchten zu müssen. Doch es war nicht die Schlange, vor der ich Angst hatte. Denn meine wirkliche Erfahrung, als ich den Schlangenkörper in meinen Händen hielt, sah plötzlich ganz anders aus: Meine Vorurteile schmolzen dahin, und was ich schließlich sah, war ein zutiefst erschrecktes und wunderschönes Lebewesen.

Wenn ich jetzt meine Demonstrationen mit Reptilien mache, ist der bewegendste Moment immer der, wenn die Menschen mit ihrer Schlangenfurcht dieselbe Erfahrung machen wie ich. Sie sehen plötzlich mit ihren eigenen Augen – und sind darüber sehr beeindruckt –, daß Schlangen Empfindungen haben und dem Menschen mit Zartheit und Schönheit begegnen. Dadurch kann sich sogar für manche die grundsätzliche Einstellung zur Natur ändern, und eine Welt neuer Möglichkeiten eröffnet sich.

Joyce

Ein sehr anrührender Augenblick in meinem an Tierbegegnungen so reichen Leben war die Anerkennung, die mir durch eine burmesische Pythonschlange namens Joyce (siehe Foto S. 201) zuteil wurde. Joyce ist über vier Meter lang, und ihr Umfang entspricht einem gutgebauten Männeroberarm. Sie sieht wunderschön aus mit ihrem hell- und dunkelbraunen Körper, der wie ein Tarnanzug wirkt, und mit ihrem Kopf, der wie ein Diamant geschnitten ist.

Ich traf Joyce im »San Diego Wild Animal Park«, wo ich aus Anlaß des zwanzigjährigen Bestehens der »San Diego Zookeepers Conference« eine Demonstration des TTouch abhielt. Auf die Einladung von Art Goodrich, Historiker der »American Association of Zookeepers« und langjähriger Leiter des San Diego Zoos, sollte ich mit mehreren Tieren arbeiten, unter ihnen ein Reptil, ein Vogel und eine Raubkatze. Wie sich herausstellte, war die Katze Speedy, unser hyperaktiver Serval aus einem der vorangegangenen Kapitel. Das Reptil war Joyce.

Ich hatte schon Erfahrungen mit einer verletzten Python im Los-Angeles-Zoo gemacht und mit vielen Schlangen in verschiedenen Zoos dieser Welt, und ich freute mich darauf, mehr zu lernen. Man hatte mir gesagt, daß die Schlange von ihren Besitzern als Haustier großgezogen worden war, bis ihr Wachstum den häuslichen Rahmen sprengte. Jetzt war sie eine Leihgabe, eines der Tiere, die täglich in der »Educational Critter Encounters Show« im Park auftraten.

Joyce war gut für die Show, wurde mir gesagt, doch irgendwann jedes Jahr, augenscheinlich zur gleichen Zeit, wurde sie plötzlich lustlos und träge. Außerdem litt sie an ständig wiederkehrenden Atembeschwerden.

Die »Critter Show« wurde mitten im landschaftlich wunderschön gelegenen, siebenhundert Hektar großen Park gezeigt. Ich wartete im Trainingsbereich auf Joyce, auf einer Zementbühne von fünf mal fünfundzwanzig Metern. Als sie mir das erstemal gebracht wurde, lag sie oben auf einem dieser runden Schemel, auf die Elefanten sonst ihre Füße setzen. Sie hob neugierig ihren Kopf.

Da die Python zu der Zeit Atmungsprobleme hatte, wollte ich gerne zeigen, wie man an der Schlange arbeiten und ihr helfen konnte, den Schleim abzustoßen und ihr die Beschwerden zu erleichtern.

Ganz vorsichtig wendete ich den »Waschbär«-TTouch (siehe Seite 236) an, den Druck nicht stärker als drei. Ich legte meine Hände auf die weichen Partien ihres Körpers, ungefähr einen bis eineinhalb Meter hinter ihrem Kopf. Doch sogar diese sehr leichte Berührung ließ Joyce zurückzucken. Und auch als ich den Druck verminderte bis zur Eins, hörte sie nicht auf, mit ihrer Haut zu zucken. Wie auch Menschen mit Sekretstau und Entzündungen im Lungenbereich, könnte sie einen wunden Rücken haben.

Ich ging jetzt über zum »Liegenden Leopard«-TTouch (siehe Seite 233), der mit flachen Händen gemacht wird und beruhigend wirkt. Meine Atmung stellte ich ebenfalls auf langsamer um und blieb bei ganz leichten Kreisen. Da ich mich völlig auf die Schlange konzentrierte, nahm ich die Worte um mich nicht mehr wahr. Ich hörte nur noch auf meine »lauschenden« Hände und die Verbindung zwischen ihr und mir. Instinktiv fanden sich meine Finger unter ihrem Körper wieder.

Ich hob sie hoch, ungefähr zwei Zentimeter, und stellte mich dann auf den Rhythmus des »Bauchanhebens« ein (Seite 250), was sechs Sekunden halten und langsam loslassen bedeutet. Diesen TTouch wenden wir gewöhnlich bei Tieren an, die unter Schock oder Verdauungsproblemen leiden.

Nach einigen Minuten der Behandlung glitt Joyce von ihrem hohen Schemel herab. Sie schlängelte sich langsam in Windungen wie ein Seil, das sich abspult, bis sie im Mittelpunkt der Gruppe lag und mit ihrem Körper zwei aneinandergereihte S bildete. Und während wir noch zusahen, streckte sie sich zu ihrer vollen Länge von über vier Metern aus und lag gerade wie ein Stock.

Die Pfleger waren erstaunt.

Joyce lebte in einem kleinen Areal und wurde einmal am Tag herausgeholt. Ich ahnte, woran ihr Atmungsproblem liegen könnte. Die Lungen bei Schlangen (bzw. die Lunge – Pythons haben zwei, doch andere Arten haben nur eine) liegen nicht nur im oberen Bereich des Körpers, sondern erstrekken sich über die halbe Länge des ganzen Körpers. Kann eine Schlange sich also nicht ausreichend bewegen oder ausstrecken, geht es ihr wohl ebenso wie einem Menschen, der den ganzen Tag ein Korsett trägt.

Joyces Lungen brauchten also Bewegung. Ich bildete mit mehreren Assistenten eine Reihe entlang Joyces Körper. Wie eine menschliche Welle hoben und senkten wir nacheinander vorsichtig ihren Körper mit dem Bauchanheben-TTouch! Danach wiederholten wir die Aktion, wobei wir diesmal die Haut wenige Zentimeter anhoben und dann langsam wieder losließen. Dieser TTouch wurde zu Ehren von Joyce anschließend Python-Griff genannt (siehe Seite 246).

Danach gingen wir ein paar Schritte zurück, um zu sehen, wie Joyce reagierte. Sie hob ihren Kopf, blickte uns alle an und glitt in schönster Schlangenmanier über den Boden. Als ich sie sich so über den Zement schlängeln sah, erinnerte ich mich an ein Video, das eine Python zeigt, die im Amazonas schwimmt. Also badeten wir sie, sie liebte es und hielt ihren Kopf hoch, als wir sie mit Wasser bespritzten.

Danach bildeten wir wieder unsere »Schlangenlinie« und arbeiteten, jeder an einer anderen Stelle, mit »Liegender Leopard«-Kreisen. Ihr träges Atemsystem wurde aktiviert und ermöglichte es ihr jetzt, den ganzen Körper zu spüren, jeden Zentimeter vom Kopf bis zum Schwanz.

Wir hatten jetzt vierzig Minuten an Joyce gearbeitet, und ich beschloß, mich noch mal mit dem TTouch an die Zonen ihres Körpers zu wagen, die zuerst so kitzelig und druckempfindlich reagiert hatten. Dieses Mal war sie ganz ruhig und zuckte auch nicht zurück. Als ich mich danach mit dem »Waschbär«-TTouch über ihren Schlangenleib bewegte, drehte sie sich zu mir und steckte ihre Nase in meine Hände, um alles genau zu beobachten (siehe Foto S. 201). Dann schwebte sie leicht über mir und sah mit so offensichtlicher Neugierde meinem Treiben zu, daß wir alle fasziniert waren.

Danach hockte ich mich vor Joyce hin und strich leicht über ihren Kopf, während wir ihren Fall diskutierten. Während ich sprach, glitt sie nach und nach an mir hoch, bis sie meine rechte Schulter erreichte. Dort wartete sie einen Augenblick, bis sie sich sehr langsam und graziös zur linken Seite herumwand. In einer einzigen fließenden Bewegung hob sie ihren Kopf und legte ihn gegen meinen, genau über meinem linken Ohr.

Ich werde das niemals vergessen können, ihre rücksichtsvolle Sanftheit, die Leichtigkeit, mit der sie sich bewegte, berührte sie doch kaum meine Haare, bevor ihr Kopf an meinem lag, der Druck so leicht wie eine Seifenblase. Sie blieb dort, es schien wie eine ganze Minute, und ich empfing klare und deutliche Gefühle von Dankbarkeit und Anerkennung. Ein derart intensives Gefühl war mir noch nie entgegengebracht worden. Ich fühlte mich sehr angesprochen, aber es kam noch besser.

Zwei Tage später demonstrierte ich den TTouch vor ungefähr hundert Teilnehmern der Konferenz, die mir gegenüber saßen, alle auf Stühlen, die neben einem kleinen künstlichen See standen. Joyce wurde herausgebracht. Sobald sie aus ihrem Tragekorb entlassen war, schlängelte sie sich sofort direkt auf mich zu, die ich auf dem Podium kniete. Bei mir angekommen, erhob sie sich wie die Schlange eines indischen Fakirs, die sich aus dem Korb erhebt. Sie schwebte einen Moment in Augenhöhe, dann züngelte ihre Zunge auf meine Stirn zu, in einer Berührung, die so leicht war wie eine niederschwebende Schneeflocke. Es sah wie eine Geste der Begrüßung aus. Danach glitt sie zurück und legte sich über meinen Schoß, um dort ruhig auf den Beginn meiner Vorstellung zu warten.

Springende Echsen sind wundervoll

Tiere sind verschieden, genau wie die Menschen, und wenn ich auch vielen Schlangen begegnet bin, Joyce war etwas Besonderes. Die ersten Reptilien, mit denen ich vertraut wurde, gehörten meinem zweiten Mann, Burch. Als wir frisch verheiratet waren, hatte er zwei kleine Boas, etwa gut einen Meter lang, die er in großen Glasterrarien hielt.

Ich bedauerte sie in ihren gläsernen Gefängnissen und ließ sie frei im Haus laufen, und ich hatte keine Eile, diese Tatsache gelegentlichen Besuchern mitzuteilen. Caesar und Krono waren ziemlich schwer zu fangen, und ich lernte sie nie richtig kennen. Doch Burch besaß auch eine kleine Eidechse, die weniger als einen halben Meter lang war, und sie ließ ich auch frei laufen.

Wie anderen Menschen auch, war mir zu der Zeit nicht bewußt, daß Reptilien auch Gefühle haben, und obwohl ich die Echse mochte, war unsere Beziehung eher neutral zu nennen. Eines Abends saß ich über einem Buch – das sommerliche Zwielicht schien durch die geöffneten Fenster –, als die Echse plötzlich hinter der Couch hervorkam. Einen Moment sah sie sich schläfrig um, wie jemand, der von einem Nickerchen aufgewacht ist, doch dann hob sie ihren Kopf, als wollte sie etwas erschnuppern, Unbekanntes aus den wechselnden Luftbewegungen herausriechen.

Aus irgendeinem Grund beobachtete ich sie, nicht abwesend, sondern mit voller und ungeteilter Aufmerksamkeit. Wie ich so hinsah, schwand mein vorgefaßtes Bild einer Echse. Jetzt sah ich sie eigentlich das erstemal richtig, ein kleiner Drache, wie er in den Märchen oder Legenden vorkommt, so hockte er da in meinem Wohnzimmer.

Als ich da saß und ihn anschaute, drehte er seinen Kopf in meine Richtung, wie angezogen von der Wärme meiner Gedanken. Er erwiderte meinen Blick für einen Moment, kletterte dann vorsichtig auf die Couch und legte sich quer über meinen Schoß. Zuerst hatte er seine goldenen Augen wachsam auf mich gerichtet, doch dann entspannte er sich und fiel in einen angenehmen Halbschlaf, genauso freundschaftlich wie ein kleiner schlafender Hund. Moment mal, dachte ich, Schoßhunde kennst du ja, aber wie ist das mit einer »Schoß-Echse«?

Seitdem habe ich mit einer ganzen Menge Echsen gearbeitet und habe feststellen können, welche wunderbaren Gaben sie besitzen. Ihre schuppige Haut schützt sie vor Austrocknung; einige haben oben am Kopf ein Sinnesorgan, das die Zeitdauer mißt, in der sie sich ungefährdet sonnen können. Und einige wieder haben die beneidenswerte Fähigkeit, Schwanz oder Beine nachwachsen zu lassen, wenn sie diese verloren haben.

Und als wenn es der wunderbaren Eigenschaften noch nicht genug wären, sind die verschiedenen Echsenfamilien auch noch mit einzigartigen Selbstverteidigungsmitteln ausgestattet, die jeden James Bond erblassen lassen würden: Sie können die Farbe wechseln, sich in ihren Höhlen mit Sand zudecken oder sich mit Luft vollpumpen, daß sie wie ein Ballon aussehen.

Die letztgenannte Fähigkeit besitzt der Chuckwalla, eine seltene und kleine (achtzehn bis zweiundzwanzig Zentimeter große) Art, die in den unfruchtbaren und felsigen Regionen des amerikanischen Westens und Südwestens lebt. Wird er während eines Sonnenbades gestört, flitzt er in eine Felsspalte und pumpt sich so lange mit Luft voll, bis er so fest in der Spalte verkeilt ist, daß keine feindliche Pranke und kein neugieriger Schnabel ihn dort herausbekommen können.

Im Zoo von Syracuse habe ich einmal an einem Chuckwalla gearbeitet. Sein Rückgratproblem hatte dazu geführt, daß seine Hinterbeine gelähmt waren und er seit Tagen weder urinieren noch den Darm entleeren konnte. Das Zoopersonal befürchtete, daß er an Vergiftung eingehen könnte. »Man kann bei einer so kleinen Echse nicht viel machen«, sagte jemand, »man kann auch keinen Schlauch in ihre Nase einführen.«

Als ich den kleinen blauen Chuckwalla das erstemal sah, schien er in eine Starre verfallen zu sein: Augen halb geschlossen, Kopf gesenkt, der Bauch hart und aufgebläht. Ich setzte ihn auf einen Tisch, ließ meine Fingerspitzen unter seinen Leib gleiten und fing mit einem kleinen Waschbär-TTouch und winzigem Bauchanheben (Druck Nummer eins) an. Dann – nach ungefähr zehn Minuten – der Erfolg! Da stand er nun, mitten in einer Pfütze und reichlich Stuhlgang. Wir spendeten alle erleichtert Beifall, doch ich bin sicher, niemand war so erleichtert wie der Chuckwalla.

Die größte Echse, mit der ich je gearbeitet hatte, war ein fünfzehn Jahre alter Leguan namens »Mr. Big Guy« (siehe Foto S. 202), dessen fortgeschrittenes Alter ihm leichte Arthritis beschert hatte. Der Besitzer wollte gerne in einer Demonstration zeigen, wie die Steifheit des Leguan vermindert und eine Verschlechterung des Zustandes verhindert werden könnte. Mr. Big Guy war einen Meter lang, mit grau-grünen Schuppen bedeckt, die ein kompliziertes Spiralmuster bildeten, einer exquisiten Perlenarbeit gleich. Ich hatte erwartet, daß ich ihn zuerst festhalten mußte – wildlebende Leguane sind bekannt für ihr blitzschnelles Verschwinden, wobei sie am Boden entlangrasen, ihren Oberkörper aufgerichtet wie Schnellboote –, doch dieser wirkte ruhig und vertrauensvoll.

Mit einer Fingerspitze machte ich kleine Kreise an seinem Schwanz entlang, das Rückgrat hoch, zwischen die Häute seiner Zehen, rund um den Kopf und das Maul. Ihn zu berühren, erstaunte mich. Er wirkte so empfänglich. Irgendwie erwartet man bei einem Reptil keine Feinfühligkeit und Empfindsamkeit, wahrscheinlich täuscht uns seine harte Haut. Als ich aber meine Hand auf Mr. Big Guy legte, schloß er seine Augen mit den schweren Lidern und hob seinen Kopf, bereit für ein Gespräch von Zelle zu Zelle. Die letzten Nachrichten von Mr. Big Guy besagten, daß er nun der älteste Leguan in der Zoogeschichte sei.

Klapperschlangen: Wo es noch Wildnis gibt

J. Allen Boone schreibt in seinem so lesenswerten Buch »Kinship with All Life« über die faszinierenden Bobachtungen, die er mit Klapperschlangen in der Wildnis gemacht hat. »Überall, wo ich hinkam, lief ein brutaler und erbarmungsloser Krieg zwischen dem weißen Mann und den Klapperschlangen ab ... doch zwischen Indianern und Klapperschlangen habe ich nie Feindseligkeiten feststellen können. Scheinbar existiert ein »Nichtangriffspakt« zwischen ihnen. Auf all meinen Reisen erblickte ich nie eine Klapperschlange, die sich zur Verteidigung oder zum Angriff aufrollte, wenn ein Indianer in ihrer Nähe auftauchte«, so erzählt J. A. Boone.

Erst 1966 sollte mir klar werden, was diese Worte bedeuteten. Denn bis zu dem Jahr war ich selber in diesen »brutalen Krieg« gegen die Klapperschlangen verwickelt. Wie den meisten Farmern, war auch mir von Kind an eingeschärft worden, daß Klapperschlangen tödlich sind. Und was macht man mit »Mördern«? Nun, man tötet sie, wann und wo auch immer man sie trifft.

Im Sommer 1966 passierte dann etwas, was mein Vorurteil für immer ändern sollte. Went und ich lebten in Badger, Kalifornien. Wir waren mit unserer »Pacific Coast Equestrian Research Farm« von der Moro Bay auf eine vierzehneinhalb Hektar große Farm am Fuße der Sierra Nevada in Nachbarschaft zum Sequoia Nationalpark gezogen.

Im Winter leuchteten die Hügel in hellem Grün, und im Sommer bauschte der Wind das trockene Gras an den Abhängen zu endlosen goldenen Wellen. Wir nahmen unsere Studenten mit auf Pfade, die tief in den unberührten Wald führten, wo das Sonnenlicht in langen Lichtbahnen wie in einer Kathedrale durch die riesigen Stämme der uralten Redwood-Bäume fiel.

Wir hatten zwei Ställe, fünfzig Pferde, zwanzig ständig bei uns wohnende Studenten und die Möglichkeiten, Veranstaltungen für hundert Leute durchzuführen. Die Studenten saßen jeden Tag vier Stunden im Sattel, bemüht, sowohl unterschiedliche Reitstile zu lernen als auch Pferde verschiedener Rassen und unterschiedlichen Alters zu trainieren.

In die kleine Stadt Badger fuhr ich, um Einkäufe und Besorgungen zu machen. Ich nahm für die steilen und kurvigen Bergstraßen immer meinen großen Chevy-Kombi. Eines Tages, ich hatte fast die Hälfte der Strecke hinter mir, sah ich plötzlich durch die Windschutzscheibe eine riesige, fast zwei Meter lange Klapperschlange, die dabei war, die Straße vor mir zu überqueren.

Ohne auch nur einen Moment zu zögern, trat ich auf die Bremse, sprang aus dem Wagen und warf aus sicherer Entfernung mit Steinen nach der Schlange. Obwohl ich sie mehrmals traf, hielt sie nicht an und rollte sich nicht ein, um anzugreifen, sondern sie setzte ihren Weg fort, so schnell sie konnte, um die Deckung auf der anderen Seite der Straße zu erreichen. Ich warf weiter mit Steinen, bis die Schlange plötzlich anhielt.

Wie erstarrt stand ich, als mir Seltsames durch den Kopf ging, wie ein Radiosender, der plötzlich angedreht wurde. »O Gott, sie wird mich doch nicht töten?« Im selben Moment drehte sich die Schlange um und kam direkt auf mich zu.

Ich drehte mich auch um und lief schnell zum Auto zurück, nicht weil ich Angst hatte (bei fast eineinhalb Metern Entfernung war ich nicht in Gefahr), sondern weil ich zutiefst erschrocken war. Der unerklärliche Ausgang des Erlebnisses war total verwirrend. Fremde Gedanken schossen mir durch den Kopf. Als ich dort im Auto saß, sah ich mich selber plötzlich durch die Augen der Klapperschlange. Die gedankenlose Brutalität meiner Handlung entsetzte und beschämte mich. Ich wurde immer bestürzter.

Ich hörte an diesem Tag zum erstenmal die »Stimme« eines Tieres. Ich war ganz durcheinander und voller Selbstzweifel. War ich verrückt? Wenn ich es anderen erzählen würde, würden sie mich für verrückt halten? Was war eigentlich passiert? Ich behielt diesen Zwischenfall für mich. Später fand ich dann heraus, daß ich nicht alleine war, daß viele Menschen von ähnlichen

Erlebnissen berichten konnten und daß ihre Reaktionen am Anfang dieselben waren.

Einer dieser Menschen ist J. Allen Boone. Damals hatte ich noch nichts von ihm gehört, doch ein paar Wochen nach meiner Begegnung mit der Klapperschange fiel mir sein Buch »Kinship with All Life« in die Hände. Es gab mir die langersehnte Bestätigung und einen anderen Blickwinkel für die Situation. Er schreibt in seinem Buch über ähnliche Begegnungen, die er mit Tieren hatte, und berichtet genau über die bemerkenswerte Beziehung zwischen den Ureinwohnern Amerikas und der Klapperschlange:

> »Tief in der Seele der Indianer verwurzelt liegt die einfache Wahrheit allen Seins. Der Indianer lebt in natürlichem Rhythmus mit der Natur und dem, wie es in seiner Sprache heißt, »Großer Geist«, der in jedem Leben wohnt, alles belebt und dessen Weisheit in jedem zu finden ist. Und weil das Gesetz des »Großen Geistes« überall seine Gültigkeit hat, kann der Indianer auch in friedlicher Koexistenz mit der großen Klapperschlange leben, die er nicht als »Schlange« sieht, die er fürchten und vernichten muß, sondern als hochverehrten und vielgeliebten »Jüngeren Bruder«, dessen Ansprüche an das Leben, die Freiheit, Glück, Respekt und Rücksicht dieselben sind, die auch er für sich beansprucht. Sein »Jüngerer Bruder« handelt folglich entsprechend... Der weiße Mann hingegen hat gelernt, der Schlange nur mit Abscheu, Angst und Furcht zu begegnen, was die Schlange nur genauso erwidert.«

Diese Weisheit überzeugte mich zutiefst, und ich beschloß, niemals mehr eine Schlange zu verletzen. Dieses sollte auch für die ganze Ranch gelten, und ich bat darum, gerufen zu werden, wenn eine Klapperschlange zum Beispiel in der Scheune oder an Wegen gesehen wurde, wo sie vielleicht gefährlich für Mensch oder Tier werden konnte.

Ich hatte allerdings nicht aus den Augen verloren, daß der Biß einer Klapperschlange ernst zu nehmen ist, doch als ich darüber in der Bücherei nachlas, war ich erstaunt über die Tatsache, daß die Wahrscheinlichkeit, von einer Schlange getötet zu werden, geringer ist, als von einem Blitz getroffen zu werden. Außerdem werden 98 Prozent bei entsprechender Behandlung gerettet. Mehrere Hunde und Pferde auf unserer Farm wurden gebissen, doch nur, wenn die Schlange erschreckt oder bedroht wurde. Alle haben den Biß überlebt und litten nur einige Tage unter Fieber und einer Schwellung.

Ich lernte dann auch, daß Schlangenbisse aus Leichtsinn oder Unvorsichtigkeit passieren. Beim Wandern oder Klettern sollte man hohe Lederstiefel tragen, aufpassen, wo man hingreift, und Hilfsmittel benutzen, wenn Felsen oder große Stämme überklettert werden müssen.

Es dauerte dann auch nicht lange, und ich konnte meine neue Philosophie unter Beweis stellen. Unser Land war eine blühende Wildnis mit Flüßchen und Dickicht, mit wehenden, hellen Weizenfeldern, uralten Eichen und damit ein Paradies für alles, was fliegt, läuft, kriecht oder sich schlängelt. Deshalb erstaunte es mich nicht, daß ich einige Wochen nach meinem Erlebnis auf der Straße nach Badger wiederum auf eine Klapperschlange traf, diesmal auf einem unserer Querfeldein-Reitwege. Sie war sehr groß, etwa anderthalb Meter lang, mit acht Klappern am Schwanzende.

Ich ging zu meinem Auto zurück und holte zwei Holzlatten heraus, die zirka einen Meter lang und ein paar Zentimeter breit waren und die zufällig im Kofferraum lagen. Um aus zusammengerollter Position anzugreifen und zu beißen, kann eine Schlange nur ein Drittel ihrer Körperlänge voranstoßen. Aus sicherer Entfernung legte ich eine der Latten der Schlange vor die Nase und die andere sanft auf ihren Kopf. Im stillen entschuldigte ich mich bei ihr und erklärte ihr, daß ich sie etwas weiter unten im Feld haben wollte, wo sie sicherer war.

Die Schlange war ruhig und sah mich an, ohne sich zusammenzuziehen oder sonst Anzeichen von Alarm zu geben, und ich hatte den Eindruck, sie versuchte, die Situation abzuschätzen. Ich trieb sie dann vorsichtig etwa vierzig Meter einen Hügel abwärts bis zu einem Feld, auf dem ein leeres 200-Liter-Ölfaß stand.

Und wiederum bat ich die Schlange um Geduld. Zu meinem größten Erstaunen versuchte sie nicht, sich wegzuschlängeln oder sich zusammenzurollen, um anzugreifen, sondern wartete geduldig, während ich die Tonne umdrehte und über sie stülpte. Als sie so sicher war, fuhr ich zur Farm zurück, um nach einem 70-Liter-Eimer zu suchen, dessen Seiten gut einen halben Meter hoch waren.

Auf dem Weg zurück zum Feld schoß mir der Gedanke durch den Kopf, wie ich wohl die Schlange in den Eimer bekommen könnte? Und dann war es ganz einfach: Ich legte den Eimer neben die Schlange, die Öffnung zu ihr, und bat sie hineinzukriechen. Und sie schlängelte sich hinein, ohne das geringste Zögern. Als ich den Eimer hochhob – mit einer der Holzlatten, da ich immer noch auf Abstand bedacht war –, sah sie nur kurz heraus, um sich dann am Boden zusammenzurollen.

Ich fuhr mit der Schlange hinten im Kombi ein paar Kilometer die Straße entlang, und obwohl es sich verrückt anhört, rührte sie sich die ganze Zeit nicht. An einer geeigneten Stelle, nahe einem Dickicht stieg ich aus, drehte den Eimer auf dem Gras zur Seite und sah zu, wie die Schlange davonglitt. Nach ein paar Metern drehte sie sich um, ringelte sich, sah mich an und stieß mehrmals einen Laut aus, den ich nie zuvor oder danach von einer Schlange gehört habe. Es war ein gehauchter Ton wie ein »Ssaaaah«.

Wir sahen uns eine ganze Zeit an, während sie diesen Ton ausstieß, und dann setzte ich mich hin. Nach und nach paßte ich meine Atmung der ihren an, und dann existierte nichts mehr um uns herum als die Zeitlosigkeit, in der wir uns befanden.

Wie eine Seifenblase platzte dieser Augenblick, als mir bewußt wurde, daß zwanzig Studenten auf der Farm hungrig auf ihr Essen warteten. Ich stand langsam auf, sagte Lebewohl und Dankeschön zu der Schlange und sah sie im Unterholz verschwinden. Ich sah auf meine Uhr und merkte, daß eine halbe Stunde verstrichen war.

Danach konnte ich auch anderen Menschen zeigen, was ich gelernt hatte. Ich hatte herausgefunden, daß uns Schlangen in der Wildnis nicht beachten, wenn wir nicht näher als drei Meter an sie herankommen. Ist man aber ängstlich oder nervös und übertritt ihre Sicherheitszone, wird die Schlange uns warnen. Alle Tiere, auch der Mensch, haben einen persönlichen Bereich, den sie respektiert sehen möchten, doch diesen Bereich kann man bei Schlangen und auch bei anderen Tieren betreten, wenn man rücksichtsvoll und vorsichtig ist und damit nicht als Eindringling angesehen wird.

Ich hatte eine Assistentin in Badger, Val Pruit, sie war mutig und humorvoll, bereit, überall anzupacken – außer es hatte etwas mit Schlangen zu tun. Und wie es Vals »Glück« so wollte – wir waren beide oben in den Hügeln und kontrollierten den Sprungplatz – trafen wir auf eine Klapperschlange, die am Fuße einer Eiche lag. Es war Sommer, und es gab viele Pferde, Tiere und junge Studenten hier oben, deshalb war es wichtig, die Schlange aus diesem Gebiet zu entfernen.

Mit Val hinter mir, ging ich langsam bis auf zwei Meter an die Schlange heran und blieb dann stehen, um einen Kontakt herzustellen. Ich winkte Val, näher zu kommen, weil ich sie bitten wollte, einen Eimer zu holen, doch sowie sie den Sicherheitsbereich der Schlange betreten hatte, schoß diese hoch und klapperte wütend. Die Schlange hatte die Angst gespürt und sofort reagiert. Als Val sich hastig zurückzog, beruhigte sie sich sofort.

Um mit einer Schlange Kontakt aufzunehmen, sollte man alle lauten Gedanken aus dem Kopf verbannen. Statt dessen sollte man versuchen, eine Aura von Respekt und Bewunderung zu verbreiten.

Ich erklärte es Val und riet ihr, langsamer zu atmen, den Blick ihrer Augen sanft werden zu lassen und auf den Boden zu sehen, so, als wenn sie sich einem wilden Pferd nähern würde, das sich nicht einfangen lassen will. (Es ist die erste Regel beim Umgang mit ängstlichen oder aggressiven Tieren, die sich bedroht fühlen, die Augen sanft werden zu lassen und sie nicht direkt anzusehen.)

Sowie Val sich auf diese Punkte konzentrierte, war sie in der Lage, allmählich näher zu kommen, ohne sich oder die Schlange in Alarmbereitschaft zu versetzen. Endlich stand sie neben mir, nur zwei Meter von der Klapperschlange entfernt, die nicht gerollt war und uns interessiert betrachtete. Wir standen ganz still und genossen den Augenblick – mit der Schlange, den Schatten der Blätter, die über unsere Gesichter strichen, und dem Wind, der das hohe Gras in Wellen um uns bewegte.

Was brauchen Reptilien, die als Heimtiere gehalten werden?

Reptilien in Gefangenschaft reagieren ähnlich wie die in Freiheit lebenden: Sie brauchen Verständnis. Und sie brauchen eigentlich noch mehr als das, denn sie leben in einer unnatürlichen Situation. Wenn ein Reptil aggressiv wird, dann kann es daran liegen, daß sein Lebensraum und seine Kontaktmöglichkeiten zu sehr eingeschränkt sind.

Kurz nachdem ich begann, die TTEAM-Methoden zu entwickeln, kam Eleanor Elter, die Nichte meines Lehrers Moshe Feldenkrais, zu mir, um an einem Sechswochen-Kurs mit Pferden teilzunehmen. Sie glaubte, mit Pferden zu arbeiten, würde ihr auch viel über die Menschen sagen, und außerdem wollte sie mit ihrer Schlange, einer rosaroten Boa, arbeiten, deren Verhalten Probleme machte.

Eleanor studierte Herpetologie an der »California Polytechnic University« und war sehr beunruhigt über »Rosy«. Die Schlange war depressiv, hatte keinen Appetit und griff jeden an, der in ihr Terrarium griff. Obwohl ich bis dahin professionell nur mit Pferden gearbeitet hatte, war ich der Meinung, daß Rosy gut in das Programm passen würde, und nahm sie als meinen ersten »Nicht-Pferde-Fall« auf.

Als ich Rosys tristes Glasterrarium sah, konnte ich ihre Depressionen verstehen; es gab dort nichts außer einem trockenen Zweiglein und etwas Sand. Das erste, was wir dann auch machten, war, ihr einen interessanten Ast hineinzulegen, auf den sie klettern konnte, und einen großen Stein, unter dem sie sich verstecken konnte, wenn sie niemanden sehen wollte; außerdem konnte sie nun auch zwischen Licht und Schatten wählen. Ein altes Stück Teppich am Boden gab ihr zusätzlich noch die Möglichkeit, zwischen zwei Untergründen zu wählen.

Eleanor brachte sie zu den Lehrstunden mit, und die Teilnehmer der Gruppe arbeiteten mit ihr, indem sie sie oft an sich nahmen und als einen Teil des sozialen Lebens integrierten. Nach drei Wochen hatte sie ihren Appetit wiedergefunden und fühlte sich auch in ihrem Terrarium wohl. Doch der letzte Test kam mit unserer Abschlußparty, die das Ende unseres Sechswochen-Lehrgangs war. Rosy war ebenfalls eingeladen und machte begeistert mit. Sie nahm an der Tanzerei teil, indem sie sich mal hier um einen Hals dekorierte oder dort eine Hüfte schmückte und ging von einem zum anderen wie ein Glied in einer Kette.

Wenn ich an Rosy und Joyce und Mr. Big Guy denke, an Klapperschlangen und Echsen und die herausragenden Fähigkeiten, die die Reptilienfamilie besitzt, fallen mir die Zeilen ein, die ich bei dem Naturforscher Henry Beston gelesen habe:

»Der Mensch hat nicht das Recht, über Tiere zu urteilen. Sie stammen aus einer Welt, die älter und vollständiger war als unsere jetzt, ihre Erscheinung ist besser und vollständiger, sie haben Eigenschaften, die wir verloren oder nie erreicht haben... Sie sind keine Untertanen; sie gehören einer anderen Nation an und sind nur durch Zufall mit uns zugleich ins Netz der Zeit gefallen, die wir Glanz und Plage zugleich für die Erde sind.«

Auf der Farm: Der Kreislauf des Lebens

Das abendliche Melken war ein friedvoller Augenblick am Ende des Tages. Männer wie Frauen, müde nach des Tages Arbeit, nahmen ihre kleinen Melkschemel und stellten sie auf den Boden neben die Kühe. Nachdem du dich vergewissert hattest, daß dein dreibeiniger Hocker sicher stand, setztest du dich nieder, den Eimer zwischen den Knien, deinen Kopf gegen die weichen, seidigen Flanken der Kuh gelehnt. Dann hast du deine Finger um die warmen Zitzen der Kuh gelegt und begonnen, in einem steten, beruhigenden Rhythmus zu melken. Zuerst spritzt die Milch mit metallisch hartem Ton in den Eimer, doch sowie der Eimer voller wird, wechselt das Geräusch zu einem einschläfernden Summen, und der erst kalte Eimer wärmt bald deine Beine.

Alice Taylor,
To School Through the Fields:
An Irish Country Childhood

Auf einer Farm aufzuwachsen, ist auf viele Weise lehrreich. Zum Beispiel brauchte ich nie Unterricht in Sexualkunde zu nehmen, denn bis zum Alter von sechs Jahren war ich schon unzählige Male Zeugin von kalbenden Kühen, fohlenden Stuten, Fortpflanzung und Paarung geworden und hatte den Tod und den Kampf um das Leben kennengelernt. Das dreifache Geheimnis von Sexualität, Geburt und Tod war ein natürlicher Teil des Lebens für mich, wie Sonnenauf- und -untergang. Und dazu gehörte auch das Gefühl von Schutzbedürftigkeit und Verantwortung, das entsteht, wenn man ein eigenes Tier »besitzt«.

An meinem neunten Geburtstag schenkte mir mein Vater ein Holsteiner Zuchtkalb. Mit Begeisterung sagte ich jedem seinen Namen: Highvale Architect Fairchild Dale, er rollte so schön auf der Zunge! »Highvale« war der Name des Zuchtbullen, »Architect« war die Familienlinie, »Fairchild« war seine Mutter und »Dale« schließlich war der Name des Kalbes. Hatte es mich geärgert oder liebte ich es gerade besonders, rief ich es mit seinem vollen Namen.

Nach einigen Monaten hatte der junge Bulle eine beeindruckende Größe erreicht mit kräftigen Beinen, einem geraden Rücken und einer guten Oberlinie. Sowohl meine Familie als auch die benachbarten Milchviehzüchter ermunterten mich, das Kalb auf der Landwirtschaftsausstellung in Edmonton im Wettbewerb vorzustellen. Ich dachte darüber nach und fand die Idee schließlich gut. Dale sollte seine Schleife gewinnen und damit die Tradition von Architects Stamm fortsetzen. Allerdings kannte ich nur die Vorstellungen auf Reitturnieren und wußte nichts darüber, wie man ein Kalb auf einer Rinderausstellung präsentiert. Also nahm ich an, daß ich mit dem Kalb nur vor den Richtern auf und ab gehen mußte.

Doch als ich im Milchviehbereich der Ausstellung ankam, war ich entsetzt. Die Rinder dort sahen alle so sauber aus wie neu ausgestopfte Stofftiere. Ihr Fell schimmerte matt wie Satin, die Hufe glänzten, als hätten sie nie im Matsch gestanden, und ihre Schwänze waren getrimmt und sahen so ordentlich aus wie gekämmte Quasten. Auf den Sitzreihen sprachen und lachten die Menschen miteinander, und es schien, als ob jeder jeden kannte. Ich ging die Reihen mit Stroh aufgeschütteter Pferche ab und wurde immer mutloser, weil ich mir nicht vorstellen konnte, wie je aus meinem Kalb etwas auch nur annähernd Ähnliches wie diese Rinder-Stars werden konnte.

Schließlich hatte der Mann, dessen zwei cremefarbene Guernsey-Färsen im Stall neben meinem standen, Mitleid mit mir. Er hatte kurzgeschnittene graue Haare und trug ein neues weißes Hemd, und seine Jeans waren speziell für diesen Anlaß gebügelt worden.

»Das erste Mal auf einer Show?« fragte er. Er lehnte an der hölzernen Trennwand und begutachtete Dale. »Hübsches Kalb, brauchst du etwas Hilfe?« meinte er dann. Ich hätte am liebsten meine Arme um seinen Hals geworfen, statt dessen nickte ich nur heftig. Er kam herum in meinen Pferch mit Bürsten, Hufpolitur und Scheren und zeigte mir eine Stunde lang, wie man ein Kalb für eine Ausstellung herausputzt.

Dale wurde Zweiter, und als ich ihn, vor Stolz fast platzend, im Paradering mit den anderen Gewinnern herumführte, suchte ich das Gesicht des Mannes zwischen den Zuschauern, aber ich sah ihn nicht. Ich glaube, er hat gar nicht gewußt, was er für ein kleines verschrecktes Mädchen getan hatte.

Geburt

Mehr als irgend etwas anderes in meinem Leben haben mir die Farmtiere den Kreislauf von Geburt und Tod nähergebracht. 1959 waren mein Mann Went und ich Partner auf einem Vollblutgestüt in Hemmet, Südkalifornien. Neben neunzig Zuchtstuten, vier Hengsten, einem Trupp regulärer Stuten, einer Familie Dänischer Doggen und mehreren siamesischen Katzen hatte ich auch die Verantwortung für dreißig Mutterschafe und einen Bock. Es war der Anfang meiner Zweitkarriere als Schäferin – aus unerklärlichen Gründen fand ich mich oft als Hüterin dieser wolligen Gesellen wieder.

Die erste Lamm-Saison in Hemmet war frustrierend für mich. Schafe geraten leicht in Panik, sind passiv und geben leicht auf. Ich habe gesehen, wie Mutterschafe in flache Gräben fielen und einfach liegenblieben, hilflos strampelten, fest davon überzeugt, in eine Falle geraten zu sein. Zu der Zeit hatte ich das Ablammen noch nie selbst miterlebt. Die meisten Schafe bekommen Zwillinge oder sogar drei Lämmer, die auf die nackte Erde geboren werden. Die Lämmer bleiben einen Augenblick liegen, benommen von der Geburt, um dann auf wackeligen Beinen das Euter zu suchen. Wenn ihnen das Saugen nicht nach ungefähr zehn Minuten gelingt, legen sie sich einfach wieder hin und sterben.

So sind sie nun mal, bestätigten mir die Experten, einige leben und andere eben nicht. Stur, wie ich war, ließ mir das keine Ruhe. Ich ging über die Weiden, und jedesmal, wenn ich ein Lamm fand, das am Boden lag und dahinsiechte, schüttelte ich es ein wenig und drückte es am Hals, damit es um Luft kämpfen mußte. Auf diese Weise »schüttelte« ich einige ins Leben zurück. Ich kann mir wohl vorstellen, wie das für einen Außenstehenden ausgesehen haben mag: Eine junge Frau, die über ihr Land geht und neugeborene Lämmer schüttelt. Sehr seltsam. Aber es war besser, als tatenlos zuzusehen, und es zeigte ja auch Wirkung.

Hätte ich schon den TTouch gekannt, da bin ich sicher, wären die meisten Lämmer am Leben geblieben. Die Methode ist einfach: Du mußt kleine »Waschbär«-Kreise auf den Lippen machen, im Maul, auf der Zunge und am Gaumen. Dann die Ohren mit den Fingern methodisch vom Ansatz zur Spitze bearbeiten. Dadurch wird der fehlende Saugreflex sofort aktiviert, und das Lamm kann mit frischgewonnener Energie wieder am Leben teilnehmen.

Hemmet war hauptsächlich ein Vollblutgestüt. Zuchtstuten bekommen ihre Fohlen zwischen Januar und April, und während dieser Monate war ich eine vollbeschäftigte Hebamme. Für mich war es eine besondere Zeit, bei den Wehen zu helfen, eine Mischung aus Begeisterung und Erschöpfung. Bei so vielen tragenden Stuten war ich zu jeder Tages- und Nachtzeit auf den Beinen und bekam manchmal tagelang kaum Schlaf.

Wenn bei vielen Stuten gleichzeitig die Geburt bevorstand, mußte ich mein Lager in der Scheune aufschlagen, doch mir war jede Entschuldigung recht, um im duftenden Heu liegen zu dürfen und im Dunkeln den beruhigenden Geräuschen der Nacht zu lauschen, dem Rascheln der Hühner im Stroh, dem Zirpen der Grillen und dem Schnauben der Pferde. Einige Stuten schnarchen, andere treten aus und wiehern in ihren Träumen. Im Schlaf wie auch in ihren wachen Stunden ist jede Stute anders, jede eine eigenständige Persönlichkeit.

Für mich ist die Geburt zur Nachtzeit ein Stück Urgefühl mit dem sanften Lichtkreis im warmen Stall, der wie der Mutterleib selber wirkt, und der Dunkelheit außerhalb des Lichtkegels, dem Rascheln und Mampfen, während die Stute dankbar und vertrauensvoll die Geburt erwartet – eine gemeinsam erlebte Intimität, die so selten ist –, und am Ende das Geschenk: das neugeborene Fohlen.

Natürlich geht nicht immer alles gut aus, und Tod oder Verletzung sind bei jeder Geburt möglich, wie auch der Umriß der dunklen Mondseite im Gegenlicht schwach erkennbar bleibt.

Ich erinnere mich an ein Fohlen, das mit einem offenen Nabel geboren wurde. Ich hielt es auf meinem Schoß, während wir auf den Tierarzt warteten und ich verzweifelt versuchte, die Eingeweide mit meinen Händen zurückzuhalten. Es war ein wildes kleines Fohlen, und ich konnte seinen starken Lebenswillen spüren, es kämpfte mit jedem Atemzug – es wäre etwas Besonderes geworden. Was es noch schlimmer machte, war, daß die Mutterstute neben uns stand und besorgt zusah, aber das Fohlen schaffte es nicht.

Ich glaube, daß Geburt und Tod der Tiere, die mit uns leben, Gedanken und Gefühle freilegen, die sonst tief verschlossen in uns sind; der Tod des Fohlens und der Anblick der Stute, die den leblosen Körper ableckte, zerrissen mir das Herz. Und doch war für mich, die ich auf einer Farm großgeworden bin, der Tod etwas, das genauso akzeptiert wurde wie der Wechsel der Jahreszeiten. Ich wußte ja auch, daß die Eicheln vom Baum auf den Boden fallen, und doch wird nicht aus jeder eine Eiche.

Kann man mit einem Fötus reden?

Dreißig Jahre sind vergangen seit jenen Tagen in Kalifornien, jetzt lebe ich in Neu-Mexiko. Nur einige Kilometer entfernt, in der nur mit einem Laden »gesegneten« Wüstenstadt Galisteo, hat meine gute Freundin Priscilla Hoback ihre Farm »Quartermill«.

»Wir machen hier alles mit unseren Pferden«, erzählt Priscilla, »wir leben mit ihnen, reiten sie, nehmen sie auf Schauen mit, stellen sie bei uns unter und geben Unterricht auf ihnen.«

Und obwohl Priscilla sicherlich eine ernsthafte und passionierte Pferdefrau ist, umfaßt ihre Welt ein so weitreichendes und exotisches Wissen wie die Wüste, die ihr Adobehaus umgibt. Sie ist eine weltweit bekannte Künstlerin und Töpferin. Die Wände ihrer zahlreichen, wunderbar kühlen Räume sind übersät mit Porträts ihrer Freunde, mit sehr scharf beobachteten naturgetreuen Zeichnungen und mit Landschaftsskizzen von hellseherischer Klarheit. Singvögel flattern in einer großen Voliere, Sträuße getrockneter Kräuter hängen unter der Decke, geschnitzte Totemtiere und alte Töpfereien berichten von ihrer starken Verbundenheit zu ihren amerikanischen Vorfahren.

Ich nutze oft die Gelegenheit und fahre durch die Wüste, um Priscilla auf Quartermill zu besuchen. Ihr fein geformtes Gesicht mit dunklen, ein wenig zurückhaltenden, aber warmen Augen unter einem bunten Kopftuch heißt mich willkommen. Meist berichtet sie sofort begeistert von irgendeinem ihrer Pferde und zieht mich zum Stall.

Wir lernten uns zuerst durch den TTouch kennen. Priscilla hatte darüber in einer Pferdezeitschrift gelesen und es sofort ausprobiert. Neugierig, mehr zu erfahren, besuchte sie einen meiner Kurse. Seitdem hat sie mehr getan als den TTouch nur therapeutisch bei ihren Pferden anzuwenden. Sie hat ihn schöpferisch weiterentwickelt und Ergebnisse erzielt, die mich wegen ihrer weitreichenden Bedeutung fasziniert haben.

Priscilla war speziell daran interessiert, den TTouch bei Tieren, insbesondere bei Fohlen, im Mutterleib anzuwenden. Sie hatte beobachtet, daß scheinbar erworbene Verhaltensweisen, wie zum Beispiel die Weigerung, sich an den Ohren kraulen zu lassen, tatsächlich angeboren sein können.

Eine ihrer Stuten, Roseata, hatte sie auf diesen Gedanken gebracht. »Roseata war als Jährling offensichtlich nicht gut hehandelt worden«, erklärte Priscilla. »Ich scherze immer, daß ich sie nur behalten habe, weil niemand anders sonst mit ihr klargekommen wäre. Sie ist ein leicht erregbares Pferd, dominant, wählerisch und sehr intelligent. Sie ist eigenwillig und akzeptiert nur mich. Wenn sie eine Frau wäre, würde man sie als kapriziös und schwierig im Umgang bezeichnen – eine richtige kleine Königin. Und bevor wir den TTouch an ihr versuchten, hatte sie außergewöhnlich empfindliche Ohren. Jedes Berühren kostete uns einen Kampf bis zum Äußersten.

Und dann stehen wir ihrem Sohn Chakra gegenüber, und der hat das gleiche Ohrenproblem, obwohl er sicherlich nichts Vergleichbares erlebt hat. Im Gegenteil, Chakra wurde seit seiner Geburt immer wie ein kleiner Prinz behandelt. Selten wurde ein Pferd mehr gewünscht und geliebt, und dennoch war er stets zu Tode erschreckt, wenn jemand in die Nähe seiner Ohren kam. Er war damit so verrückt, wie ein Pferd nur sein kann.«

Als Chakra geboren war, sprachen Priscilla und ich über den Fall, und ich erzählte ihr, daß ich seit Jahren über die Möglichkeit nachgedacht hatte, daß bestimmte Spannungen und Charakterprobleme angeboren sein könnten. Ich bin der Überzeugung, daß bestimmte traumatische Erfahrungen der Eltern und Großeltern durchaus über das »Zellengedächtnis« weitergegeben werden können.

Wenn es möglich ist, durch den TTouch neue Informationen an die Zellen weiterzugeben, und den Zellen außerdem die Möglichkeit gegeben wird, die »alten« Zellprogramme, die Spannungen und Furcht enthalten, loszuwerden, dann besteht eine Möglichkeit, das Verhalten des Fohlens zu verändern.

Ich spekulierte aber noch weiter und stellte in den Raum: Wäre es nicht einfacher, in einem gemeinsamen Vorgehen von TTouch und gleichzeitiger Visualisierung, den Fötus im Uterus direkt zu beeinflussen, als erst das fertige Fohlen nach der Geburt? Wäre ein Fötus auf Zellebene nicht formbarer, besser zu »bearbeiten«?

Priscilla war fasziniert und setzte diese revolutionäre These in die Praxis um. »Ich arbeitete an meinen tragenden Stuten und versuchte dabei, die positive Veränderung, die ich mir wünschte, in den entsprechenden Körperteil des Ungeborenen hineinzu-»denken««, sagte sie. »Bei Roseata arbeitete ich an den Ohren, während ich mir ganz fest die Ohren des Fötus vorstellte. Bei einem anderen Pferd bearbeitete ich den schwachen, kurzen Hals, um im Fötus einen starken, schön geformten Hals entstehen zu sehen. Um ein ausgeglichenes Temperament bemühte ich mich bei einer nervösen Stute und ging mit dem TTouch über ihren ganzen Körper.

Jeder, der Pferde züchtet, verbindet damit gewisse Hoffnungen und Vorstellungen, und alles, was ich hier mache, ist, diese Vorstellungen in Verbindung mit einer dazu passenden physischen Berührung der Stute auf den Fötus zu projizieren.«

Priscilla hatte mit dieser Methode drei Fohlen gezogen und festgestellt, daß alle dieselben ungewöhnlichen Charaktereigenschaften zeigten. Keines mußte, wie sonst notwendig, mit sanfter Überzeugung an das Halfter gewöhnt werden, sie schienen es schon zu kennen und akzeptierten es vom ersten Augenblick an. Sie arbeiten außerordentlich gerne mit im Training und machen alles, was von ihnen verlangt wird. Alle drei sind zudem überdurchschnittlich intelligent und obendrein sehr schön. Seit diesen Experimenten empfehle ich einigen Züchtern, ihr Traumfohlen vor Augen zu haben, wenn sie den TTouch bei ihren tragenden Stuten anwenden. Und auch wenn man natürlich keine Schlußfolgerungen aus unseren wenigen Daten ziehen darf, diese Methode sollte im Auge behalten werden und kann gewiß auch nicht schaden.

Der praktische TTouch: Hilfe bei schwierigen Geburten

Bei Geburten wird der TTouch häufig als praktische Hilfe zur Unterstützung der Wehen, zur Schmerzverminderung und in einigen Fällen sogar als lebensrettend angesehen.

Allison ist ein Frau, die das aus erster Hand erfahren hat. Sie besaß zusammen mit ihrem Mann Doug eine wunderschöne cremefarbene Charolais-Färse, die große Hoffnungen erweckte, einen Preis für ihre Zucht zu erringen. Doug hatte viel Zeit, Geld und Pflege in sie gesteckt, und die Erwartungen an das Kälbchen waren groß. Die Färse hatte es auf jeden Fall sehr schwer, wie es so häufig ist bei Erstgeburten.

Stunde um Stunde verging, und das arme Tier verausgabte sich völlig, drückte und preßte mit aller Kraft, doch ohne Erfolg. Es war schrecklich und frustrierend, so hilflos danebenzustehen, und Doug und Allison wurde das Herz schwer. Das Kalb war außergewöhnlich groß, und Doug und Allison hatten die Befürchtung, daß weder Färse noch Kalb überleben würden. Schließlich gab das schwer atmende Tier den Kampf auf, warf den Kopf zurück und lag da wie tot.

Doug, der schon bei vielen Geburten geholfen hatte, erkannte mit Entsetzen, daß er keine andere Wahl mehr hatte, als Klotz und Flaschenzug zu holen, ein Seil an den Beinen des Kalbes in der Gebärmutter zu befestigen und es mit Gewalt aus dem Mutterleib zu ziehen. Diese Methode, nur als allerletzter Ausweg gedacht, funktioniert manchmal, die Mutter ist danach jedoch meist gelähmt oder schwer gestört. Wahrscheinlich ist sie auch zur Zucht nicht mehr tauglich, und die Kälber, die diese Behandlung über sich ergehen lassen müssen, sterben fast alle.

Doug und Allison waren beide verzweifelt, daß ihnen nur dieser Ausweg blieb. Als Doug sich anschickte, die Ausrüstung zu holen, legte Allison ihre Hand auf seinen Arm. Sie hatte kürzlich über Fälle im TTEAM-Newsletter gelesen und auch ein Video dazu gesehen, wie der TTouch an Stuten angewendet werden kann, die schwere Wehen durchmachen.

»Warum kannst du mir nicht noch zwanzig Minuten geben, um den TTouch an ihr auszuprobieren?«, fragte sie ihren Mann. »Vielleicht beginnen die Wehen nochmals.«

Allison fing mit den Ohren der Färse an, um die nachlassende Energie zu reaktivieren. Rund um den Ohransatz liegt der »Triple Heater Meridian«, der Akupunkturpunkt, der die Atmung, die Verdauung und die Fortpflanzungsorgane anregt. Da in dem Ohrbereich auch die Wehen stimuliert werden können, arbeitete Allison sehr sorgfältig mit kleinen Kreisen und ließ ihre Finger vom Ansatz zur Spitze der Ohren gleiten, um dort auch den Schockpunkt zu erfassen (Seite 55, 120 und 256).

Für die Ohren nahm Allison sich fünf Minuten, dann kam das Becken an die Reihe, wofür ihr flache »Liegender Leopard«-Kreise (Seite 233) richtig erschienen. Mit beiden Armen unter dem Kuhkörper, versuchte sie es dann mit langsamen Bewegungen ähnlich dem »Bauchanheben« (siehe Seite 250). Dieses Anheben im Bereich des Kalbes unterstützt nicht nur die Mutter, es gibt vielleicht auch dem Kalb wieder »Mut«, denn das gibt ja auch auf, wenn die Kuh es tut.

Nach fünfzehn Minuten konzentrierter Arbeit waren Doug und Allison überglücklich, als sie sahen, wie die Färse sich bewegte. Es sah so aus, als wollte sie es noch einmal versuchen. Ihre Wehen begannen wieder, und schließlich gebar sie ein sehr großes und schönes Kalb.

Diese Anwendungen gelten nicht nur für Kühe und die meisten anderen Farmtiere, sondern auch für Heimtiere.

Kätzchen und Welpen

Wenn eine Hauskatze noch nie Junge bekommen hat und irgendwie ängstlich oder nervös erscheint, wird sie für die Gegenwart des Betreuers und seine Unterstützung sehr dankbar sein. Man arbeitet liebevoll an Ohr und Becken der Katze, und für den Fall, daß man selbst nervös ist, weil man dieses Wunder noch nie miterlebt hat, kann man auch seine eigenen Ohren bearbeiten.

Dasselbe gilt auch für Hündinnen, die noch nie geworfen haben und Schwierigkeiten mit den Wehen haben; sie profitieren auch vom Ohr-

TTouch. Versuche es mit einem Druck von vier mit dem »Liegenden Leopard« rund um das Becken und leichtem Bauch- und Unterleibheben.

Showhunde scheinen besonders nervös und gestreßt zu sein während der Geburt. Teils liegt es daran, daß sie zu früh von ihrer Mutter genommen wurden, teilweise macht sie auch ihre Arbeit verspannt. Ich habe herausgefunden, daß Hündinnen, die besonders verspannt und unglücklich während der Wehen sind, geholfen werden kann durch gleichzeitiges Summen und bewußtes Atmen während des TTouch.

Für viele Hunde zählt vor allem die Anwesenheit des Menschen, und sie werden in den Rhythmus des Atmens einfallen, wenn man bewußt langsam und hörbar atmet. Langsames, rhythmisches Atmen sollte mit ruhigem Summen abwechseln und wird so die Hündin ermutigen und ihr die Angst nehmen. (Und es wird einem selbst auch helfen, wenn man noch nicht viele Geburten miterlebt hat und doch etwas nervös ist.)

Es gibt aber auch »Erstgebärende«, die keine Ahnung haben, was los ist. Zum Beispiel habe ich eine Stute erlebt, die sich nach ihrem Fohlen umblickte und dann so geschockt war, daß sie die Flucht ergriff. Ich mußte sie einfangen und erst mal ihrem Fohlen vorstellen.

Für mich ist es belanglos, welche Tierart es ist. An einer Geburt teilzunehmen ist für mich immer ein wunderbarer Augenblick.

Die Strategie der Kühe

Wenn man das Wort »einfältig« sagt, denkt man leicht: »wie eine Kuh« oder auch: »ruhig und friedfertig«. Es stimmt wohl auch, daß Kühe dieser Beschreibung meistens entsprechen. Aber es gibt auch einen alten Kinderreim, in dem die Kuh über den Mond springt. Wer immer das geschrieben hat, muß Erfahrungen mit dem Melken junger Färsen gehabt haben.

Junge Kühe können zur Melkzeit nervös sein. Sie treten dann, schlagen mit dem Schwanz, halten die Milch zurück oder haben Probleme, Milch zu geben. Die meisten Kühe heute gehören zu großen Milchviehherden und werden durch Melkmaschinen gemolken – eine Praxis, die Streß bedeutet. Doch auf vielen kleinen Farmen außerhalb der Vereinigten Staaten wird immer noch der gute alte Dreibeinschemel zum Melken benutzt.

Ein österreichischer Fernsehproduzent bat mich um eine Demonstration des TTouch in einem Programm über tierärztliche Probleme. Meine Tier-»Klientel« waren: ein bissiger Hund, eine nervöse Katze, ein Pferd mit sonderbaren Angewohnheiten und eine Kuh, die beim Melken austrat. Ich hatte nur fünfzehn Minuten für jedes Tier und kam mir vor wie ein D-Zug-Schaffner unter Zeitdruck.

Die Kuh mit dem Namen Gretchen war eine hellbraune Jersey mit einem so sanften, unschuldigen Blick in ihren großen braunen Kuhaugen, daß man sich von ihr nichts Schlimmeres vorstellen konnte, als Wildblumen zu fressen. Beim Melken wurde sie dann allerdings nervös. Wenn der Farmer sie nur anfaßte, trat sie aus und schlug mit dem Schwanz ihm ins Gesicht. Melkzeit war für den Farmer kein friedvolles Ritual im abendlichen Rinderstall.

Üblicherweise wird eine solche Kuh gefesselt und ihr Schwanz festgebunden, doch Gretchen war selbst dafür zu nervös. Sie würde einfach immer weiterkämpfen, und deshalb war sie ja auch für die Demonstration ausgesucht worden.

Als ich Gretchen näher untersuchte, stellte ich fest, daß sie auf jede Berührung schreckhaft reagierte. Ich nahm deshalb meine Stäbe heraus und begann, über ihre Brust zu streichen, bis sie ruhiger wurde. Schon nach wenigen Augenblicken konnte ich auch über ihren Rücken streichen, doch wenn ich an ihre Hinterhand kam, wurde ihre Abneigung wieder deutlich; sie wich dem Stab aus und versuchte zu treten.

Wenn ein Tier an beiden Beinen gleichzeitig mit zwei Stäben berührt wird, sind die Signale an das Gehirn unterbrochen, und es kann gar kein Bein mehr bewegen. Deshalb arbeitete ich mit beiden Stäben gleichzeitig, zuerst die Vorder-, dann die Rückseite der Hinterbeine. Nachdem sie das akzeptierte, wobei ihr Gesichtsausdruck ziemlich verblüfft war, fuhr ich fort, mit der Rückseite meiner Hand Kreise an ihren Seiten, den Flanken und dem Unterleib zu machen. Der Handrücken ist weit weniger »bedrohlich« für ein nervöses Tier als die Handfläche, da der Kontakt nicht so intensiv ist und das Tier merkt, daß man so nicht fest zupacken kann.

Da sie ganz ruhig war, ging ich dazu über, »Liegender Leopard»-Kreise auf ihrem Rücken zu machen, um sie abzulenken, und mit der anderen Hand abwärts bis zum Euter zu gleiten. Nach wenigen Minuten konnte ich über den Eutersack mit dem Handrücken streichen, wobei ich ihn leicht nach oben drückte, was für die Kuh weniger bedrohlich ist, danach strich ich ganz leicht über die Zitzen.

Gretchen stand ziemlich ruhig während der ganzen Behandlung, und wenn sie unruhig wurde, nahm ich wieder eine Hand zum Rücken und blieb mit der anderen am Euter. Am Ende der Sitzung brachten Gretchen und ich es fertig, ein paar Spritzer Milch in den Eimer zu produzieren und das alles vor laufenden TV-Kameras. Gretchen wurde für einen Moment zum TV-Star.

Natürlich würde Gretchen zu Hause nicht plötzlich eine perfekt melkbare Kuh abgeben, aber es war ein Anfang gemacht. Und der Farmer brauchte Gretchen nicht in seiner Verzweiflung zum Schlachter zu schicken, was in früheren Zeiten bei schwierigen Kühen der übliche Weg war.

Bei der Behandlung einer mysteriösen Erscheinung, die man vielleicht als »elektrisches Spannungsfeld« bezeichnen könnte, war der TTouch auch erfolgreich. Die meisten Menschen kommen zum TTEAM, weil sie Probleme mit ihren Tieren haben, und als »Vermittlerin« bin ich inzwischen an das Ungewöhnliche gewöhnt. Doch diese »Spannungsfelder« sind ein Schritt über das Ungewöhnliche hinaus.

Es gibt Gegenden, in denen ein unerklärliches und unsichtbares Feld mit elektrischen Strömungen vorkommt, und das »lädt die Tiere auf«. Es trifft wahllos und kann an den betroffenen Kühen mit einem Voltmesser festgestellt werden. Diese Kühe geben dann keine oder nur schwer Milch. Damit sie gemolken werden können, greifen die Farmer zu Oxytozin-Anwendungen, welche zwar die Milch einschießen lassen und somit die armen Kühe erleichtern, aber diese Milch ist nicht mehr marktfähig.

Ein Milchviehzüchter in Ontario schrieb in unserem TTEAM-Newsletter, daß er den TTouch erfolgreich bei seinen »elektrischen« Kühen angewendet hatte. Zur Melkzeit macht er kleine Kreise über Euter und Zitzen, und innerhalb von fünf Minuten können sie gemolken werden.

Was offensichtlich passiert, ist, daß der Streß, hervorgerufen durch die elektrische Ladung, vermindert wird, und in der Kuh der Teufelskreis aus Ladung und Entladung unterbrochen werden kann.

Atmosphärische Spannungsfelder sollen die Ursache für Depressionen, Migräne, Krebs und andere Krankheiten beim Menschen sein. Deshalb sind Farmer und Viehzüchter in derartigen »elektrischen Feldern« gut beraten, den TTouch auch bei sich selbst anzuwenden.

Enten, Hühner und Mozart

Hühner sind erstaunliche Geschöpfe. Viele glauben, daß sie zu nichts anderem taugen als zum Eierlegen und Krähen, dabei können sie ausgesprochen liebenswürdig sein und sich gut mit einem verständigen. Ich kenne sogar einen Hahn, der gerne mit Menschen schmust und ausgesprochen gerne klassische Musik hört, speziell Mozart.

Er heißt Chee-cawn, und er schwingt das Zepter über Garten und Stall von Sarah. Zugegeben, nichts von dem, was Sarah macht, ist normal zu nennen: Zu ihren abenteuerlichen Ambitionen gehören das Reiten auf ungesattelten wilden Camargue-Pferden in Südfrankreich, mit einer Kutsche im Central Park in New York herumzufahren oder ein Wanderritt von New York nach New Orleans.

Sarah ist auch fest davon überzeugt, daß jeder Hahn so freundlich werden kann wie Chee-cawn, wenn man ihn mit Geduld und Respekt behandelt. Chee-cawn mit seinen Regenbogen-Federn auf dem Kopf und dem dicken Kehllappen sieht neugierig um die Ecke der Scheune, wenn man ihn ruft. Wenn Sarah auf der Schwelle der Scheunentür sitzt, pickt er betont gleichgültig um ihre Füße herum, um plötzlich auf ihrem Schoß zu landen. Hat er sich häuslich niedergelassen, legt er seinen Kopf zärtlich an ihren Hals und gluckst tief aus der Kehle direkt in ihr Ohr, manchmal wirft er dann auch seinen Kopf zurück, um ihr einen interessierten und erwartungsvollen Blick zuzuwerfen.

Mozart-Fan wurde der Hahn während einer Krankheit. Eines Nachmittags fand Sarah ihn auf dem Heuboden. Er saß bewegungslos oben auf einem Futterballen, seine Augen waren geschlossen, und die Federn hingen herab. Er war ausgetrocknet und fühlte sich ganz heiß an. Der Tierarzt stellte eine Vergiftung fest, und der Hahn blieb die nächsten zwei Tage in dem Heunest liegen, das Sarah ihm gemacht hatte. Er zeigte kein Interesse mehr am Leben; Würmer und Brotkrumen halfen da auch nicht, und selbst die Hennen ließen ihn »kalt«.

Beim Ausmisten des Stalls und Schrubben des Scheunenfußbodens hatte Sarah ihren Kassettenrecorder laufen. Bei Mozarts »Kleiner Nachtmusik« erinnerte sie sich, längere Zeit nicht nach Chee-cawn gesehen zu haben. Also nahm sie den Recorder mit und stieg auf den Heuboden hinauf. Beim Klang der Musik öffnete Chee-cawn seine Augen, hob seinen Kopf und flatterte matt mit den Flügeln. Da er die Musik anscheinend mochte, ließ Sarah den Recorder neben ihm weiterspielen, als sie ihn verließ.

Am nächsten Tag brachte sie eine andere Mozart-Kassette mit. Chee-cawns Dank an das Werk des großen Meisters war ein Tanz voller Hingabe mit auf und ab wippendem Kopf und begeistertem Hüpfen vom einen auf den anderen Fuß. Sarah erkannte seine Musikbegeisterung und daß es ihm besser ging. Sie versuchte auch andere Kassetten: Beethoven, Mahler und Bach. Er tanzte begeistert zu allen, doch selbst nachdem er wieder ganz hergestellt war, sparte er seine wildesten Sprünge für Mozart auf.

Experimente haben bewiesen, daß Pflanzen bei Musik (sie ziehen »klassisch« vor) wie auch bei gesprochenen Sendungen besser wachsen und größer werden. Es ist unbestritten, daß die Vorteile, die uns die Musik bringt, größer sind, als wir auf intellektueller oder wissenschaftlicher Ebene beweisen können. Musik ist außerordentlich hilfreich in Verbindung mit dem TTouch, und Tiere mit Traumata, Krankheit oder auch nur Nervosität können wunderbar damit beruhigt werden.

Genau wie Sarah gibt es viele Menschen, die eine besondere Beziehung zu einem speziellen Hoftier entwickeln, das können Hühner, Schweine, Kälber oder auch Enten sein. Ich selber war verzaubert von einem verwaisten Lamm namens Junior, das beschlossen hatte, in meinem Schlafzimmer zu übernachten. Genau wie in dem Kinderreim über Mary und ihr Lamm, folgte mir Junior auf Schritt und Tritt.

Eine Bekannte, die eine kleine Farm führte, wurde zum Beispiel von einer Ente adoptiert und liebte diesen Zustand sehr. Um so entsetzter war sie, eines Tages nach Hause zu kommen und ihre Ente von einem Hund böse zugerichtet aufzufinden. Die Ente hatte offensichtlich den Unterschied zwischen den gut erzogenen Hofhunden und dem vorbeiziehenden Streuner zu spät bemerkt.

Sie war ernsthaft verletzt, und erst nach vier Stunden TTouch an Kopf und Körper öffnete sie ihre Augen. Und um richtig gesund zu werden, brauchte es dreimal täglich eine halbe Stunde TTouch bei ihr, und das eine Woche lang.

Wenn eine Pute oder Ente oder ein Küken in einer Ecke von einem Hund erwischt wurde oder eine Henne knapp den Angriff auf das Hühnerhaus überlebt hat, lasse man sich nur nicht entmutigen, auch wenn der Vogel böse mitgenommen ist und wie tot aussieht. Man benutze den »Muschel«-TTouch (Seite 241) und bewege beide Hände ganz ruhig, langsam und leicht über das Federkleid. Man muß sich auf Wärme und Kontakt konzentrieren. Darauf folgen winzige Kreise mit dem Zeigefinger unter den Federn und rund um die Ohröffnungen (gegen Schock). Der TTouch darf wirklich nur ganz leicht sein, und es kann eine ganze Zeit dauern, bis der Vogel wieder Lebenszeichen von sich gibt, manchmal eine halbe Stunde oder mehr. (Siehe auch das Kapitel »Gefiederte Brüder«, dort wird die Behandlung von Vögeln genau beschrieben; Seite 131).

Kräftige Statur und starker Wille: Maulesel und Lamas

Daß Esel stur sein können, ist ja sprichwörtlich. Und es ist nicht abzustreiten: Diese niedlichen kleinen Kerlchen mit den Wuschelgesichtern und dem Knuddelblick sind in der Lage, einen gestandenen Diktator an die Wand zu spielen. Sie sind Meister in der gehobenen Kunst des passiven Widerstandes, und viele Besitzer fallen in den Zustand von Urmenschen zurück, wenn sie versuchen, ihre Esel zu erziehen.

Aufgrund seiner Größe glauben viele, man könne einen Esel einfach hin und her stoßen. Ein Esel reagiert aber auf fast jede Art von Zwang mit vermehrtem Widerstand, und der Kreislauf ist perfekt, denn je mehr der Esel sich weigert, desto mehr verliert sein Besitzer die Beherrschung.

Ich werde oft gefragt, wie ich geduldig bleiben kann, wenn ein Tier sich permanent widersetzt, doch ich sehe darin keine Geduld. Seine Beherrschung zu verlieren kommt einer »Kapitulation« gleich, man ist an die Grenzen seiner Möglichkeiten gekommen. Doch ich bleibe ruhig, denn wenn eine Sache nicht funktioniert, habe ich immer noch etwas anderes in petto, das ich ausprobieren kann.

Widerspenstige Tiere sind gut geeignet, die eigene Geduld zu testen, und Esel haben da bestimmt einen speziellen Erziehungseffekt. Doch auch diese Tiere sind in der Lage, friedlich mitzuarbeiten, wenn man ihnen nur zeigt, was man und wie man es von ihnen will.

Hauptproblem bei Maultieren und Eseln ist wohl ihre schlechte »Führigkeit«. Man könnte ihnen quasi die obskure Fähigkeit zusprechen, unsichtbare Wurzeln an beliebiger Stelle schlagen zu können. Um einem Esel klarzumachen, daß Baum zu spielen unnütz ist, versuche ich es mit dem »Dingo«

(Seite 262): Zuerst streiche ich mit einem Stab oder beweglichen Stock über seinen Rücken, danach bringe ich ihn mit einer Führkette über der Nase voran, während der Stab ihn an der Hinterhand und den Sprunggelenken mit Klopfen unterstützt.

Beim Huferaspeln tauchen die nächsten Probleme auf. Es gibt Esel, und da besonders die jungen, die den Schmied noch gar nicht kennen, die austreten und so verbissen kämpfen, daß der Schmied nicht mal einen einzelnen Huf anfassen kann. Um dieses Verhaltensmuster zu ändern, hat TTEAM ein Programm entwickelt, das für Pferde ebenso geeignet ist wie für Maultiere oder Esel. Ich fange bei den Beinen an und streiche mit einem Stab darüber, um dem Tier zu zeigen, daß die Berührung dort nicht mit Gefahr gleichzusetzen ist. Dann fahre ich fort mit dem »Python«-Griff (Seite 246) und kleinen Kreisen an jedem Bein. Nach spätestens fünfzehn Minuten kann ich die Beine ohne Probleme hochnehmen.

Diese Techniken sind alle gründlich und erfolgreich an entsprechenden Tieren getestet worden, die bestimmt zu den schwierigsten Gattungen gehören: Wildpferde und Esel, die direkt aus den Reservaten des »United States Bureau of Land Management« kommen. Das »BLM« veranstaltet regelmäßige Kontrollen in den überweideten Gebieten im Westen und Nordwesten und ermöglicht so, Tiere durch Adoption zu retten.

Ich kenne eine ganze Reihe Leute, die auf diese Weise Tiere adoptiert und die TTEAM-Methoden benutzt haben, um sie schneller und sicherer als sonst üblich zu zähmen.

Es ist ein Jammer, daß es kein ähnliches Adoptionsprogramm für Lamas gibt, und wenn, könnte das Angebot kaum der Nachfrage standhalten, denn Lamas zu halten ist in Amerika zu einer schnell anwachsenden Industrie geworden. Man hat eben in Nordamerika herausgefunden, was Südamerikaner seit Jahrhunderten wissen: daß Lamas wunderbare Geschöpfe sind, die nicht nur Lasten tragen, sondern auch besonders schöne Wolle liefern.

Ein anderer Grund für die steigende Beliebtheit der Lamas ist, daß die Menschen sie exotisch und faszinierend finden. Da sie relativ groß sind, wirken sie nicht wie eben nur ein anderes Haustier, und ein Lama zu halten ist weniger schwierig als ein Pferd. Lamas gelten auch als hochintelligent, dickköpfig und sind als Individualisten bekannt – ein Ruf, den sie sicherlich verdienen.

Meine erste Begegnung mit einem Lama war ausgesprochen gefährlich. Es war vor der TTEAM-Zeit, ich lebte mit meinem Mann Went in Kalifornien, und wir hatten noch unsere »Pacific Coast Research Farm«. Ich war von meiner Freundin, der ungarischen Komteß Margaret Bessinger, auf ihre weitläufige Ranch eingeladen worden, die vorher dem berühmten »Anaconda Copper King« Marcus Daly gehört hatte.

Ich war sehr beeindruckt von Margaret, und das nicht nur, weil sie eine geschickte Pferdekennerin war. Sie stammte aus der Generation vor mir und konnte sich auf einer Dinnerparty mit »Schlips und Kragen« genauso sicher bewegen, wie sie sich an einem Küchentisch wohl fühlte, auf dem ein Topf Stew stand. Margaret war ein Typ, bei dem alles zum Besonderen tendierte, sei es, eine Käsesuppe zuzubereiten oder ein Bad zu nehmen. Sie sprach vier oder fünf Sprachen, die sie häufig in einem bunten Gemisch durcheinanderwirbelte, und zu ihrem Stil gehörte es, daß Hüte eine wichtige Rolle spielten. An diesem Tag meiner Lama-Begegnung trug sie ihren geliebten »Stetson«.

Wir gingen über die Weiden, weil ich einen Blick auf ihre Herde ausgezeichneter ungarischer Pferde werfen sollte und auch auf ein Lama, das ihr vor kurzem ein männlicher Bewunderer geschenkt hatte. Ein ziemlich seltsames Geschenk, wie wir beide feststellten, denn es war ein sehr großer und außerdem noch aggressiver Lamahengst.

»Glaubst du, mein Freund wollte mir etwas Bestimmtes mit diesem Geschenk sagen?« fragte Margaret. Wir standen lachend am Weidezaun, als das Lama näher an den Zaun kam, uns zu begutachten. Es war nicht ganz klar, was sein Eindruck von uns war, auf jeden Fall ergiff er, schnell wie ein Blitz, den Hut mit seinen Zähnen und ließ ihn auf seiner Seite des Zaunes auf den Boden fallen.

Ohne auch nur einen Moment darüber nachzudenken, kletterte ich über den fünffachen Zaun und bückte mich, den Hut zu retten. Doch ich war nicht schnell genug. Das Lama griff mich schmählich von hinten an, rammte mich mit seiner Brust, wie es Lamaart ist, und warf mich so zu Boden.

Das nächste, an das ich mich erinnern kann, ist, daß ich ihn an seinem schlangengleichen Hals packte und zu mir herunterzog, seinen Kopf so nach unten haltend. Da ich auch nicht wußte, wie es weitergehen sollte, standen wir in einer für uns beide ungewohnten Pattsituation und bewegten uns nicht. Nach einer Zeit, die sich zu Minuten auszudehnen schien, ließ ich ihn los, und er lief davon. Ein Blick nach unten zeigte einen Hut, der platter als ein alter Autoreifen war.

Wie ich später feststellte, hatte ich schieres Glück gehabt, denn ein Lama, das einen Menschen zu Boden stößt, legt sich anschließend auf ihn, um ihn auf den Boden zu drücken. Und ein Sechshundert-Pfund-Lama hätte gewiß mehr als nur meinen Stolz gebrochen.

Seit dieser ersten Begegnung mit dem kampfbereiten Lama habe ich schon mit vielen anderen gearbeitet und herausgefunden, das Margarets »Hut-Klauer« nicht in das übliche Verhaltensschema von Lamas paßt. Er litt unter einem Syndrom, das bei Lamas »Berserk Syndrom» genannt wird; es taucht unerwartet und plötzlich auf, und die Lamas greifen dann den Menschen an und stoßen ihn um.

Als Reaktion auf dieses Verhalten muß man den Kopf des Tieres nach unten drücken, wie man es mit jedem aggressiven Tier machen würde. Es ist das gleiche Verhaltensmuster, das Schlangen sich aufrichten läßt, bevor sie angreifen, Pferde ihren Kopf hochreißen läßt, wenn sie erschreckt werden, Hunde fangen nervös an zu bellen oder die Katzen sträuben ihr Nackenhaar und machen einen »Katzenbuckel«. Bringt man den Kopf des Lamas herunter, ändert sich das Verhalten abrupt (Anweisungen hierzu auf den Seiten 116–117). Danach ist das Tier meist zur Mitarbeit bereit, und man braucht keine Gewalt oder Unterwerfungstaktiken.

Bei so einem »wildgewordenen« Lama greifen wir zur TTEAM-Übung der »Brieftaube« (Seite 263); auf diese Weise geht das Lama zwischen zwei Personen und kann nicht angreifen.

Meine erste wirkliche Arbeit mit einem dieser sensiblen und schönen Geschöpfe machte ich zusammen mit Samanda Berman, einer Freundin und Nachbarin in Neu-Mexiko, die ihr Lama zu einem Pferdeseminar brachte. Samandas Problem war schon einzigartig: Ihr Lama bespuckte dauernd ihren Araberwallach, dessen schönes weißes Fell dann mit grün-gelbem Schleim bedeckt war. Beide Tiere standen auf einer Weide, doch das Lama hatte große Angst vor dem Pferd, und das Spucken ist ein Abwehrverhalten bei sich bedroht fühlenden Lamas. Nach allgemeiner Ansicht spucken Lamas aus Aggression, doch der Hauptgrund dieses sehr raffinierten und wirksamen Schutzes ist fast immer Angst.

Samanda und ich gingen zu der Weide, damit ich mit eigenen Augen sehen konnte, daß jedesmal, wenn das Pferd näher als zwei Meter an das Lama herankam, sich der aristokratische Kopf hob, und eine Sekunde später spuckte es seine Abwehrwaffe in Richtung Pferd.

Wir arbeiteten mit dem Lama und dem Pferd gemeinsam eine Woche lang, wobei wir in drei Stufen für eine halbe Stunde täglich vorgingen. Zuerst senkten wir den Kopf des Lamas und bearbeiteten die Ohren, um es zu beruhigen, seine Nervosität abzubauen, und schafften damit eine Voraussetzung für die folgende Arbeit. Danach stellten wir das Pferd in etwa zweieinhalb Metern Entfernung auf, und gleichzeitig arbeitete eine von uns am Lama und die andere am Pferd, indem wir den TTouch über den ganzen Körper jedes Tieres verteilten.

In der nächsten Stufe sollten beide nebeneinander behandelt werden, um ihnen ein Gefühl der Gemeinsamkeit zu geben. Seite an Seite führten wir sie deshalb über und durch Hindernisse, und jedesmal, wenn das Lama seinen Kopf hob, zogen wir ihn wieder herunter, summten beruhigend, hielten an und unterstützten es mit dem besänftigenden »Muschel«-TTouch oder dem »Liegenden Leopard«.

Auch in der folgenden Woche konnte man sie nicht gerade Busenfreunde nennen, aber das Lama fühlte sich sichtlich wohler in der Gegenwart des Pferdes und spuckte gar nicht mehr. Überflüssig zu sagen, daß Samanda entzückt war, die wahre Farbe ihres Pferdes wieder zu Gesicht zu bekommen.

Im Moment gibt es ungefähr dreißigtausend Lamas in den Vereinigten Staaten, die Tendenz ist steigend, und die Besitzer sind passionierte Züchter. Mir war das Ausmaß und auch die Bedeutung der Lama-»Industrie« nicht bewußt, bis ich auf Marty McGee traf, eine Weberin, die aus der Wolle ihrer Lamas Decken, Pullover und Mäntel webte. Die Farbskala ging vom Naturton über Gelbbraun-Schattierungen bis zu den Rosa- und Purpurtönen, die mich an Abendhimmel erinnern.

Als Marty mich anrief, hatten wir uns noch nie gesehen, aber als sie hörte, daß ich ein Wochenendseminar an einem College in der Nähe ihres Hofes in Dunbar im Staat New York abhalten würde, fragte sie mich, ob ich nicht Lust hätte, nach dem Seminar zu ihr zu kommen, um ein paar nervöse Lamas in ihrer Herde zu begutachten. Normalerweise hätte die Aussicht, nach einem Zweitage-Seminar einen Extraweg von einigen Stunden fahren zu müssen, keinen Reiz für mich, doch Lamas mit Verhaltensschwierigkeiten in den Bergen im oberen Teil des Staates New York? Natürlich, Marty, hörte ich mich sagen, ich komme gerne, um deine Lamas zu sehen.

Martys Haus liegt in einem friedlichen, ländlichen Gebiet mit waldbedeckten Hügeln, Feldern und Steinwällen. Die Straßen sind gesäumt von Ulmen und Eichen, und überall sieht man die dort üblichen Briefkästen. Marty entpuppte sich als eine großgewachsene Frau mit glänzenden schwarzen Haaren und einer netten, direkten Art. Ihren Wohnraum beherrschte ein Kamin aus Feldsteinen, ein großer Webstuhl und Berge farbenfroher Lamawollknäuel.

Lamabesitzer zu sein, erzählte sie mir enthusiastisch, ist ein bißchen wie ein Einhorn besitzen. »Wenn du beobachtest, wie sie auf der Weide spielen, ist es wie reine Zauberei. Ihr Gang ist tänzelnd, so leicht und anmutig, gleich einer Mischung aus fliegen und tanzen.«

Wir gingen dann in ihre Scheune, wo die »Problem«-Lamas auf uns warteten. Die ersten beiden waren gerade Jährlinge, wie weiße Wolken aus Wolle mit kleinen Köpfen und großen, sanften Rehaugen. Sie seien schwieriger zu fangen und aufzuhalftern als andere Lamas, sagte Marty, und es war die Frage, ob TTEAM helfen könne.

Nun weiß jeder Lamabesitzer, daß Lamas sehr unnahbar sind, und was ihre Köpfe betrifft, so können sie es nicht ausstehen, dort angefaßt zu werden. Wenn diese kleinen Kerlchen uns nicht erlauben würden, den TTouch überall an ihren Köpfen anzuwenden, würde es sehr schwierig sein, sie zu zähmen, Was also tun?

Zuerst nahm ich ein ausreichend starkes Seil und band es um den Hals des Lamas, wobei ich als Sicherheitsknoten einen Palstek nahm. Für mich ist der Palstek der einzig sichere Knoten um den Hals eines Tieres, das man trainiert, da er schnell und leicht zu öffnen ist.

Bei der ersten Berührung meiner Hand an seinem Kopf sprang das arme Kerlchen in völliger Panik zurück. Deshalb versuchte ich es erst mal an seinem langen, anmutigen Hals. Ich tastete mich dann langsam wieder hoch zu seinem Kopf, doch ich merkte, daß die Hand für ihn immer noch zu direkt war, also versuchte ich, mit meiner Stirn sanfte Zirkel an seiner Wange zu machen. Da die Spannung jetzt nicht so stark war, tolerierte das Lama meine Berührung, und ich nahm den Handrücken für sein Maul. Der Schritt zum ganzen TTouch war dann nur noch ein kleiner, und ich konnte seine Ohren und sogar die Lippen und das Zahnfleisch bearbeiten. Die ganze Prozedur hatte weniger als dreißig Minuten gedauert.

Lamabesitzer und -züchter nehmen an wundervollen Treffen teil, die sie »Jamborees« nennen, eine Mischung aus Rodeo, Party und Hindernisprüfungen. Zu den Wettbewerben gehören Geschwindigkeitsprüfungen, in denen zum Beispiel das Lama gefangen werden muß, danach bepackt und anschließend durch eine Hindernisstrecke geführt wird, die typische Schwierigkeiten im Gelände darstellen soll wie Tunnel, Brücken, fließendes Wasser und Sprünge.

TTEAM ist sehr gut geeignet, um die Lamas auf diese Aufgaben so vorzubereiten, daß sie ruhig und problemlos reagieren. Will man eine Last auf einem Lama festbinden, wird man häufig kämpfen müssen, denn viele Besitzer bereiten ihre Tiere nicht richtig auf den Druck durch den Gurt vor. Prompt reagieren die Lamas mit Angst, sind kitzelig oder schmeißen sich am Ende des Strickes hin und her. Die folgende Methode kann sowohl bei Lamas als auch bei Pferden angewandt werden.

Zuerst muß man mit einem Stab die Gurtgegend streichen. Danach das gleiche mit der flachen Hand, um schließlich die »Muschel«-Kreise zu machen, erst auf der Wolle, dann auch darunter. Wenn das Tier ruhig ist, folgen »Python«-Griffe im Gurtbereich. Nach einigen »Sitzungen« sollte das Lama die Last akzeptieren und man selbst nicht das ungute Gefühl haben, einen Ringkampf auszufechten.

Auf einer dieser »Jamborees« sah ich ein kleines Mädchen in einer Anbindebox mit einem jungen Lama stehen. Sie war ungefähr neun Jahre alt, hatte saubere Jeans an und eine Weste, auf deren Rücken eine Rose gestickt war. Irgend etwas an ihrer konzentrierten Art, mit ihrem Lama zu sprechen, erinnerte mich an meine eigene Zeit mit »Highvale Architect Fairchild Dale«.

»Da hast du aber ein besonders schönes Lama bei dir«, sagte ich. »Wie ist sein Name?«

»Larry, und ich glaube, wir gewinnen heute einen Preis«, war ihre Antwort. Ich sah, wie liebevoll sie ihren Arm um seinen Hals legte, und für mich hatte sie schon längst gewonnen.

Die Stimmen der Tiere

Das folgende Gedicht »Magic Words« drückt den Glauben der Eskimos aus, den sie einst mit vielen Kulturen teilten: In lang vergangenen Zeiten waren Mensch und Tier aus einer Familie.

In vergangenen Zeiten,
als Mensch und Tier beide auf dieser Erde lebten,
konnte ein Mensch die Gestalt eines Tieres annehmen,
und ein Tier konnte zum Menschen werden.
So waren sie manchmal Menschen
und manchmal Tiere,
und es gab keinen Unterschied.
Alle sprachen dieselbe Sprache,
in dieser Zeit waren Worte wie Zauberei.
Die menschlichen Gedanken hatten rätselhafte Macht.
Ein Wort, gedankenlos ausgesprochen,
konnte unerwartete Folgen haben.
Es würde plötzlich lebendig werden
und menschliche Wünsche Realität –
du mußtest es nur aussprechen.
Keiner konnte es erklären:
aber so war es damals.

Shaking the Pumpkin: Traditional Poetry of the Indian North Americas, herausgegeben von Jerome Rothenberg

Wie kann man einer Schnecke mit dem TTouch näherkommen?

Auffallend war für mich in Moskau, wie sehr die Menschen ihre Parks liebten. Sie nutzten sie für jede Gelegenheit, ungefähr wie große Open-air-Gemeinschaftsanlagen oder erweiterte Wohnungen im Freien. Sogar mitten im Winter traf man pelzbemützte Gruppen, die sich unter den Bäumen am Fluß trafen. Wenn sie nicht sprachen, stiegen weiße Atemwolken wie Dampf vor ihren Gesichtern auf.

Ich war deshalb nicht erstaunt, als ich 1985 vom »Klub Zdorovoy Semze« (Club für die gesunde Familie) – einer familienorientierten Vereinigung von etwa vierhundert Moskauer Familien – zu einer Demonstration meiner Arbeit eingeladen wurde, und die Veranstaltungshalle hatte keine Wände und kein Dach, denn wir trafen uns im Gorki Park.

Der Name Gorki Park hat lange Zeit finstere und traurige Erinnerungen an ermordete Spione und dunkle Winterimpressionen geweckt, doch was ich an dem Aprilnachmittag dort fand, war ganz anders. An den Ufern der Moskwa herrschte so etwas wie klassische Anmut und Ruhe. Der elegante Garten aus dem neunzehnten Jahrhundert erstreckte sich in gestuften Rängen bis zum Wasser. Die Klubmitglieder, ungefähr hundertfünfzig Erwachsene und Kinder, saßen ruhig auf ihren mitgebrachten Decken am Boden, und in ihren Gesichtern spiegelten sich die Sonnenreflexe des Wassers.

Mit Hilfe meines Dolmetschers André Orlov sprach ich über den TTouch und ihre Tiere zu Hause, und beim anschließenden praktischen Teil arbeiteten alle paarweise zusammen und probierten die Kreise aus, wobei sie versuchten, die Tierreaktionen nachzuahmen.

Als wir danach noch zusammensaßen und redeten, hob ein kleiner Junge seine Hand und fragte: »Ich würde den TTouch gerne an einer Schnecke versuchen. Wie mache ich das?« Alle lachten, doch ich dachte, die Frage ist großartig. »Das ist kein Problem, du kannst sie mit deinen Gedanken berühren«, war meine Antwort. Er nickte, zufrieden mit der neuen Dimension von Austausch untereinander, und würde es ausprobieren, sobald er eine kooperative Schnecke fand.

Ich glaube, so wie der kleine russische Junge waren wir alle am Anfang, offen und beweglich im Geist, doch mit zunehmendem Alter wachsen auch unsere Bedenken gegen Ideen und Gedanken, die außerhalb unseres Kulturverständnisses liegen.

In unserer technisch orientierten Gesellschaft ist »Übernatürliches« nicht vorgesehen; nur was logisch zu erklären ist, wird von uns anerkannt. Unsere Situation ist vergleichbar mit einem Radio, das unzählige Sender hat, von denen wir aber nur einen einstellen und hören. Wir glauben eben nicht, daß es auch mehr sein können, obwohl unser Unterbewußtsein die anderen Sender spürt.

Naturvölkern rund um die Welt ist das Netzwerk wechselseitiger Beziehungen im Leben sehr vertraut, und sie nutzen es für ihre Kommunikation untereinander. Zum Beispiel gibt es für die Ureinwohner Amerikas wie auch die australischen Aborigines nichts »Übernatürliches«, da alles, sie selbst eingeschlossen, zum Naturkreislauf gehört. Für sie ist es auch *normal*, in ihren eigenen Gedanken die Stimmen ihrer Freunde zu hören, die Kilometer entfernt sind. In ihrer Welt hören sie Steine reden und sprechen mit Pflanzen und Tieren, um an deren Weisheit teilzuhaben.

Wie ist es möglich, daß wir, ohne unseren rationalen Verstand aufzugeben, unser Bewußtsein ähnlich den Aborigines erweitern, um so an allem Leben um und in uns uneingeschränkt teilnehmen zu können? Wie können wir die in uns angelegte Fähigkeit wiedergewinnen, mit dem »dritten Ohr« zu hören und den sechsten Sinn wieder anzuwenden?

Dieser Vorgang ist äußerst subtil, für jeden anders und schwierig zu beschreiben, da er nun mal von Natur her wortlos ist. Doch, wie die Erfahrung gezeigt hat, kann man ihn erlernen.

Wir haben ja herausgefunden, daß bei Anwendung des TTouch unser Bewußtsein erweitert wird und wir dann eine bessere Möglichkeit haben zu kommunizieren, als es die *normale* Realität erlaubt. Als ich das erstemal die Schlange zu mir »sprechen« hörte, traute ich mich nicht, jemandem davon zu erzählen. Ich war fest davon überzeugt, für verrückt gehalten zu werden, und hielt mich auch selbst schon dafür.

Doch mein fortwährender enger Kontakt zu Tieren machte mir mit der Zeit klar, daß ich sie »fühlen« konnte und daß der TTouch uns hilft, das innere Ohr wieder zu aktivieren, nicht nur bei den eigenen Tieren, sondern auch offen zu sein für die Stimmen aus der Natur um uns herum.

1984 regte ich eine Untersuchung über die Gehirnwellen von TTouch-Praktikern an, um ein genaueres Bild über die Auswirkungen unserer Methode zu bekommen. Die Untersuchung wurde geleitet von Anna Wise, einer Expertin in »Bio-Feedback« und Gehirnstrommessungen, die elf Jahre Erfahrung auf diesem Gebiet hat, sowohl in England als auch in den Vereinigten Staaten.

Für diese speziellen Untersuchungen wählten wir den »Mind Mirror«. Ein bekannter britischer Psychologe, Physiker und Biologe, Dr. Maxwell Cade, Autor des Buches »The Awakened Mind«, hatte das Gerät erfunden, das die Schwingungen der Beta-, Alpha-, Theta- und Delta-Gehirnwellenfrequenzen messen und aufzeichnen kann.

Einfach ausgedrückt, sendet das aktive Gehirn in vier Frequenzbereichen oder Schwingungszuständen. Beta-Wellen, die die meisten von uns beim Lesen dieser Zeilen aussenden, kennzeichnen den normalen Wachzustand beim Denken, der Logik und bei Problemlösungen. Alpha-Wellen sind typisch für einen Zustand entspannter, gelöster Wahrnehmung, vergleichbar mit einer Brücke zwischen dem Bewußten und dem Unbewußten. Nach neuen wissenschaftlichen Erkenntnissen müssen die Alpha-Wellen auch beim Lernen anwesend sein, um das Gelernte behalten zu können. Theta-Wellen sind Gehirnwellen, die im Traumzustand ausgesendet werden. Ich bezeichne sie auch als Wellen des »Aha-Erlebnisses«, bei dem man von einer plötzlichen Eingebung oder Einsicht überrascht wird. Obgleich Delta-Wellen für die meisten Menschen die Wellen des Tiefschlafs sind, können Geistheiler und intuitive Menschen mit großem Einfühlungsvermögen diese auch im Wachzustand aussenden.

Tatsächlich treten bei sehr kreativen Menschen mit übersinnlichen Fähigkeiten, Geistheilern sowie Menschen, die in der Meditation weiter fortgeschritten sind, alle vier Frequenzen gleichzeitig auf.

Wir starteten ein Experiment, um herauszufinden, was die Gehirnwellenfrequenzen von zwölf Studenten mit nur begrenzten Kenntnissen vom TTouch-Unterricht wohl enthüllen würden; Anna war verblüfft, als sie herausfand, daß bei all jenen Studenten, die mindestens eine Woche am Unterricht teilgenommen und den TTouch mit Pferden geübt hatten, alle vier Wellenarten auftraten. Diejenigen, die mit dem TTouch noch keine Erfahrungen hatten, produzierten keine Alpha-Wellen, das Bindeglied zwischen bewußtem und unbewußtem Denken.

Wir setzten die Beobachtungen fort und fanden heraus, daß wir die Ergebnisse beliebig reproduzieren konnten, ein faszinierender Hinweis, daß der TTouch ein gesteigertes Niveau sinnlicher Wahrnehmung auszulösen vermag.

Beim praktischen Umgang mit dem TTouch und bei der Arbeit mit Tieren wird dieser »gesteigerte Wachzustand«, wie Maxwell Cade ihn nennt, für jeden vertrauter werden. Man wird feststellen, daß es immer einfacher wird, in ihn hinüberzuwechseln. Viele Leute berichten darüber, wie nachhaltig diese Arbeit ihr Leben beeinflußt hat, wie eine sich öffnende Tür, die den Weg in eine ganz neue Welt freigibt. Sie erzählen von der Begeisterung, mit der sich ihnen neue Horizonte erschließen, und darüber, wieviel erfüllter und tiefer sie ihr Menschsein erleben. Eine Frau sagte, daß sie das Erlernen und Verstehen der Sprache von Tier und Natur mit der Erfahrung vergleichbar sei, die bei einem Wechsel von einer schwarzweißen zu einer farbigen Welt entstünde. Ein anderer Student beschrieb sein sich entwickelndes Zwiegespräch mit der Natur mit dem Erlebnis einer einstürzenden Wand, die er sich mental zunächst vorgestellt hatte.

Es bereitete mir sehr viel Freude, selbst herauszufinden, daß, wenn diese mentale Hürde wegschmilzt, Kommunikation und Begegnungen möglich sind, die die normale Vorstellung von Sprache, Zeit und Raum weit übersteigen.

Die Zeit der Delphine

Vor einigen Jahren hatte ich in Australien ein ganz besonderes Delphin-Erlebnis. Jeder kennt heutzutage die alten und neuen Geschichten über die seltsame und magische Verbundenheit zwischen Delphinen und Menschen, wie zum Beispiel Delphine Schwimmer vor dem Ertrinken retten, Freundschaften zu Menschen schließen und Kinder zu Wasserritten mitnehmen.

Die Sternenkunde einheimischer Völker räumt dem Delphin eine bedeutende Stellung ein. Den amerikanischen Hopi-Indianern, den afrikanischen Dogon-Stämmen und den australischen Aborigines ist gemeinsam, daß ihre Legenden erzählen, daß der Delphin von den Sternen auf die Erde kam und der Menschheit das Geschenk großer Weisheit angeboten hat.

Im Jahr 1982 traf ich in Australien meinen Delphinfreund »Holey Fin«. Der Grund meiner Reise war die Teilnahme an einem internationalen Kongreß, der sich mit Umweltfragen befaßte, doch dann hielt mich die Faszination dieses Landes immer länger dort. Auf der Konferenz lernte ich mehrere Leute kennen, zu denen sich bald eine große Vertrautheit entwickelte, wie es manchmal kommt mit neuen Freunden, und ich machte mit ihnen eine Reise in das Hinterland Australiens.

Wie kein anderer Ort, übt Australien auf mich eine fast unwirkliche, magische Faszination aus, als wenn die Urkräfte, die dieses Land einmal schufen, noch nicht verschwunden wären. An einigen Stellen ist das Gefühl ihrer Anwesenheit besonders stark, wie am Ayers Rock, dem gigantischen, einzeln stehenden Sandsteinfelsen, dessen Farbe sich im Lichtwechsel des Himmels verändert. Ayers Rock ist der größte Monolith der Welt, dreitausend Meter hoch mit dreizehn Kilometer Umfang am Sockel. Sein Ursprung ist bis jetzt noch nicht geklärt worden. Die Aborigines nennen ihn »Uluru« und sehen in ihm den Mittelpunkt des Universums.

Wir sahen »Uluru« zuerst in der Morgendämmerung, als er wie ein strahlendes orangefarbenes Leuchtfeuer aus dem ihn umgebenden Flachland auftauchte. Nach Einbruch der Dunkelheit und als die Touristen alle fort waren, erklommen wir eine Seite, um die Nacht unter einem Sternenhimmel zu verbringen, der so hell war, daß die Sterne fast unsere Gesichter berührten und unsere Träume ausfüllten.

Nach einer Woche Herumreisen saßen wir eines Abends über der Landkarte, um zu entscheiden, wohin wir als nächstes wollten. Plötzlich wurde mein Auge von dem Symbol eines blauen Delphins angezogen, der in einem Meeresarm mit der Beschriftung »Kleine Haifischbucht« schwamm. Wie sich dann herausstellte, lag diese kleine Bucht an der Westküste in einem einsamen, fast weglosen Bereich des Landes. Die nächste Stadt, Perth, lag neunhundert Kilometer weiter südlich. An den Ufern der Bucht lag ein Dorf, das »Monkey Mia« hieß. Nach der Beschreibung der Karte findet man an zehn Monaten im Jahr wilde Delphine in der Bucht von Monkey Mia.

Nun gab es natürlich nicht den geringsten Zweifel, wohin unser nächster Weg führen würde. Die Autoverleiher warfen uns allerdings einen mißtrauischen Blick zu, als sie vom Ziel der Reise erfuhren. »Das ist ziemlich abgelegen, wir können das Auto nur bis Geraldton versichern«, war der Kommentar. Oh, dachte ich. Geraldton lag gerade auf der Hälfte der Strecke.

Die Straße war schmal, und Verkehr gab es fast überhaupt nicht, wenn man von den Karawanen von Viehtransportern absieht, die wie Güterzüge an uns vorbeirauschten. Nach einer Nacht und einem Tag Autofahrt durch die Einöde erreichten wir die kleine Stadt Denim, deren einziges Hotel im wunderschönen Adobestil gebaut worden war, und das Baumaterial stammte von Muscheln vom Meeresgrund. Fünfzehn Kilometer weiter lag dann Monkey Mia, das nur aus einem Wohnwagen-Parkplatz bestand, dessen dreißig Wohnmobile direkt am Sandstrand der »Haifischbucht« abgestellt waren. Der Blick entlang der Küste reichte ungehindert bis zum neunhundert Kilometer entfernten Perth. Es gab auch noch einen sturmzerzausten, schindelbedeckten Laden, der Speck, Bohnen und Taschenlampen anbot, und eine öffentliche Waschanlage mit Seewasserduschen.

Das freundliche Ehepaar, das hier Regie führte, vermietete uns einen Campingplatz. Sie war rund und mütterlich, mit dem sommersprossigen Teint einer Rothaarigen. Er war kleiner, mit beginnender Glatze und wettergegerbtem Gesicht. Er rauchte viel, die Zigarette hing ihm im Mundwinkel, und er mußte gegen den Rauch anblinzeln.

»Warum heißt dieser Meeresarm Haifischbucht?« fragte ich sie beunruhigt. Gab es Haie? Es gibt nur zwei Tierarten auf der Welt, die ich wirklich fürchte: Haie und Blutegel. Nein, wurden wir beruhigt, es gab wohl welche, doch die Delphine hatten sie verjagt.

Die Gruppe war das erstemal vor zwanzig Jahren in die Bucht geschwommen und seitdem jedes Jahr zurückgekehrt. Sie blieben zehn Monate, und die Delphine genossen offensichtlich den Kontakt mit den Menschen. Die Besucher verfütterten regelmäßig gefrorenen Fisch, den die Delphine höflich akzeptierten. Manchmal schwammen sie dann ein Stück hinaus, um den Fisch diskret wieder auszuspucken; sie waren offensichtlich mehr an den Menschen als an ihren Geschenken interessiert.

Im ganzen waren es wohl zwölf Delphine, in die Bucht kamen sie aber nur zu viert oder fünft. Sie hatten alle Namen bekommen, die von ihren unterschiedlichen Charakteren herrührten – einer hieß Holey Fin, wegen der Schußwunde in seiner Flosse; dann gab es noch Nicky mit dem Schnitt in der Flosse; Goldy mit dem goldfarbenen Fell eines Jungdelphins und Joy, der seinem Namen durch neckische Spielereien Ehre machte.

Die Delphine waren freundlich zu den Erwachsenen, doch es war offensichtlich, daß sie besonders die Kinder liebten. Sobald Kinder ins Wasser kamen, schwammen drei oder vier der Delphine heran, um mit ihnen zu spielen. Die Kinder standen in dem warmen, seichten Wasser, verschränkten die Hände hinter dem Rücken und beugten sich vor, um die Delphine auf ihre »Melonen« zu küssen, den oberen Teil ihrer runden Köpfe.

Bei den Erwachsenen waren die Delphine etwas zurückhaltender, sie schwammen zwar mit ihnen, doch außerhalb der Reichweite ihrer Arme. Wahrscheinlich wirkten sie in dem seichten Wasser viel größer und verhielten sich auch nicht so instinktiv wie die Kinder. (Ich sah oft, wie die Erwachsenen versuchten, die Delphine festzuhalten oder Finger in die Luftöffnungen zu stecken.) Die Kinder machten es da wohl besser, und deshalb beugte ich mich herunter und hielt meine Hände hinter dem Rücken, um vom Wasser aus einen nicht so bedrohlichen Anblick zu bieten.

Eine Ausnahme machte eine ältere Frau, deren einer Arm vom Ellbogen an amputiert war – sie hatte die ungeteilte Aufmerksamkeit aller Delphine. Sie schwammen sofort zu ihr und überschütteten sie geradezu mit Zuwendungen. Sie machte dann ein »Loch« mit ihrem gesunden Arm, durch das die Delphine schwammen, als wollten sie ihr eine Freude machen. Es berührte einen, mit anzusehen, wie sie gerade diese Frau ausgesucht hatten, um ihr ihre Aufmerksamkeit zu schenken.

Wir blieben zehn Tage ohne Zeitbegriff. Am letzten Morgen wollte ich mich von den Delphinen verabschieden, doch es war keiner zu sehen. Ich stand am Strand, und das Wasser sah so verlassen ohne sie aus. Wir packten das Auto und fuhren vor den Laden, um zu tanken. Ich sah ein letztes Mal auf das Meer hinaus und bemerkte eine Bewegung im Wasser, die auf uns zu schwamm. Ich sprang aus dem Auto und zum Wasser. Es war Holey Fin, und er war alleine.

Wir trafen uns im knietiefen Wasser. Holey Fin und ich hatten viel Zeit miteinander verbracht, und normalerweise würde er jetzt mit mir spielen. Doch dieses Mal ließ er mich nicht nur einen Kuß auf seinen glatten, runden Kopf drücken, sondern er kam hoch aus dem Wasser heraus, um diese Zärtlichkeit zu erwidern und berührte meine Wange mit seinem Maul – ein Delphin-Lebewohl. Er hatte so etwas noch nie gemacht, auch nicht mit den Kindern. Als ich abfuhr, standen mir die Tränen in den Augen.

Zurück in Kalifornien, nahm ich ihn und die anderen Delphine in meine Meditation auf, stellte sie mir beim Spiel vor und schickte ihnen meine Liebe und Grüße. Zwei Jahre später kam ich für eine Woche zurück nach Monkey Mia. Kaum angekommen, zog ich meinen Badeanzug an und lief gespannt auf das Wasser zu. Und natürlich, meine Hoffnung ging in Erfüllung, Holey Fin war da. Er kam sofort auf mich zu, ein grauer Schatten im türkisfarbenen Wasser. Ich bückte mich herunter, ihn zu begrüßen, und er erwiderte die Zärtlichkeit mit der Berührung meiner Wange, nur diesmal war es eine Begrüßung. Die zwei Jahre schmolzen so zu einem Nichts dahin. Ich bin sicher, daß er mich erkannt hat.

Ich habe mein Erlebnis dann einmal einem afrikanischen Medizinmann berichtet, und er konnte mir eine Geschichte über Delphine erzählen. Er hieß Eli Hiam, und stammte aus der Obervolta-Gegend Afrikas. Wir saßen auf einer Decke, hatten einen weiten Blick über grüne Hügel, und über uns spannte sich ein wolkengetupfter Himmel. Eli hatte diese bestimmten Augen, die in dich hineinsehen und alles über dich zu wissen scheinen. Er gibt dir ein Gefühl, daß du nichts vor ihm verbergen möchtest, selbst wenn du könntest.

»Delphine können sich uns mitteilen, auch wenn wir uns nicht in Wassernähe befinden«, sagte er mir, und »wenn du einmal durch andere Augen sehen und durch andere Ohren hören kannst, wirst du auch weit über das Land blicken können und sehen, wie die Delphine sich erheben können und durch den Himmel zu dir kommen.

Siehst du nicht?« und er deutete nach vorn. »Dort, direkt über den Bergen kommt eine ganze Gruppe auf uns zu.« Ich war fasziniert und erkannte, daß das, was er sah, für ihn genauso real war, wie unsere beiden Körper auf der Decke zwischen den Meeresschnecken, die er mir gezeigt hatte.

Jetzt geschieht es manchmal, wenn ich in den Himmel sehe, der sich über einem Tal oder einer Einöde spannt, daß ich an Holey Fin denke und deutlich seine Gegenwart spüre, genauso stark und klar wie das Licht über Uluru.

Die Verständigung mit Tieren über den sechsten Sinn kann sich sowohl in wortlosem Erkennen, wie ich es mit Holey Fin erlebt hatte, als auch in einer Folge von Worten abspielen, die, wie die Mitteilung der Schlange, spontan vor unserem geistigen Auge erscheinen. Manchmal höre ich die Worte bewußt und ganz deutlich. In anderen Situationen scheinen sie einfach in den Kopf zu strömen, und ich halte sie – ohne ihren Sinn gleich vollständig zu erfassen – schnell in meinem Notizblock wie auf Diktat fest. Wenn ich sie dann später nachlese, bin ich oft über das Gesagte erstaunt.

Tiere plaudern mit Menschen nicht etwa in der jeweiligen Muttersprache, zum Beispiel Englisch, Französisch oder Hindi. Ich kann nicht genau beschreiben, wie es abläuft. Aber wahrscheinlich kann man das wache, lauschende Bewußtsein als Empfänger für nichtverbale Gedankenbilder mit jener Art der Kommunikation vergleichen, in der Radios Ätherwellen umsetzen. Das Radio vermag Wellen in Sprache zu übertragen. Ein empfindliches Bewußtsein übersetzt nichtverbale Kommunikation zwischen Tier und Mensch in Worte und Gedanken, die von unserem logisch denkenden Wachbewußtsein verstanden werden können.

Wenn das Bewußtsein ruhig, frei und offen und die Mitteilung klar ist, kann man auch selber zur Sendestation werden. Vielleicht ist das so, weil Tiere nicht die Sprache, in der man denkt und spricht, übersetzen, sondern die den Worten tatsächlich zugrundeliegenden Gedankenbilder wahrnehmen. Als mir diese Art der Verständigung zum erstenmal begegnete, hütete ich mich, die Erfahrung mit anderen Menschen zu teilen. Aber allmählich bemerkte ich, daß sie häufiger auftritt, als allgemein zugegeben wird.

Michael Roads, einer der Freunde, den ich auf dem »One-Earth«-Treffen in Australien kennengelernt hatte, vertraute mir eines Nachts ganz schüchtern an, daß er Gespräche mit Pflanzen und Tieren führe. Er wolle den Leuten gerne davon erzählen, gestand er, aber er fürchte, als verrückt oder zumindest gefühlsduselig und ein wenig seltsam abgestempelt zu werden. Michaels Erfahrungen waren so bemerkenswert und intensiv, daß ich ihm Mut machte, sie zu veröffentlichen. Schon damals hatte ich bemerkt, daß mir zunehmend Leute begegneten, die ähnliche Erlebnisse hatten und von der Öffentlichkeit mit wachsendem Interesse und Respekt akzeptiert wurden. Gespräche mit Tieren waren offensichtlich keine geheime Angelegenheit mehr, die man im »stillen Kämmerlein« hüten mußte.

Ermutigt schrieb Michael dann »Talking with Nature«, ein Buch, das seine übersinnlichen Wahrnehmungen mit der Natur schildert. In einem Kapitel berichtet er von seiner anfänglichen Skepsis und wie er allmählich lernte, genau hinzuhören und sich dem Geschehen zu öffnen.

In einem anderen beschreibt er seine faszinierenden Begegnungen mit einem Rudel australischer Känguruhs, die in eine seiner Bergwiesen eingefallen waren, die er eigentlich für sein Vieh gedacht hatte. Jede Nacht strömten ganze Känguruh-Familien aus dem nahegelegenen Forst, um sich auf den herrlichen Kleewiesen vollzufressen, die Michael in vielen Arbeitsstunden kultiviert hatte. In seiner Verzweiflung nahm er eines Nachts schließlich das Gewehr und fuhr mit seinem Landrover in der festen Absicht hinaus, auf die Känguruhs zu schießen und sie von seinen Feldern zu vertreiben.

Er saß im Dunkeln in seinem Fahrzeug und wartete. Als er ganz in der Nähe ein Rascheln hörte, schaltete er seine Scheinwerfer ein, ergriff das Gewehr und sprang vom Fahrersitz. Dann sah er, von seinen Scheinwerfern eingefangen und überdeutlich gegen die Dunkelheit abgehoben, ein ein Meter großes braungelbes Männchen. Das Känguruh hatte auf seinen muskulösen Hinterläufen aufrecht Position bezogen, sein wohlgeformter rehartiger Kopf wandte sich Michael zu. Eine ideale Schußposition.

Michael nahm sein Gewehr und zielte. Aber er konnte den Abzug einfach nicht durchziehen. Für lange Augenblicke blieben Michael und das Tier in dieser Haltung aufeinander fixiert und starrten sich an. Dann senkte Michael langsam sein Gewehr, und das Känguruh entfloh mit einem mächtigen Satz in die Dunkelheit.

In jenem Augenblick der Starre war in Michael etwas vorgegangen. Der Geist dieses Tieres, seine innere Schönheit waren in sein Herz gedrungen und hatten es gütig gestimmt. Mitleid, eine relativ seltene Empfindung bei Farmern, die mit dem Tod täglich umgehen müssen, hatte sich von ganz tief innen mit aller Macht seinen Weg gebahnt, schrieb er später: »Schluß mit der Gewalt! Es muß eine Alternative geben.«

Und die gab es tatsächlich. Am nächsten Morgen stellte sich Michael in die Mitte der Weide. Er kam sich zwar etwas komisch vor, war aber wild entschlossen; mit lauter Stimme schickte er seine Mitteilung in Richtung Känguruhs. Er wußte, daß sie ihn aus dem nahen Wald beobachteten. Er teilte ihnen mit, daß er mit ihnen eine Absprache treffen wolle: Er würde sein Schießen einstellen, wenn sie ihr Äsen auf die Ränder der Weiden beschränkten und den zentralen Bereich seinem Vieh überließen.

Selbstverständlich gab es keine Antwort, außer einem undefinierbaren Echo in der ihn umgebenden Stille. Er verließ die Weide mit gemischten Gefühlen und gestärktem Selbstbewußtsein einerseits und dem Anflug, etwas Verrücktes gemacht zu haben, andererseits.

Als nächstes versah Michael die Weidegatter mit Schlössern und unterrichtete seine Nachbarn, daß er keine Schießerei auf seinen Grundstücken dulden würde. Binnen weniger Monate gedieh die Weide so prächtig, daß er die Zahl der grasenden Rinder von 30 auf 90 erhöhen konnte. Der mittlere Bereich der Weide war dicht mit Gras bewachsen, und obgleich von Känguruh-Pfaden durchzogen, war hier nicht ein Hälmchen gefressen worden. Die Tiere hatten sich an die Absprache gehalten und ihre nächtlichen Freßorgien auf den Rand des Feldes beschränkt.

Leider hatte die Geschichte kein Happy-End. Drei Jahre lang teilten sich Känguruhs und Vieh friedlich die Weide; danach verkaufte Michael die Farm und zog fort. Die neuen Besitzer entfernten die Schlösser und erlaubten wieder die Jagd. Als Michael einmal zu Besuch kam, hörte er voller Entsetzen, daß die Weide verwüstet worden war. Sobald das Schießen wieder begonnen hatte, waren Scharen von Känguruhs in bisher nie dagewesener Zahl aus den Wäldern gekommen. Trotz der Metzelei (sechstausend erlegte Tiere in zwei Jahren) bevölkerten sie immer wieder die Wiese und vernichteten sie vollständig.

Trotz dieses traurigen Endes vergaß Michael nie, daß er Zeuge eines Wunders geworden war. Niemand kann solche Phänomene erklären, aber eines ist sicher – sie sind Wirklichkeit.

Die Gesänge der Orka

Michaels Buch fand großen Anklang, und international wird die Aufmerksamkeit und auch die Forschung immer mehr der Kluft zugewandt, die zwischen dem Menschen und den anderen Lebewesen auf unserer Welt entstanden ist. Eine Gruppe hat sich dieser Wissenschaft besonders verschrieben: »IC«, das heißt »Interspecies Communication«, eine gemeinnützige Organisation, die die Bemühungen von Biologen und Künstlern in Einklang zu bringen versucht. Der Gründer des IC, Jim Nollan, Musiker und Ökologe und mein langjähriger Freund, hat viele Jahre damit verbracht, durch Musik Kontakte zu Walen aufzunehmen, dazu gehören auch Kontakte zu Orkas, Killerwalen.

Ich war sehr erstaunt, als ich erfuhr, daß ein ausgewachsener männlicher Orka bis zu acht Tonnen wiegen kann und neun Meter lang wird. Orkas gehören zur Gattung der Odontecetus, lateinisch für »Zahn« und »Wal«; zu dieser Gruppe gehören auch Delphine und Pottwale. Sie haben ein einziges Atemloch oben am Kopf, orientieren sich durch Sonarwellen oder Echolot (die Geräusche, die Wale ausstoßen, werden bis zu siebenhundertfünfzig Kilometer unter Wasser getragen), und ihre Gesänge, eindringlich schön und kompliziert, schicken einem Schauer den Rücken hinauf. Ich habe von Leuten gehört, die in Tränen ausgebrochen sind, als sie die Wal-»Lieder« zum erstenmal hörten.

Im Sommer 1985 nahm ich an einer IC-Forschungsreise teil, die Teil der fortlaufenden Untersuchungen des sogenannten Orka-Projekts war. Die »Awesome«, unser blendendweißes Forschungsschiff, fuhr in die Wasserstraße »Robbsens Byte«, die zwischen Vancouver Island und dem kanadischen Festland liegt, um auf eine Gruppe von Walen zu treffen, die dort den Sommer verbrachten. Das IC hatte die Awesome mit einem Unterwasser-Sonarsystem ausgestattet, das die Musik, die Lieder und auch die Geräusche, die unsere Verständigung mit den Walen sein würden, senden, empfangen und auch aufzeichnen konnte.

An Bord waren zweiundzwanzig Menschen, unter ihnen mehrere Kinder und ein tibetischer Lama mit seinem Mönchbruder. Letztere befanden sich gerade auf einer Reise von ihrer tibetischen Heimat und waren nach Kanada gekommen, um uns zu begleiten. Auf dem Schiff warteten wir ungeduldig, daß unsere Unterwasser-Mikrofone das Schnalzen und Pfeifen und die Seufzern ähnlichen Geräusche auffangen würden, die uns die Ankunft der Orkas mitteilen würden. Manchmal konnte Jim es nicht abwarten und schickte seine Musik in die Unterwasserwelt, um die Wale in unseren Umkreis zu locken.

Jim spielte auf der elektrischen Gitarre und dem Synthesizer, und wir anderen benutzten einfach unsere Stimmen. Sobald dann die Wale auftauchten, sich um unser Boot versammelten und aus dem Wasser sprangen, konnte unser Orka-Mensch-Dialog beginnen. Wir sangen einzeln und im Chor. Wir pfiffen, imitierten die Orka-Geräusche, sangen im Reggae-Rhythmus und erfanden neue Arien und Melodien, die wir gleich zum besten gaben. Die Orkas hörten zu und antworteten ihrerseits.

Die Kommunikation war endlos und von schillernder Vielseitigkeit. Und wenn wir unsere Musik oder unseren Gesang änderten, gingen die Wale darauf ein und änderten ihre Darbietung ebenfalls. Manchmal, wenn Jim auf seiner Gitarre spielte, waren die Antwort-Töne so ähnlich, daß es sich wie ein einziger ununterbrochener Gesang anhörte. Der Gesang eines speziellen Orka hatte ein so ähnliches Timbre und klang so sehr nach einem Dudelsack, daß wir ihn »Angus« tauften.

Aber Musik war nicht unsere einzige Form der nichtverbalen Kommunikation. Die ganze Gruppe kampierte auf einer Insel in der Wasserstraße, einem himmlischen Flecken, wo Moos wuchs und Vögel in den hohen Kiefern nisteten – eine unberührte Heimat für Bären, Hirsche, Kröten und Honigbienen. Eingefangen von dem Zauber der Insel, kamen wir Menschen uns jeden Tag näher. Schließlich waren wir alle in ein magisches Netz von Gemeinsamkeiten verwoben, ein harmonisches Miteinander zwischen uns und den Stimmen, die zu uns von Land und Wasser und dem Himmel über uns sprachen. Unsere inneren Stimmen erkannten die unausgesprochenen Gedanken der anderen, die Worte des Eisvogels und die des goldbraunen Adlers.

Eines Nachts blieben einige von uns am Strand, während der Rest der Gruppe an Bord der Awesome ging. Ruhig saßen wir in einem Wäldchen nahe dem Strand in der Hoffnung, Kontakt zu den Walen zu bekommen; wir beruhigten unsere Gedanken, um offen für jede Art der Kommunikation zu sein. Dann formten sich Worte in meinem Kopf, die völlig entgegengesetzt zu meinem üblichen Denken standen. »Wir hören dich, wir hören dich«, begannen die Orka-Stimmen. Ich fing an, in mein Notizbuch zu schreiben.

Plötzlich hörten wir ein lautes Klatschen: Walflossen, die aufs Wasser schlugen. Wir rannten ans Wasser, und dort sahen wir eine große Dreiecksflosse wie ein U-Boot direkt auf uns zukommen. Unsere erstaunten Augen glaubten, jeden Moment einen Wal auf dem Sand zu sehen, doch im letzten Augenblick, gut fünf Meter vom Strand entfernt, stoppte der Wal so abrupt, daß das Wasser bis an unsere Füße schwappte. Dann drehte er seinen riesigen schwarzweißen Körper parallel zur Uferlinie.

Im Licht unserer Taschenlampe sahen wir sein wissendes Auge direkt auf uns gerichtet, während Geräusche aus Richtung der Awesome erkennen ließen, daß sich erregte Wale immer wieder aus dem Wasser schnellen ließen. Ganz langsam bewegte er sich dann fort, führte uns entlang der Küste und blieb so nahe am Ufer wie möglich, eine Huldigung an Mensch und Wal, ein Tanz zwischen Spezies in der Schönheit der kanadischen Nacht.

Die darauffolgende Nacht war wieder mondlos. Die Luft war vollständig ruhig, und das sonst kräuselige Wasser des Kanals spiegelglatt. Den Tag über hatten sich viele Orkas draußen getummelt, deswegen entschieden sich einige von uns, in Kajaks hinauszufahren, um die Begegnung mit den Walen zu suchen.

Wir waren zu sechst in vier Booten. Im großen Kajak saßen Tia Situ und sein Gefährte in ihren safrangelben Roben, und David Charry paddelte. Meine Freunde Virginia (Gigi) Coyle und Joan Halifax saßen in den anderen beiden. In unseren kleinen Booten glitten wir über das Wasser, sie waren so zerbrechlich wie Nußschalen, und wir waren uns plötzlich bewußt, daß ein Unfall in diesem eiskalten Wasser innerhalb von Minuten den Tod bedeuten würde.

Das Wasser glitzerte phosphoreszierend, und jeder Schlag mit dem Paddel zog eine Spur leuchtender Tropfen nach sich. Der Sternenhimmel über uns spiegelte sich in der unbewegten See. Wir tauchten unsere Paddel in die reflektierenden Sterne und bewegten uns in einer Zwischenwelt aus Wasser, Raum- und Zeitlosigkeit.

Joan, eine anerkannte Anthropologin und Lehrerin des Buddhismus, hatte schon viele unwirkliche Plätze gesehen, aber in der Dunkelheit konnte ich ihre zunehmende Besorgnis spüren. Sowohl als Kind wie auch als erwachsener Mensch hatte sie Perioden von Blindheit durchgemacht, und ihre Reise jetzt in dieses Reich ohne Grenzen bewies viel Tapferkeit. Gigi und ich hatten ihr Kajak direkt zwischen unseren, während David mit den Tibetanern dichtauf folgte.

Nach nur fünf Minuten explodierte die Nacht in spritzenden Wirbeln um uns herum. Eine Gruppe von acht oder zehn Orkas hatte uns umringt, sie sprangen aus dem Wasser, bliesen durch ihre Atemlöcher und veranstalteten eine unglaubliche Schau. Sie hatten genug Abstand, um uns in den Kajaks nicht zu sehr durchzuschütteln, doch mein Blut brauste vor Aufregung. In der Dunkelheit klang es wie eine Herde stampfender Wasserbüffel.

Als die Orkas so um uns herumschwammen, wuchs in mir eine unheimliche, körperlich wahrnehmbare Erkenntnis, als wenn die Echowellen der Wale von unseren Booten und Körpern abprallten. Jede Zelle in meinem Körper vibrierte auf eine Art, die empfindlich und intensiv zugleich war, wie das Schwirren von Kolibriflügeln.

Plötzlich hörte ich einen Schrei. Einer der Orkas gab über dem Wasser Töne von sich. Es war ein Ton von hoher, durchdringender Schärfe, mir so vertraut, daß er ein tiefes Verlangen in mir auslöste, und doch von so unheimlicher Kraft, daß sich mir die Haare sträubten. Wie das Heulen der Wölfe, geht der Schrei eines Orkas direkt in dein Herz, und alles in dir möchte eine Antwort zurückrufen.

Ich antwortete, und bald flogen unsere Schreie in der Dunkelheit hin und her. Ich fühlte, daß ich persönlich angesprochen wurde. Im Kajak hinter mir begann Tia Situs Assistent, auf tibetisch zu singen, und ich paddelte weiter, wollte meine Zwiesprache mit dem Orka nicht unterbrechen. Joan war neben mir und Gigi dahinter. Nach ungefähr fünfzehn Minuten stoppte unsere Kommunikation. David paddelte neben uns, und wir blieben aus irgendeinem Grund, wo wir waren, in einem ruhigen, schwimmenden Halbkreis.

Und dann schoß plötzlich wie ein glimmender Strahl ein riesiger, schwarzweißer Körper direkt vor uns aus dem Wasser. Der gigantische Schatten türmte sich wie ein Hochhaus über uns auf, sah auf uns herab und glitt dann so vorsichtig und geräuschlos in die ruhige See zurück, daß sich das Wasser nicht einmal kräuselte. Der Orka hatte auch nicht die kleinste Welle verursacht, die die Kajaks hätte gefährden können, die wie Nußschalen vor seiner Größe wirkten. Joan sagte, es wäre, als hätte man »Gott erblickt«.

Als wir dann später unsere Notizen mit denen von Jim verglichen, der zur selben Zeit seine Musik auf der Awesome gespielt hatte, erzählte er uns, daß die Orkas am Boot wie verrückt Töne hervorgebracht hatten. Er hätte noch nie etwas Ähnliches erlebt und schon gar nicht, daß ein Orka über Wasser »sang«.

Diesen wilden Gesang werde ich immer hören, wie auch die Musik der Orka und das Gedicht, das sie mir schenkten.

Nahe deinem Zuhause

Du wirst bestimmt denken, das alles ist ja ganz schön, durch die Einöden Australiens zu fahren oder mit Orkas in Kanadas Wildnis zu spielen, doch was hat das wirklich mit mir zu tun? Ich lebe doch nicht so.

Tatsächlich kann die nahe Verständigung mit einem Tier für dich viel wichtiger sein und dir mehr bedeuten, wenn du in der Stadt wohnst als mitten im Wald.

Fern der Natur, vertieft in intellektuelle oder körperliche Arbeit im Haus, entwickelt der Mensch leicht einen künstlichen Rhythmus, kommt aus seinem natürlichen Gleichgewicht und verliert den Kontakt zu den Lebenskreisen der Erde und der Harmonie, die so wichtig für gesundes Leben sind.

Als ich in Carmel, Kalifornien, lebte, war ich sehr froh, Bonnie, einen kleinen schwarzen Scotchterrier, bei mir im Hause zu haben. Es kam immer wieder vor, daß viel Büroarbeit zu erledigen war, Briefe zu beantworten und Seminare zu organisieren waren. Am Abend, wenn die Luft sich abkühlte, kam eine Drossel und sang ihr Nachtlied vor meinem Fenster. Doch für mich bedeutete der schwindende Tag nur, daß ich meine Schreibtischlampe anzünden mußte. Ohne meine Erschöpfung wahrzunehmen, machte ich verbissen weiter.

Bonnie wußte es jedoch besser. Von ihrem Lager in der Zimmerecke würde sie mich beobachten und dann aufstehen, ihre rosa Zunge beim Gähnen einrollen, dann zu meinem Schreibtischstuhl kommen und mit ihrer Pfote an meinem Bein kratzen. Sie zeigte so ihrer gleichgültigen Menschenfreundin, daß mit der Arbeit nun Schluß sein müsse. Und sie würde so lange mit ihrer kleinen Pfote weiterkratzen, bis sie mich endlich aus dem Stuhl, aus dem Zimmer und dem Haus raus an den Strand gebracht hatte, wo wir mit unserer so wohlverdienten Balgerei loslegen konnten.

Eine Schriftstellerin erzählte mir kürzlich, daß sie ihren Kater über alles liebe, doch in ihrem Arbeitszimmer sei er die reine Pest. Nach einer Stunde Schläfchen würde er anfangen, sie an ihrem Computer zu stören, indem er auf ihren Schoß springe oder vorsichtig auf den Tasten des Klaviers herumbalanciere, um ihr damit zu sagen, daß sich jetzt etwas ändern müsse. Wenn sie auf ihn hören und sich ein paar Minuten Zeit nehmen würde, um sich zu strecken und mit ihm zu spielen, würde sie nicht jeden Abend mit steifem Nacken von ihrem Arbeitsplatz aufstehen.

Selbst ein Fisch kann Wohlergehen vermitteln. Eine Studie an der Universität von Pennsylvania hat ergeben, daß Patienten im Wartezimmer eines Zahnarztes viel gelassener werden, wenn sie Fische im Aquarium beobachten können.

Die Zwiesprache mit Tieren kann uns unsere Sinne wieder bewußt machen. Besuche einfach einen Zoo, werde innerlich ruhiger, und nimm dir Zeit, um einen echten Kontakt zu einem Tier herzustellen. Tu, was immer dein Gefühl dir sagt. Bei einer Schildkröte oder einer Schlange oder einem Fisch kannst du deine Atmung verlangsamen und deine Gedanken zu dem Tier wandern lassen. Wenn ich das mit Fischen mache, schwimmen sie in ihrem Aquarium häufig direkt auf mich zu, verhalten dort und sehen mich an. Bei Gorillas oder Orang-Utans ist ein Spiel sehr wirkungsvoll.

Während eines Besuches bei Art Goodrich im »San Diego Zoo« wollte ich auch den Orangs einen Besuch abstatten. Es war eine ganze Familie: Mutter, Vater und ein Orangkind, und alle drei wirkten gelangweilt und lümmelten sich in ihrem grasbedeckten Gehege herum, dabei würdigten sie die etwa zwanzig Zuschauer keines Blickes.

Ich war einkaufen gewesen und hatte die Tasche mit den Einkäufen bei mir. Ganz langsam bückte ich mich, öffnete die Tasche und steckte meinen Kopf in einer übertriebenen Pantomime hinein, als suchte ich etwas. Das machte ich mehrmals, bis sie bemerkte, daß da Interessantes vorging.

Sie schlenderte langsam heran und lehnte sich mit ihren langen Armen gegen die Einzäunung, dabei sah sie gebannt zu, wie ich langsam und bedächtig in die Tasche griff und ein Kleid herausholte. Ich hielt es für sie hoch, und sie begutachtete es völlig fasziniert. Das nächste war ein T-Shirt. Sie sah es ebenso prüfend an, mit demselben Blick tiefster Konzentration auf ihrem ausdrucksstarken Gesicht. Zum Schluß zog ich ein Buch hervor. Mit leicht geneigtem Kopf versuchte sie wohl herauszufinden, was der Sinn dieses viereckigen Kastens sein könnte, den ich da präsentierte.

Dann gingen mir die Sachen aus, und ich weiß nicht, wem es mehr leid tat: mir, dem Orang oder der Gruppe Zuschauer, die plötzlich eine andere Perspektive bekommen hatten, wie man Tiere betrachten könnte.

In vielen Zoos macht sich eine große Veränderung breit, von ummauerten Steinzellen hin zu wunderschönen Landschaftsgehegen. Aber andere haben immer noch ihre tristen Gefängnisse und sich noch nicht der neuen Zeit geöffnet. Doch auch wenn die schönen Gehege ein riesiger Fortschritt sind gegenüber den kahlen Käfigen, die Tatsache bleibt natürlich, daß Zootiere in einer künstlichen Umwelt leben müssen und daß sie in unserem Interesse dieses Leben führen müssen. Viele von ihnen sind depressiv, gelangweilt oder auch gestreßt, und es ist gut zu wissen, daß man es oft ändern kann, wenn man ihnen nur anerkennende Aufmerksamkeit zuteil werden läßt.

Ich bin immer wieder erstaunt über die Möglichkeiten der Zwiesprache mit ihnen. Die Elefantenkuh »Shanthi« im »Washington National Zoo« überraschte uns alle. Ich war in den Zoo eingeladen worden, um einer Gruppe von Zoowärtern den TTouch zu demonstrieren. Nach meiner Vorstellung bat mich John Lehnhardt, der Leiter der Elefantengruppe, doch Shanthi einmal anzusehen, die zeitweilig unter Arthritis-Schüben litt, selbst für einen Elefanten in Shanthis jungen Jahren nicht ungewöhnlich. John hatte Probleme, ihr Blut aus dem Ohr zu entnehmen, sie reagierte immer sehr nervös. Furcht scheint den Blutdruck abzusenken, so daß die Venen sich nicht mehr auf der Haut abzeichnen und die Nadel nicht durchkommt.

Elefanten haben eine durchschnittliche Lebenserwartung von sechzig Jahren; Shanthi war ein Teenager. Sie war in Sri Lanka geboren und hatte als asiatischer Elefant eine etwas kleinere Statur und kleinere Ohren, als es die afrikanischen Elefanten haben. In ihrem Gehege waren noch Nancy, ein vierunddreißigjähriger afrikanischer Elefant, und Ambika, neununddreißig Jahre alt und wie Shanthi aus Asien.

Alle drei warteten auf uns in ihrem ovalen Außengehege. Es ist erstaunlich, wie klein man sich fühlt, wenn man so von drei Elefanten, die frei stehen, umgeben ist. Sie türmen sich über einem und bewegen sich im Zeitlupentempo, es sieht aus, als könnten sie nicht gestoppt werden. Man hält sich vorsichtig fern von den riesigen Füßen, und die großen Ohren fächeln Luft über das Gesicht. Für mich ist es sowohl außergewöhnlich als auch anrührend, daß in diesen kolossalen, schweren Körpern so viel Feinfühligkeit und schnelle Intelligenz wohnen.

John Lehnhardt hatte durch Zufall seine Liebe zu den Elefanten entdeckt. Obwohl Biochemiker, war er fasziniert, als er hörte, daß im »Lincoln Park Zoo« in Chicago Zoowärterstellen angeboten wurden. Ob er schon Erfahrung mit größeren Tieren hätte, wurde er gefragt. Ein wenig mit Pferden und Kühen, antwortete er. Großartig, sagten sie, du kannst dich bei Tony im Elefantenhaus melden. »Das war vor vierzehn Jahren«, erinnerte John sich. »Und seitdem halten mich die Elefanten gefangen.«

Am Anfang war Shanthi noch nervös. »Ruhig, Mädchen«, versuchte John auf sie einzuwirken und sie zu leiten. »Bleib hier stehen!«

Um die Furcht des Elefanten vor der Nadel abzubauen, schlug ich John vor, den TTouch an den Ohren zu machen; an einigen Tagen, ohne eine Blutprobe zu entnehmen, und an anderen Tagen speziell, um sie darauf vorzubereiten. Shanthi könnte so ruhiger werden und hätte die Möglichkeit, mit dem Berühren des Ohres auch etwas Angenehmes zu verbinden.

Mit John, der auf ihrer einen Seite stand, und einer Assistentin am Kopf reichte ich hinauf zu einem der riesigen Ohren, um den »Liegenden Leopard«-TTouch auf der flachen palmenblattgleichen Oberfläche zu machen. Nach einem Augenblick kam dann ihr Rüssel zu mir herum und berührte mein Gesicht mit seiner Spitze. Es fühlte sich an wie eine warme, leicht feuchte Fingerspitze, die da vorsichtig die Konturen meines Gesichtes abtastete.

»Sie möchte sich mit dir anfreunden«, sagte die Assistentin. Zufrieden mit der Erkundung meines Gesichtes, wanderte der Rüssel weiter in meine Bluse und unter meinen Arm. »Intimfreundschaft«, lachte ich.

Ich fuhr mit meiner Arbeit fort und benutzte ein warmes, feuchtes Tuch für die Kreise (siehe Foto S. 203). Ich hatte festgestellt, daß warme Feuchtigkeit beruhigende und friedliche Wirkung haben kann, wenn sich in einem Teil des Körpers Furcht festgesetzt hat.

Dann langte ich noch mal hoch und machte ganz leichte »Waschbär«-Kreise rund um ihre Augen. Diesen Bereich nahm ich hinzu, weil sie ihn nicht mit Angstgefühlen in Verbindung brachte, und ich wollte ihre angenehmen Erfahrungen mit dem TTouch erweitern und meinen Kontakt zu ihr vertiefen. Die Haut war runzelig und dick, doch ein Druck von drei reichte aus. Shanthis braunes Auge mit den langen Wimpern sah uns mit einem fast menschlichen Blick an; sie hatte jetzt einen konzentrierten, in weite Fernen gerichteten Blick, als wenn sie dort etwas hören könnte.

Nachdem ich mich von Shanthi verabschiedet hatte, wanderte ich noch durch den Zoo. Irgendwo zwischen den Elefanten und den Löwen traf ich wieder auf die Assistentin. »Oh, ich hätte gerne mit Ihnen gesprochen«, sagte sie ganz aufgeregt. »War es nicht etwas Großartiges, was Shanthi mit ihrem Auge gemacht hat?«

»Ich wußte nicht, daß sie etwas Besonderes gemacht hat«, antwortete ich.

»Sie haben es nicht gesehen? Wahrscheinlich konnten Sie es aus Ihrem Blickwinkel nicht sehen, so wie Sie standen. Nachdem Sie einige Minuten mit dem TTouch gearbeitet hatten, hat sie versucht, dasselbe am anderen Auge zu machen – mit ihrem Rüssel. Es war so erstaunlich, daß ich es fast nicht glauben konnte.«

Wir standen noch eine Weile und sprachen über Shanthis fantastische Reaktion, doch als ich später noch einmal darüber nachdachte, wurde mir bewußt, daß das Verhalten von Shanthi, das uns so erstaunt hatte, wahrscheinlich für sie selbst nichts Besonderes war. Sie war eben sie selbst.

Für mich liegt das eigentliche Wunder nicht bei dem Elefanten oder bei dem Menschen selbst, sondern in dem wortlosen Austausch zwischen ihnen. Wie könnte man diesen Austausch benennen? Gibt es einen Namen für diese Erfahrungen? *Kommunikation* muß wohl dafür ausreichen.

Warum also nicht den TTouch an einer Schnecke versuchen und sehen, was passiert?

Abschied nehmen: Den Übergang zum Tod erleichtern

Sally Forth

Your death
paralyzed the poetry in me
as surely as the pentothol
paralyzed
first your limbs, your lungs, and
finally your intrepid pony heart.

It was time: you'd grown old
beyond eating, old beyond rising
should you lie down as horses do,
confident of life. Your eyes
had dulled, your hide had no
resilience though you still
arched your neck to guide
my hand, still laid your muzzle,
texture of newborn puppies, on
my arm as I led you down to
the pasture. I assume you
knew, knowing me, and came
as businesslike to death as you
had to thirty years of life.

Two weeks have intervened and still
each night I hold you for the needle,
feel you slump, gravitate, hoofs
exposed like four loosed moons, watch
the earth moved, watch the body,
dragged beyond my hand, miraculously
fall with muzzle resting on
curled under limbs. You lay as you'd
lain, young and alive. Watch
the earth blanket you, understanding
then that she rocks more to rhyme
and rhythm than ever poets do.

Marion Copeland
(TTEAM *member*)

Feiern und trauern: Der Kreis schließt sich

Der junge Blauhäher saß verträumt in meiner Hand, so leicht wie eine Pusteblume. Seinen Kopf hatte er tief in den Flaum seiner Federn gesteckt, und seine Augen waren geschlossen. Wenn er sie öffnete, spiegelte sich in dem Goldrand seiner schwarzen Pupillen das blendende Licht der Morgensonne. Er war sehr ruhig, doch in dieser Stille lag auch Bewegung – das geduldige und stille Hinübergleiten in den Tod.

Die Nacht vorher war nicht ganz so ruhig gewesen. Ich gab eine kleine Dinnerparty und servierte gerade den Nachtisch, als es in den Büschen unter meinem Eßzimmer fürchterlich lärmte. Ich ließ meine Gäste mit dem Himbeerkuchen allein und ging mit dem sicheren Gefühl hinaus, eine Rettungsaktion starten zu müssen. Und so war es auch: Meine beiden Katzen hatten auf ihrem abendlichen Streifzug einen jungen Blauhäher eingekreist und fingen gerade an, ihr »Spiel« mit ihm zu treiben. Sein linker Flügel hing schon verletzt herunter. Ich ergriff ihn sofort und faßte um seine Flügel und nahm ihn mutig mit ins Haus. Zurück blieben zwei enttäuschte Jäger, die »Menschenverhalten« seltsam fanden.

Der Vogel war starr vor Schock, der gnädige Betäubungszustand, den die Natur für solche Fälle bereithält. Ich ging unter seine Federn und fühlte dort mit meinem Finger die streichholzähnliche Zerbrechlichkeit seines Körpers, wobei ich mit »Waschbär«-Kreisen an seinem Kopf, der Brust und den Ohröffnungen arbeitete. Und wieder staunte ich über die Geschwindigkeit, mit der der TTouch einen Vogel aus dem Schockzustand holt, während er ihn gleichzeitig zahmer macht.

Nach wenigen Minuten konnte ich den Häher mit ins Eßzimmer nehmen, und da blieb er, erschöpft, aber auch entspannt in meine Hand gekuschelt, und meine kreisenden Finger flößten ihm weiter Vertrauen ein. Wir hatten beide noch keinen engeren Kontakt mit der »Blauhäher-Mensch-Verbindung« gehabt, und doch genossen wir einige Zeit gemeinsamer Freundschaft, bevor ich ihn für die Nacht in einen Karton mit Blättern und Zweiglein setzte.

Ich sah auf ihn herunter, als er es sich in einer Ecke des Kartons bequem machte. Bei dem Gefecht hatte er einige Schwanzfedern verloren, und natürlich hing der verletzte Flügel, an dem ich gearbeitet hatte, noch herunter. Doch seine Augen blickten lebhaft, und Atmung und Herzrhythmus waren regelmäßig. Es wird schwierig, dachte ich, kleine Vögel überstehen meist keine Verletzungen. Die Zartheit ihrer Körper ist für die Flucht gemacht, nicht für den Kampf.

Am Nachmittag des nächsten Tages starb er – im einen Augenblick sah man noch Leben in den Tiefen seiner Augen, dann wurde es schwächer, und schließlich war es vorbei. Während ich ihn in meiner Hand hielt, geschah dieser Vorgang, so sanft, so leicht, ich dachte unwillkürlich an Sonnenstrahlen, die durch eine Wolkendecke stoßen, wie sie von einem Augenblick zum nächsten verschwunden sind, um nur an einem anderen Ort genauso strahlend wieder zu erscheinen. Das Verlöschen seines Lebens schien mir nur ein Übergang zu sein von einer Erscheinungsform in eine andere, genauso endlos wie der Zyklus der Jahreszeiten oder ein Herbstblatt, das zur Erde fällt, um Nahrung für die Frühlingsbäume zu sein.

Später, als ich aus dem Haus blickte, sah ich die Katzen, wie sie sich auf den Fliesen vor dem Haus sonnten. Die plusterige weiße Perserkatze putzte sich anmutig zwischen den scharfen Krallen ihrer ausgestreckten Pfoten. Sie wird noch andere Vögel zum Jagen finden, einige werden davonfliegen, und andere werden es nicht schaffen.

In der Nacht vorher hatte ich die Koyoten jagen hören, die sich zuriefen in den ausgetrockneten Flußbetten und der Ebene, die sich um mein Adobehaus erstreckte. Ihr wildes Gebell sagte mir, daß die Katzen besser im Haus aufgehoben waren, und doch hörte sich ihr Gesang in der knisternden Dunkelheit der Neu-Mexiko-Nacht wunderbar an; wild und ungezähmt sprach er von Jägern und Gejagten – ein Kreislauf, vergleichbar dem Kranz frischer Blumen, mit dem wir die Toten ehren.

Tiere wissen mehr vom Tod als wir, und wir können ihnen beim Sterben helfen, indem wir zweierlei tun: sie unterstützen und sie gehen lassen, wenn die Zeit gekommen ist. Wir sehen häufig nur unseren Kummer, wenn wir von einem geliebten Tier Abschied nehmen müssen; den Moment der Trennung, den leeren Platz in unserem Herzen, unserem Haus. Manchmal fühlen wir uns auch schuldig, weil wir uns nicht trennen können, obwohl unser geliebter Freund todkrank ist oder unter seinem hohen Alter leidet.

Ironischerweise ist die Anhänglichkeit eines Tieres oft so groß, daß es noch länger bei uns verweilt. Es fühlt unsere Furcht, unsere Zerrissenheit und Unfähigkeit, uns von ihm zu trennen, und wird sich aus Liebe weiter dahinschleppen, Schmerzen ertragen, unter Medikamenten und Demütigungen leiden, obwohl der Tod die natürlichste und beste Lösung wäre.

Genau das passierte mit Jake. Er war ein schwarzer Labrador und lebte seit fünfzehn Jahren mit seiner Familie. Als ich ihn zum erstenmal sah, ging es ihm sehr schlecht. Ich gab einen Lehrgang auf einem Araber-Gestüt in Aptos, Kalifornien. Sobald wir zu zwanzigst in einem Kreis auf dem Gras saßen, kam der arme Jake und ließ sich mit einem Plumps zwischen uns nieder. Alles stöhnte.

Der Hund litt unter Inkontinenz, hatte eine unheilbare Ohrenentzündung und reagierte so allergisch auf Flöhe, daß er sich am Hinterteil sein ganzes Fell abgekratzt hatte. Und als wenn das noch nicht genug gewesen wäre, stank er aufgrund seines schlechten Zustandes so sehr, daß alle, denen er sich – ganz verzweifelt um Liebe und Zuneigung bettelnd – näherte, ihn entweder nicht beachteten oder versuchten, ihn zu verscheuchen.

Seine Besitzer stellten sich einfach blind, nicht etwa aus Grausamkeit oder mangelnder Liebe, sondern weil sie ihre Hilflosigkeit durch intensives »Kümmern« vertuschten. Nachdem ich mir einige Tage diesen gräßlichen Zustand angesehen hatte, machte ich einen Vorstoß. Ob sie nicht schon daran gedacht hätten, den Hund einzuschläfern, fragte ich sie, wobei ich mich so vorsichtig wie möglich ausdrückte.

Nein, davon wollten sie nichts hören, das könnten sie nicht ertragen, war ihre unnachgiebige Antwort.

Am nächsten Tag versuchte ich es noch mal, wies auf die Unheilbarkeit von Jakes Zustand hin und schlug dann vor, den Tierarzt rufen zu lassen, der es ja hier im Hause machen könnte. So könnte Jake in Ruhe zu Hause sterben, in seiner vertrauten Umgebung und ohne Angst. Außerdem könnte man ihm, bevor der Tierarzt käme, eine Abschiedsparty geben. Wir würden bei ihm sitzen, ihn bürsten, ihn mit wohltuendem Shampoo waschen und ihm alle unsere Liebe und Anerkennung geben. Auf diese Art wäre sein Abschied von uns nicht mit dem furchtbaren Trennungsschmerz verbunden, sondern eine ehrenvolle Feier für sein gelebtes Leben.

Die Besitzer wollten es sich überlegen, würden es aber auf jeden Fall alleine machen, und das Thema wurde fallengelassen. Nach dem viertägigen Lehrgang fuhr ich mit großem Mitgefühl für Jake ab, der zum Abschied an mein Auto gehumpelt kam.

Später hörte ich dann, daß Jake seine Abschiedsparty doch noch bekommen hatte und neben dem großen Eisentor am Eingang zur Farm begraben wurde – einem Ort, an dem er viele Jahre als selbsternannter Wächter und Begrüßungskomitee gewirkt hatte. Ihn dort in einer kleinen Zeremonie zu begraben, gab den Besitzern das Gefühl des Abschlusses; ein Gefühl, das wir alle brauchen, wenn wir trauern, egal, ob um einen Menschen oder um ein Tier.

Wie wichtig diese Respektbezeugungen und die Trauer sind, wurde mir erst beim Tod des Elefanten »Empress« richtig klar. Als ich sie 1986 im Zoo von Honolulu traf, war sie vierundfünfzig Jahre alt, der Liebling der Zoobeobachter und der älteste lebende Elefant in Gefangenschaft. Ich war nach Honolulu gebeten worden, um den Zoowärtern den TTouch zu zeigen und um herauszufinden, ob ich damit dem alten Elefanten helfen konnte. Nach so vielen Jahren, die sie tagein, tagaus auf dem Beton hatte verbringen müssen, hatten sich Geschwüre an allen vier Füßen gebildet.

Als ich Empress dann sah, lehnte sie sich mit ihrem Rüssel an die Betonstützmauer, um die Füße zu entlasten. Sie hatte offensichtlich Schmerzen, und ich war erstaunt und entsetzt, als ich die Tränen sah, die über ihr großartiges Gesicht liefen.

Schmerzen dieser Größenordnung machen viele Tiere unberechenbar, doch als ich ihr Gehege betrat, war Empress nicht nur sehr sanft, sondern auch besonders rücksichtsvoll. Wie bei Elefanten üblich, erforschte sie mich mit der warmen, feuchten Spitze ihres Rüssels, um mich kennenzulernen, dabei berührte sie mein Gesicht und meinen Körper mit der Sorgfalt, die eine Mutter bei ihrem Neugeborenen anwendet.

Ich arbeitete mit dem »Python-Griff« über ihre vier massiven Beine und mit dem »Wolkenleopard« an der Fußsohle. Die Geschwüre waren sehr schlimm, und wie die Wärter mir erzählten, traten sogar manchmal Knochensplitter heraus, doch der alte Elefant stand weiter geduldig da. Obwohl ich merkte, daß sie den TTouch genoß, wie auch die Aufmerksamkeit, die ihr zuteil wurde, spürte ich auch, daß sie nicht weiterleben wollte und den »Elefantenhimmel« vorziehen würde.

Ihre treuen Wärter hatten auf verschiedenste Weise versucht, ihren Schmerz zu lindern: mit Medikamenten, Stiefeln und Kompressen; sie hatten sie aus ihrem Gehege geführt, um ihr Erleichterung im kühlen Gras unter einem riesigen schattenspendenden Baum zu verschaffen. Doch es war schon zu spät, die Jahre auf dem Beton hatten ihren schrecklichen und irreparablen Tribut gefordert.

Sie hatte keinen weichen Platz in ihrem Gehege, wo sie sich hinlegen konnte, keine Erde oder feinen Sand, die sie mit dem Rüssel über ihren Körper blasen konnte, wie Elefanten es so gerne machen. Der »Sand«, den man dann irgendwann in ihrem Auslauf verteilt hatte, waren Vulkangesteinsbröckchen, die man in der Mitte aufgeschüttet hatte und die dann auf dem Beton lagen. Es waren ziemlich große, scharfkantige Teile, und sie verletzte sich, wenn sie darauf stand oder ging.

In der Nacht nach meiner »Arbeit« an Empress erschien sie mir im Traum, und ich spürte, daß sie sich wünschte zu sterben. Sie liebte die Menschen, die sie in vielen Jahren besucht hatten, doch der Schmerz war einfach zu groß geworden. Ich erwachte mit dem starken Gefühl ihrer Gegenwart, und während ich so lag, hatte ich die Vorstellung eines friedlichen »Abschiednehmens« und einer ihr zu Ehren zelebrierten Feier.

Doch nur ein Teil meines Traumes bewahrheitete sich. Am nächsten Tag, als ich den Zoo verließ, um mein Flugzeug zu erreichen, sah ich Empress im Schatten ihres großen Baumes stehen. Viele der Wärter, die sie liebten, standen um sie herum, und ein Fotograf machte Aufnahmen von ihnen. Ich sollte sie zum letztenmal sehen.

Ein paar Stunden später wurde ihrem Wunsch nach dem Tod stattgegeben. Der Zoo hatte beschlossen, sie einschläfern zu lassen. Die Zeit war also gekommen. Ein Wärter erzählte mir später, daß man sie am Abend, nachdem der Zoo geschlossen worden war, in die Veterinärstation gebracht hatte, wo sie sich sofort und ohne Aufforderung hinlegte, anscheinend wissend, was geschehen würde. Kurz danach bekam sie ihre Spritze und war sofort tot.

Am nächsten Tag berichtete eine Zeitung in Honolulu nicht nur von ihrem Tod, sondern auch, daß ihr Körper fortgefahren und in einer Grube abgeladen worden war. Diese Entscheidung hatte einen praktischen Grund, wie ich wußte. Der Zooleiter mußte den großen Körper schnell »entsorgen« und wollte diese traurige Angelegenheit so bald wie möglich hinter sich bringen.

Dadurch wurden jedoch dem alten Elefanten seine Würde, die Liebe und der Respekt genommen, die er verdiente, und Hunderte von Menschen, die Empress kannten und verehrten, hatten für ihre Trauer keinen sichtbaren Ort. Der Verlust wurde noch vertieft durch das Wissen um das traurige und degradierende Ende in einer Abfallgrube.

In seinem Buch über den Zoo in Philadelphia »The Peaceable Kingdom« erzählt John Sedgwick von den Reaktionen, die der Tod von »Massa«, einem vierundfünfzigjährigen, wegen seiner charismatischen Intelligenz allseits geliebten Gorillamännchen, auf das Publikum und das Zoopersonal gleichermaßen ausgeübt hat.

> Als der Tod von Massa im Land und in der Welt bekannt wurde, erhielt der Zoo Hunderte von Kondolenzbriefen, von den Zoowärtern des Gorillahauses im »Tokyo Veno Zoological Garden« bis hin zu dem Brief eines Neunjährigen aus Philadelphia, der eine kleine Seidenblume in einem Karton schickte. Die Angestellten mußten auch Fragen nach der Trauerfeier und dem Grab beantworten. Debbi Derrickson (Pressestelle des Zoos) und ihr Assistent beantworteten jeden Brief persönlich und bedankten sich darin in erster Linie für die gezeigte Anteilnahme. Sie schrieben nicht, daß es für Massa, den Gorilla, keine Feier und kein Grab geben würde.

Auch wenn der Körper des Gorillas zu wissenschaftlichen Untersuchungen gebraucht wurde, setzte ihm der Zoo – und damit ehrte er die spezielle Aufmerksamkeit, die Massa bekommen hatte – ein Denkmal. Als er dieses das erstemal sah, schrieb John Sedgwick:

> Als ich im Juli 1985 in Philadelphia ankam, stand die Skulptur von Massa, die Eric Berg entworfen hatte, zwischen Haufen von Ziegelsteinen, Holzstapeln und anderen Materialien, die für die neue Primatenanlage gedacht waren. Es sollte ein schönes offenes Gehege werden, das den Platz des alten, sehr tristen Affenhauses, wo Massa so lange gelebt hatte, übernehmen würde.
> Es war merkwürdig, Massa in Bronze dort zu sehen, wie er in den Himmel starrte, ohne das Gerümpel zu seinen Füßen zu beachten. Doch mit der Zeit wurden die Haufen kleiner, verschwanden, die neue Anlage nahm Gestalt an, und Massas Gestalt tauchte aus dem Schutt auf. Es war ein Omen. Wie ein heiliger Patron inspirierte Massa das Zoopersonal. Obwohl sein Körper an mehrere wissenschaftliche Institute im Land verteilt war, lebte sein Geist im Zoo von Philadelphia weiter.

Der Tod macht keinen Unterschied zwischen Mensch oder Tier, und genauso ist es mit der Liebe. Warum sollten wir für unsere geliebten Tiere nicht eine Feier, einen Ort der Trauer und Erinnerung schaffen, wie wir es auch für den Menschen machen. Warum nicht mit einer Zeremonie das Glück des Lebens, das wir hatten, feiern und damit unseren Kummer zulassen und ihn auf diese Weise ein wenig bewältigen.

Unsere Tiere loslassen können

Viele Menschen haben Probleme mit dem Tod. Oft sterben Patienten allein in unpersönlichen Krankenhäusern, weil ihre Familienmitglieder sich außerstande sehen, während dieses Übergangs bei ihnen zu sein.

Dasselbe gilt auch für die geliebten Haustiere, deren letzte Momente die Besitzer nicht ertragen können. Statt dessen geben sie ihren Hund, die Katze oder ihr Pferd in einer Tierarztpraxis ab – und gleich, wie gut der Tierarzt ist, sie sterben allein in einer fremden Umgebung und an einem Ort, der nach Angst riecht.

Die Tierärzte haben dieses Problem erkannt und ermuntern die Leute zunehmend, diesen Weg mit ihren Lieblingen gemeinsam zu gehen. In den letzten Jahren sind mir immer mehr Ärzte begegnet, die sich weigern, ein Tier zu töten, wenn der Besitzer nicht dabei ist.

Vor vielen Jahren hatte mein Mann Went ein Gespräch mit einem Mormonen-Dekan und berichtete mir darüber. Die Einsicht des Dekans in den Sterbensprozeß hat mich so tief beeindruckt, daß ich sie seitdem an andere weitergegeben habe.

Und so erzählt es der Dekan: »Stell dir vor, du bist ein Fötus, und jemand sagt dir, daß du eines Tages – komme was wolle – aus deinem Mutterleib-Zuhause geworfen wirst, dabei wirst du gestoßen, gezogen und durch einen engen Gang gequetscht, an dessen Ende du in eine Welt kommst, die du dir überhaupt nicht vorstellen kannst. Dort bekommst du einen Klaps, bis du brüllst, und deine Nabelschnur wird durchtrennt. Dann wird dir erzählt, daß man das ganze Geburt nennt.

›Nein‹, würde der Fötus schreien, ›wie kann das sein? Ich werde keine Lebenshilfe haben. Wie werde ich mich denn ernähren, und wer wird mich schützen? Ich weiß nicht, was am Ende des engen Korridors ist oder was man danach mit mir machen wird. Ich habe Angst. Ich will nicht dorthin gehen!‹ «

Der Dekan lächelte Went an: »Woher wissen wir, ob nicht der Weg zum Tod dem der Geburt ähnlich ist?«

Wenn wir uns vorstellen, daß wir Hebammen wären, die auf dem Weg zum Tod helfen könnten, würde vieles leichter sein. Teile deinem Tier deine Gefühle mit. Es wird die Kraft deiner Freundschaft fühlen und auch, daß du es niemals vergessen wirst. Natürlich darfst du in deinem Kummer weinen, aber erinnere dich auch an die schönen Zeiten zusammen. Du kannst trauern und gleichzeitig feiern, aber versuche nicht, die gefühlsmäßigen Bande zu durchtrennen.

Und hier kann die »wortlose« Verbindung durch den TTouch besonders wirkungsvoll sein, denn du kannst etwas Praktisches tun und stehst nicht einfach hilflos daneben und fühlst dich gräßlich. Auf diese Weise bleibst du in engem Kontakt und kannst deinen Gefühlen Ausdruck verleihen – eine aktive Hilfe, den Weg ins Jenseits zu erleichtern. Indem du den TTouch machst, fühlt ihr euch beide getröstet und seid ruhig, Gefühle können dann stark sein, aber geraten nicht außer Kontrolle. Und genau das ist wichtig: Wenn ein Tier Hysterie spürt in seinem Besitzer, wird es selbst aus der Fassung gebracht, und sein Ende wird unglücklich sein.

Unter den richtigen Umständen gehen die meisten Tiere ihren letzten Weg ohne Schwierigkeiten, viele empfinden die Schmerzen und die traurige Stimmung nicht mehr, sowie sie merken, daß ihr Tod nahe ist. Die Geschichte meiner Nachbarin und Freundin Anne Milliken und ihrer Araberstute ist ein Beispiel dafür.

An einem Tag zur Fütterzeit stellte Anne plötzlich fest, daß Estrella nur auf drei Beinen stand. Sie nahm an, daß das Pferd beim Rennen auf der Weide eine Sehne überdehnt hatte, und rief den Tierarzt. Sein Urteil nach dem Röntgen lautete: ein zerschmettertes Fesselgelenk und ein Knochenbruch am Hufbein. Und seine Prognose war: keine zehn Prozent Chance der zufriedenstellenden Heilung und, wenn der Knochen schließlich zusammengewachsen wäre, ein Leben lang Schmerzen und Beschwerden.

Der Arzt war sehr verständnisvoll, aber er konnte keine Hoffnung anbieten. Wie er erzählte, hatte er gerade im letzten Sommer einen ähnlichen Knochenbruch bei dem vielgeliebten Pferd eines Kindes eingegipst. Nach zwei Monaten Kummer und Schmerz bei Mensch und Pferd mußten sie aufgeben. Er schlug Anne vor, noch eine zweite Diagnose einzuholen, doch seine Empfehlung sei, das Pferd einzuschläfern.

Anne war völlig zerrissen. Sie liebte Estrella sehr und ritt sie jeden Tag. Sie hatten zusammen die Geheimnisse der Neu-Mexiko-Wüste erforscht, waren in schattigen Flußbetten geritten, deren rote Lehmufer übersät waren mit Vogelbauten und Eidechsengängen. Gemeinsam hatten sie die Kunst des Dressurreitens gemeistert und gelernt, bei diesem »Tanz« harmonierende Partner zu sein. Und da sie auch eine professionelle Akupunkturistin und TTEAM-Praktikerin war, konnte sie nur schwer akzeptieren, daß der beste Weg der Heilung für ihr Pferd der Tod sein sollte.

Verzweifelt rief sie mich an, und wir trafen uns, um über den Fall zu reden. Wir baten Dr. Matthew Mackey-Smith, Freund und tierärztlicher Ratgeber der Zeitschrift Equus, um eine zweite Diagnose. Aber auch er glaubte, daß die drei Knochenbrüche in Estrellas Bein eine denkbar schlechte Zukunftsaussicht darstellten, und sah im Einschläfern die gnädigste Lösung für das Pferd. Von Trauer erfüllt, sah Anne ein, daß es Zeit war, Abschied zu nehmen.

Wir riefen ein paar Freunde an, um die Abschiedsfeier zu zelebrieren, und Anne fuhr voraus zur Tierklinik. Seit ihrer Verletzung hatte die Stute Schmerzen und war immer niedergedrückt, doch als wir sie jetzt sahen, war sie draußen mit anderen Pferden und schnoberte an einem Hausschwein herum.

Ich schlug vor, sich ihrem Tod so anzunähern, wie es wahrscheinlich die Ureinwohner Amerikas gemacht hätten: sich die Stute im Vollbesitz ihrer

Kräfte und ganz gesund vorzustellen, wie sie frei in die himmlischen Jagdgründe galoppiert. Dadurch, daß wir diese Vorstellung alle gemeinsam hatten, könnten wir Anne in ihrer Trauer beistehen, während ihre Stute eingeschläfert werden würde.

Wir arbeiteten dann mit dem TTouch an Estrellas Körper. Sie mochte es besonders an den Ohren und die langen, tröstenden Bewegungen des »Leckens der Kuhzunge« (siehe Seite 242). Anne nahm dann das Pferd mit, um einen Augenblick mit ihm allein zu sein. Sie saß auf einem Ballen Heu, während Estrella am ersten Gras des Frühlings nagte, das grün zwischen Schneeflocken herauslugte. Es war ein Moment der Erinnerung an die Stunden, die sie gemeinsam verbracht hatten.

Rücksichtsvoll hatte der Tierarzt gesagt, man solle ihn rufen, wenn sie soweit wäre, und Anne winkte ihm zu, als die Abendsonne langsam hinter dem Horizont verschwand. Wir gingen mit der Stute zu einer Baumgruppe, gaben ihr noch etwas Hafer und ein paar Karotten und arbeiteten an ihr noch ein letztes Mal. Dann kam die Spritze, und sie war in Sekundenschnelle tot, ihr Herz hatte aufgehört zu schlagen.

Ganz still saß Anne noch eine Zeitlang neben ihrem Pferd, nahm dann eine Schere aus der Tasche und schnitt ein paar Haare zur Erinnerung aus der schwarzen Mähne, die immer noch im Wind wehte. Und dann, als wir den dunklen Körper im Schnee verließen und aufschauten, konnten wir kaum glauben, was wir erblickten. Über dem Dach der Tierklinik erhob sich im Abendhimmel eine Wolke, die pfirsichfarben die Form eines Pferdekopfes und -halses angenommen zu haben schien, den Hals vorwärtsgestreckt wie in einem Rennen, die Ohren im Wind zurückgelegt, die Nüstern gebläht. Wir waren wie gebannt, als diese Wolke über uns durch den Himmel davonzog.

Beim Abendessen tranken wir zur Erinnerung an Estrella aus Widderhörnern mit silbernen Spitzen. Diese Trinkgefäße werden immer noch von den berittenen Schafhirten in den Bergen Südrußlands benutzt. Und was vielleicht ein einsamer und trauriger Tag für Anne hätte sein können, wurde so ein Geschenk für uns alle.

Es gibt noch einen Nachsatz zu dieser Geschichte. Einige Wochen später hatte ich am Flughafen von Seattle plötzlich ein paar Stunden freie Zeit zwischen zwei Flügen. Ich dachte an meine Freundin Viki Menear und wie schön es wäre, sie kurz zu sehen. Also rief ich sie an und fragte sie, ob sie kurz ins Auto springen könne für ein Gespräch auf die Schnelle. Eine halbe Stunde später war sie da, umarmte mich und hatte ein Paket bei sich, das wie ein sorgfältig in Papier eingewickelter Stock aussah.

»Ich weiß gar nicht, warum ich es mitgenommen habe«, sagte sie und legte es in meine Hände, »ich habe einfach danach gegriffen, als ich aus der Tür ging. Es ist für jemanden, dessen Lieblingspferd gerade gestorben ist, und vielleicht kennst du da jemanden.«

Ich war wie betäubt. Es war ein von Indianern inspiriertes Pferdebildnis, »Der Geist des Pferdes im Stab«, gut dreißig Zentimeter lang, mit einem Pferdekopf am einen Ende und einem perfekt geformten Huf am anderen. Der gebogene Kopf, geschmückt mit zwei kleinen Federn, die in die Mähne gesteckt waren, war nach vorne gestreckt wie in einem Rennen; es entstand der Eindruck eines Rennpferdes in vollem Galopp, genau wie bei dem Wolkenbild, das wir am Himmel erblickt hatten.

Viki erzählte mir, daß der Stab von Nickki Niemann-Lee geschnitzt worden war. Sie und ihr Mann Greg entwarfen Figuren und ließen sich dabei von der Kultur der Ureinwohner Amerikas inspirieren. In dem Papier, das um den Stab gewickelt war, fand ich eine kleine Karte, die den Hintergrund des Bildnisses erklärte:

> Mit den Pferden kam auch großer Wohlstand zu den Indianern der Ebenen. Büffel jagen wurde einfacher, wie auch viele andere Dinge. Deshalb genoß das Pferd großes Ansehen bei den Indianerstämmen. Ein Krieger bemalte sein Pferd in denselben Farben wie sich selber. Die Muster gaben dann ebenso Auskunft über die Qualitäten des Pferdes wie auch die Heldentaten seines Besitzers. Und wenn ein Pferd im Kampf oder bei einem Angriff tapfer gestorben war, wurde ihm zu Ehren ein Bildnis gemacht.

Ich brachte den »Ehrenstab« Anne mit, nicht nur als ein Zeichen ihrer Freundschaft zu Estrella, sondern auch als Zeichen des unzerreißbaren Bandes zwischen allen Tieren und Menschen.

Wie sich Kinder von ihren Lieblingen verabschieden

Einmal hörte ich einen Bekannten sagen, daß es nicht gut sei, wenn Kinder Haustiere aufziehen könnten, da die Sache ja zum Scheitern verurteilt sei. »Zum Scheitern verurteilt?« fragte ich erstaunt. »Ja«, antwortete er, »wenn man das kurze Leben eines Haustieres betrachtet, werden Kinder unausweichlich Zeuge, wenn ihre Tiere sterben.«

Ich sagte ihm, daß ich absolut nicht seiner Meinung sei. Kinder, die mit einem Tier aufwachsen und dessen ganzen Lebenszyklus kennenlernen, gewinnen einen großen Erfahrungsschatz, denn sie werden Zeuge des Lebensreigens, den wir alle durchlaufen müssen; sie lernen ihn kennen, ohne sich davor fürchten zu müssen. Viel zu oft lernen Kinder in unserer technisierten städtischen Kultur den Tod als etwas vom Leben Isoliertes kennen, das im Fernsehen plötzlich und gewalttätig eintritt oder angstvoll verborgen hinter geschlossenen Türen auf der Intensivstation passiert.

Vor zwei Jahren hatte ich die außergewöhnliche Möglichkeit, selbst festzustellen, wie gut es für Kinder ist, wenn sie beim Tod eines geliebten Tieres dabei sein können. Ich hatte eine Campingwoche für vierzig Kinder im Alter

Die Burma-Python »Joyce« in einem Moment tiefen Einverständnisses mit Linda. Viele sind überrascht und bewegt, wenn sie feststellen, daß kaltblütige Reptilien ein warmes Herz haben können.

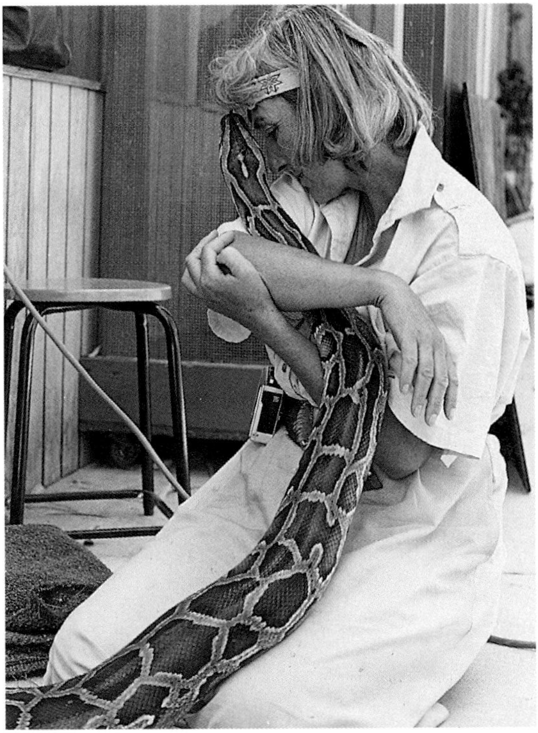

»Joyce« schlängelt sich zurück, um Linda beim »Waschbär«-TTouch zuzusehen.

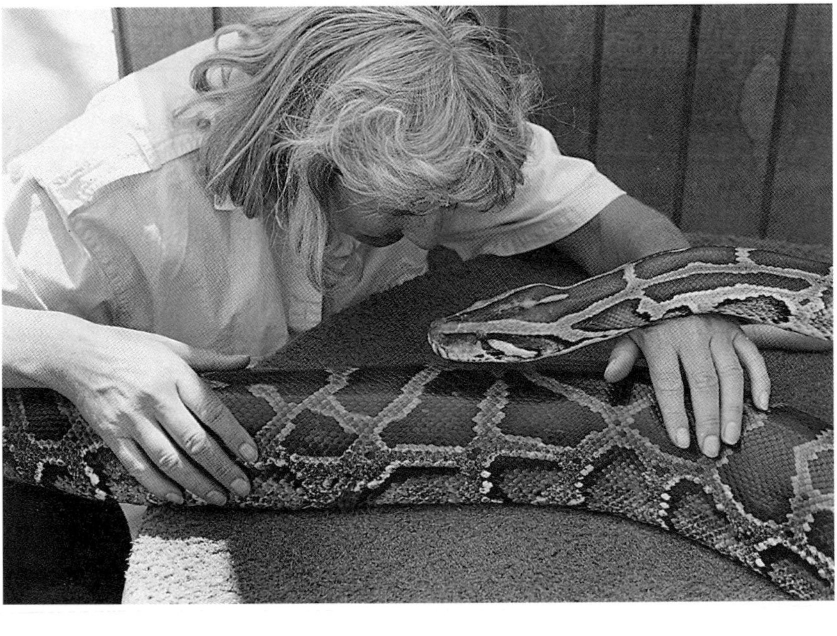

Der Leguan »Mr. Big Guy« (siehe Seite 150) scheint den TTouch als angenehm für seine Arthritis zu empfinden.

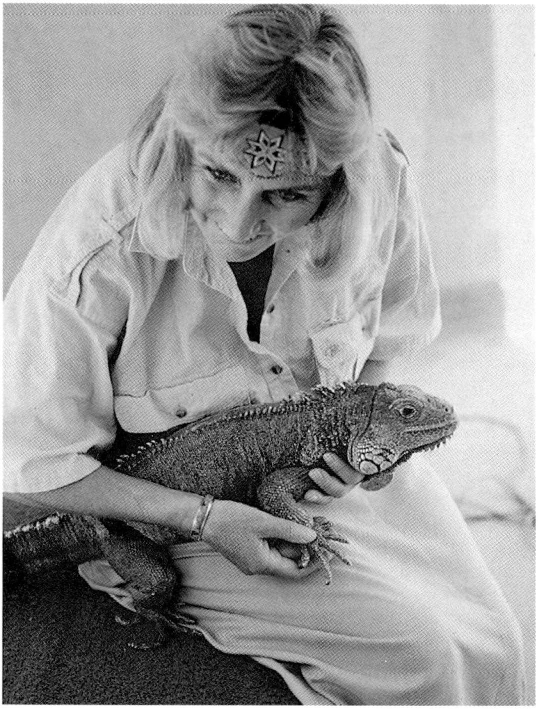

Ein glückliches Wiedersehen: Der Delphin »Holey Fin« begrüßt Linda nach zweijähriger Abwesenheit in Monkey Mia, Australien.

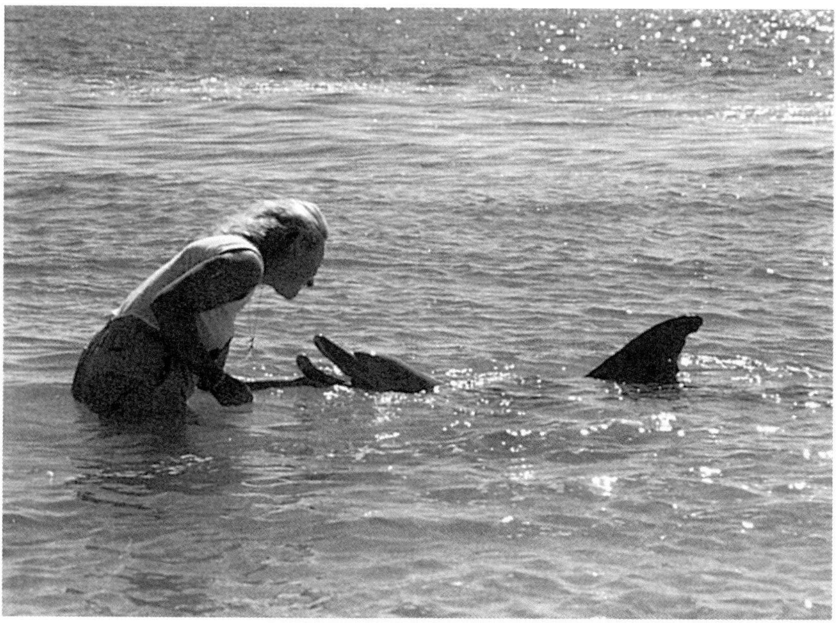

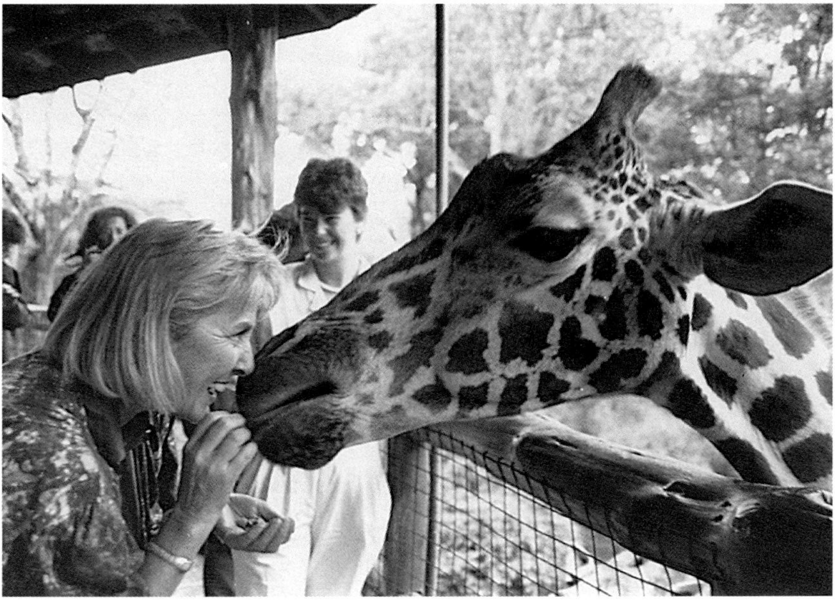

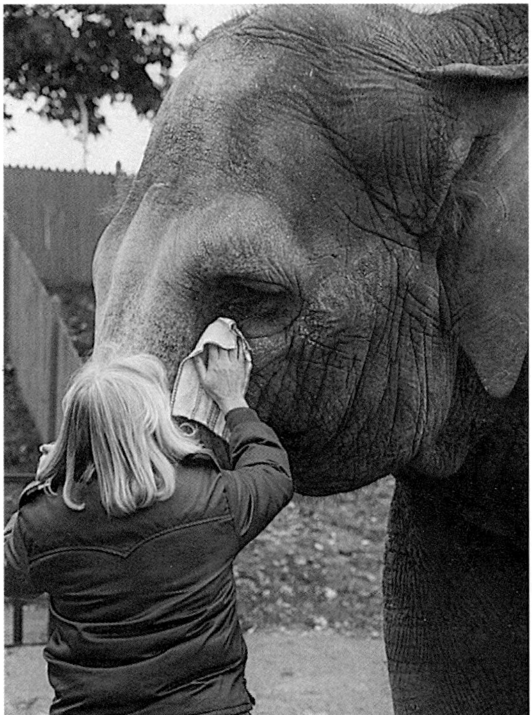

Welche Sprache sprechen sie? Linda und eine Freundin in Nairobi.

Um das Vertrauen »Shanthis« zu gewinnen, arbeitet Linda rund um den Augenbereich, was »Shanthi« besonders gerne hatte. Nach zwanzig Minuten konnte Linda jeden Bereich mit dem TTouch berühren. Wenn die Kreise mit einem warmen, feuchten Tuch gemacht werden, wirkt das speziell besänftigend.

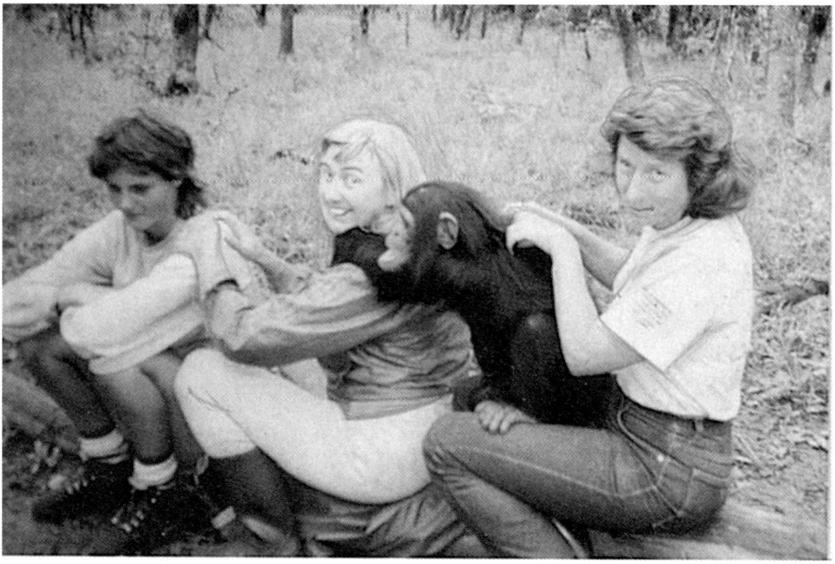

Gemeinsamer TTouch: »Die Spinne« (Hautrollen). Von links nach rechts: Tracy, Linda, Sandy und Harriet im »Chimfunshi Wildlife Orphanage« in Zambia (siehe Seite 224).

Tober, der hier »Huckepack« auf Linda reitet, ist einer der verwaisten Schimpansen, die im »Chimfunshi«-Schutzgebiet leben. Jeden Morgen werden die Schimpansen mit hinausgenommen und erleben einen Tag voll Abenteuer und Spielen im afrikanischen Urwald.

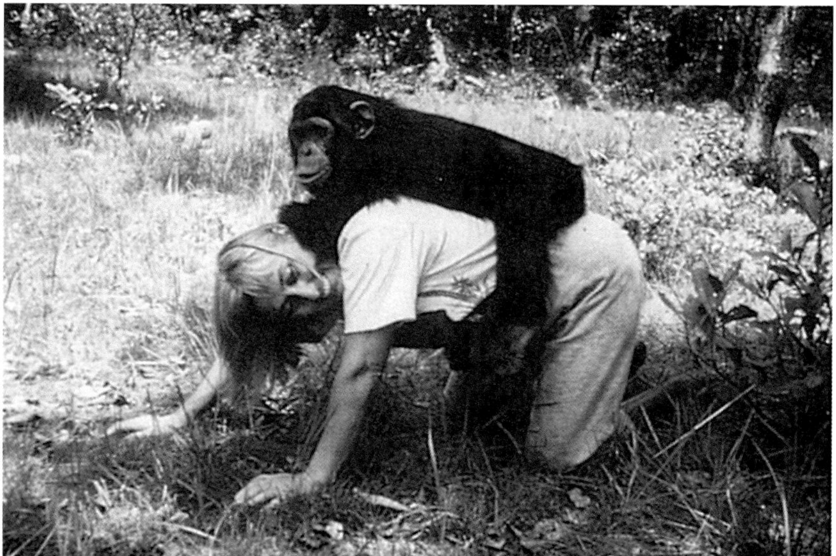

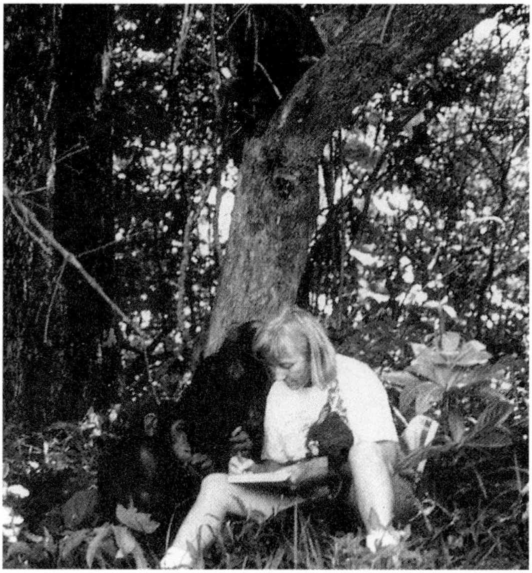

Linda arbeitet an einem Buch, wobei ihr spezielle »Ratgeber« helfen.

»*Es fühlt sich gut an*« – *diese Botschaft scheint Boo Boo – der Schimpanse, der unter leichtem Fieber litt – Linda zu übermitteln. Die Arbeit am Ohr läßt das Fieber sinken und gibt dem Körper neue Kraft.*

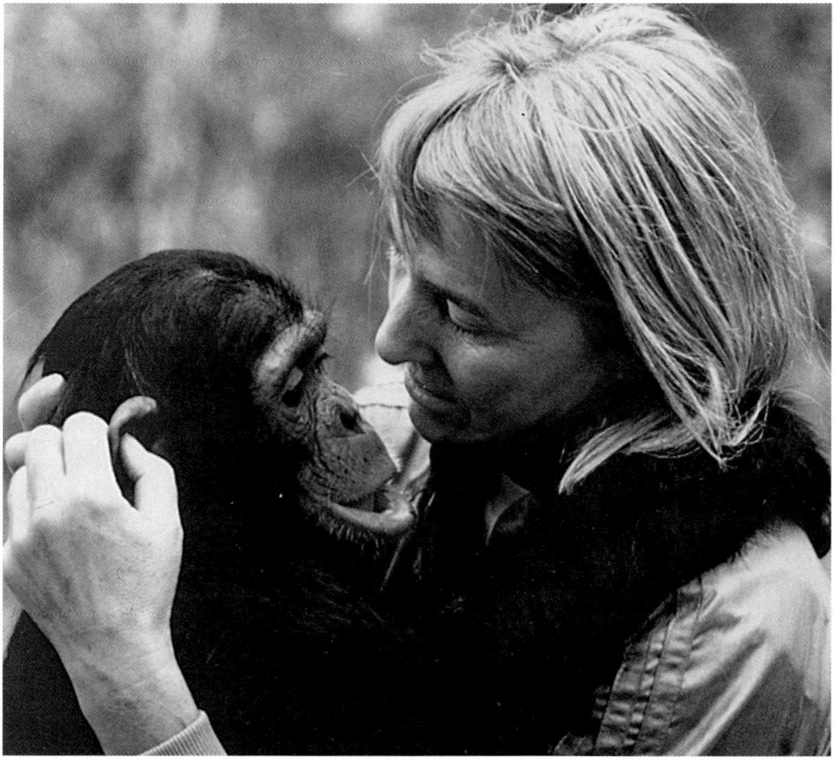

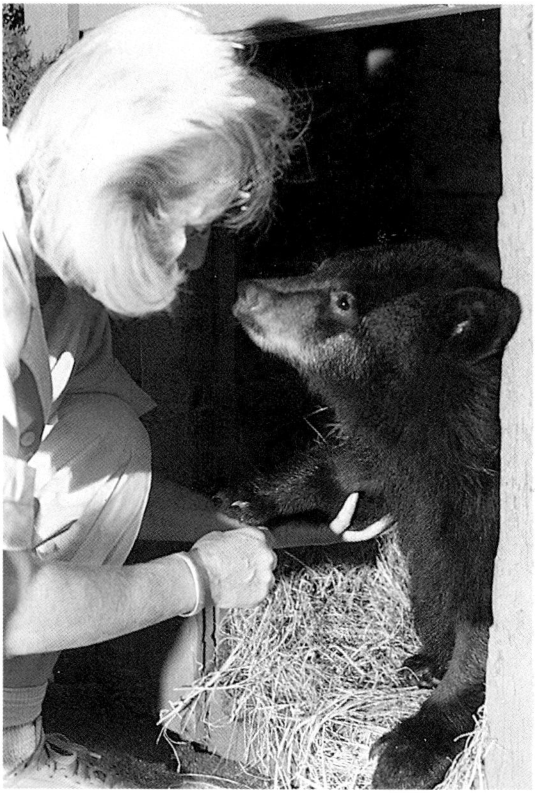

Die Sprachschranken werden überbrückt: Linda und »Kenyon«, ein fünf Monate altes Schwarzbärjunges, verwaist während des Waldbrandes in Montana 1988 (siehe Seite 221).

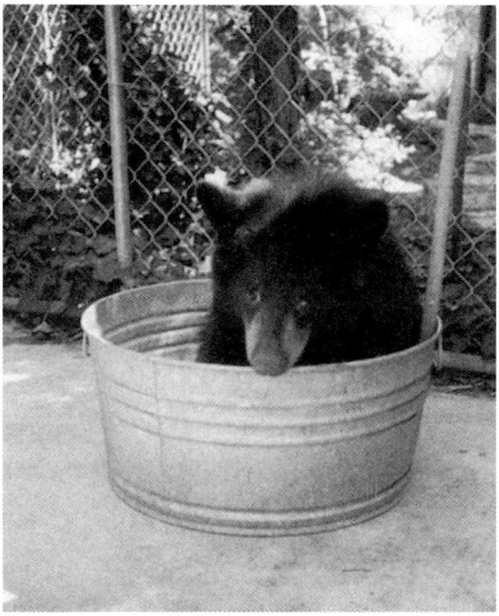

»Kenyon« erfrischte sich während seiner Rehabilitationszeit in Texas gerne in einem Waschbottich mit Wasser. Er mußte als Ersatz für die frischen Gebirgsbäche in den Bergen Montanas herhalten.

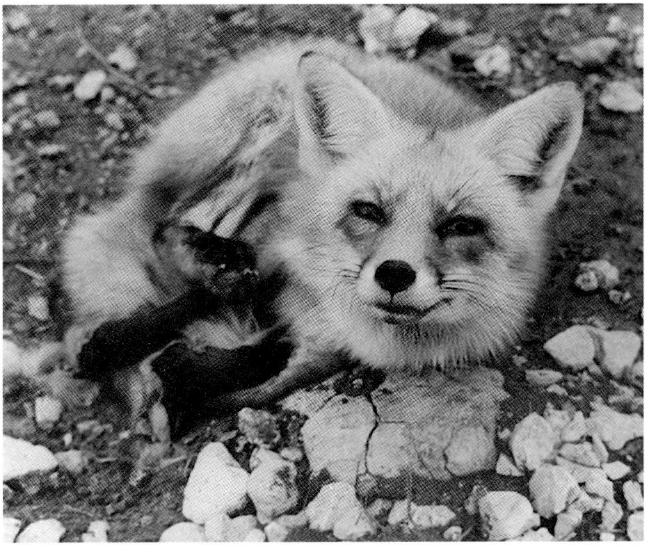

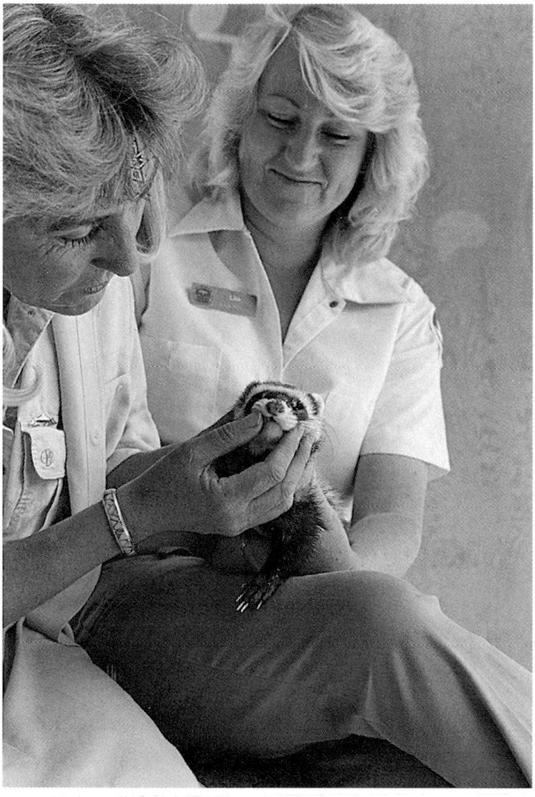

Ein Rotfuchs, gerettetes Opfer der Vorstadt-Überbevölkerung, hat jetzt ein Zuhause im »Wildlife Rescue and Rehabilitation«-Schutzgebiet in Texas gefunden (siehe Seite 213).

Linda macht kleine Waschbär-Kreise um das Maul dieses kleinen Frettchens, das vorher ein Beißer war. Um diese Angewohnheit zu stoppen, braucht es zwei bis drei Sitzungen, in denen Maul, Körper und Hinterteil behandelt werden.

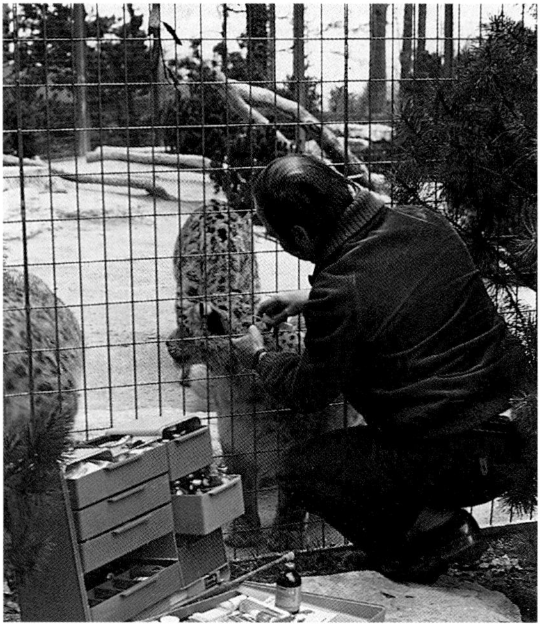

Prof. Dr. Ewald Isenbügel, Tierarzt des Zürcher Zoos, bereitet einen Schneeleoparden auf eine Impfung vor. Linda hatte mit den Leoparden als Jungtieren gearbeitet (siehe Seite 142). Jetzt kommen sie zum Zaun und, was sehr erstaunlich ist, auch zum Impfen.

Prof. Dr. Ewald Isenbügel.

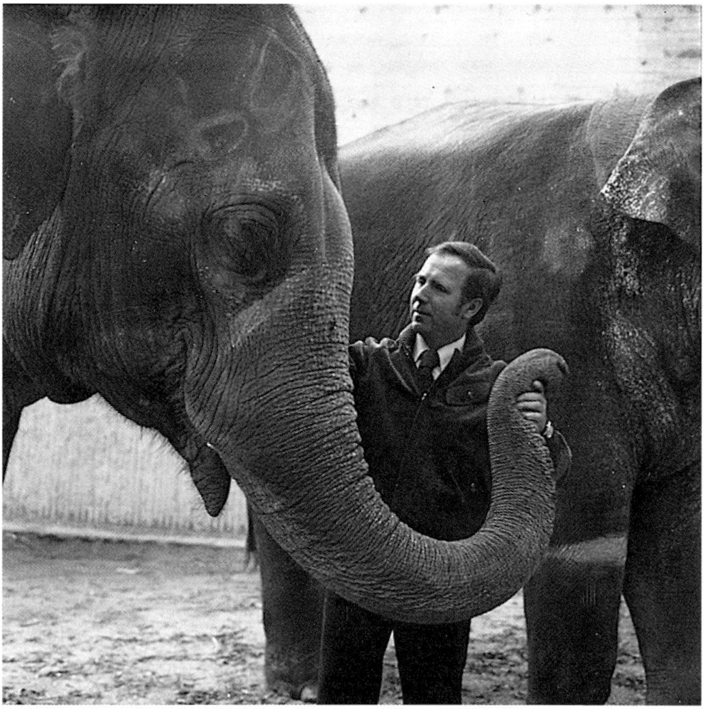

von neun bis sechzehn Jahren organisiert, die alle Schüler an der internationalen »Nijoni School of Global Consciousness« (»Nijoni-Schule für globales Bewußtsein«) in Santa Fé in New Mexico waren. Die meisten Kinder hatten schon Anfängerkurse im TTouch gehabt und wollten jetzt gerne an schwierigeren Tieren arbeiten.

Ich hatte nördlich von Santa Fé, wo sich die »Sangre de Cristo«-Berge piniengrün und voller Flüsse erheben, ein Privatgrundstück mit Sommerhaus inmitten des Waldes gefunden. Es gab ein schönes Haupthaus mit Eßraum, und für unsere Zwecke war es besonders gut, daß das Anwesen von einer Frau gepachtet war, die Kreuzungen zwischen Wölfen und Hunden aufzog und im Moment etwa dreißig Tiere hatte. Da sie weder Hilfe noch genug Geld hatte, um die Hunde auszubilden, waren die meisten von ihnen an Bäume gebunden oder lebten in Käfigen.

Kreuzungen zwischen Wölfen und Hunden können sehr schwierige Haustiere sein, und ich glaube, daß es keine gute Idee ist, sie zu züchten. In der Regel sind sie »Ein-Mann-Tiere«, die zum Streunen neigen, weshalb sie an der Kette liegen oder in Zwingern gehalten werden müssen. Für die Kinder jedoch, glaube ich, war es eine besonders gute Lernsituation – wo sonst hätten wir so viele Tiere gefunden, jemanden, der unsere Hilfe brauchte, und einen perfekten Campingplatz dazu, und das alles an einem einzigen Ort?

Also zogen wir für eine Woche los in die Berge. Die Welpen und Tiere unter drei Jahren hielt die Frau in Zwingern. Sie waren so wild, daß ich mit den Stäben hineingehen mußte, um sie erst mal so ruhig zu machen, daß man sie fangen konnte. Sobald sie dann draußen waren, reagierten die Tiere in ihrer Angst mit völliger Erstarrung (Seite 113). Damit sie sich wieder bewegten, mußten die Kinder den TTouch häufig zwanzig oder dreißig Minuten versuchen. Um sie führig zu machen, wendeten wir verschiedene Techniken an. Zwei bis drei Kinder arbeiteten gemeinsam an einem Tier: machten den TTouch , versuchten es mit Futter, streichelten es mit den Stäben und machten zum Schluß die »Reise der Brieftaube« (Seite 263) und das »Labyrinth«. Anfangs waren einige Hunde so verkrampft, daß sie nicht eher fraßen, als bis die Kinder ihr Maul eine Zeitlang behandelt hatten.

Tag für Tag beobachtete ich die Kinder, wie sie mehr und mehr vertraut wurden mit den Tieren; es war wunderbar anzusehen, wie sie lernten, vorsichtig und geduldig zu sein. Einige von ihnen arbeiteten mit einer sehr alten Hündin, die Mutter vieler der jungen Hunde. Sie war erschreckend dünn, ihr Fell war spärlich, und sie war verwirrt und zitterig. Ich dachte erst an eine neurologische Fehlfunktion irgendeiner Art.

Doch nachdem ich sie beobachtet hatte, fühlte ich, daß sie auf den Tod wartete und nur noch am Leben war, weil ihre Besitzerin sie so sehr liebte. Ich begann zu hoffen, daß sie sterben würde, solange wir noch da waren, damit wir beiden, Hündin und Besitzerin, helfen konnten, wenn der letzte Augenblick gekommen war.

Eines Tages, am Ende unserer Woche, legte sie sich hin und blieb für Stunden bewegungslos. Am nächsten Tag stand sie auf (sie war einer der wenigen Hunde, die frei herumlaufen durften), ging hinüber zum Welpenzwinger und brach dort zusammen. Acht oder neun Kinder, die mit ihr gearbeitet und sie lieben gelernt hatten, versammelten sich um sie. Sie legten ihre Hände sanft auf ihren Körper und wechselten sich im TTouch ab. Die Kinder um sich, entwich dann nach einiger Zeit das Leben still und leise. Kurz danach füllte das Heulen der Wolfshunde die Luft, die über ihren Verlust trauerten.

Ich erinnere mich an einen zwölf Jahre alten Jungen, der noch nie ein Haustier verloren hatte und jetzt über den Widerstreit seiner Gefühle sprach. Ihm war nach Weinen zumute, sagte er, aber zugleich war er auch glücklich, daß er der Hündin auf ihrem letzten Weg helfen konnte, wo sie doch schon so viele Monate gelitten hatte. Sie war körperlich tot, aber er wußte, daß er sie nie vergessen würde.

Die Furcht vor dem Tod

Viele Menschen können schwer akzeptieren, daß sie sich vor einem sterbenden Menschen oder Tier fürchten und Angst haben, ihn oder es anzufassen. Diese Furcht zuzugeben beschämt sie und gibt ihnen ein Gefühl der Treulosigkeit. Doch die Reaktion ist verständlich und eine Ur-Reaktion auf den Tod. Sterben ist meist weder eine saubere noch eine schöne Angelegenheit, und die Lebenden sind hin- und hergerissen – auf einer Seite wollen sie Zuspruch geben und doch den direkten Kontakt vermeiden.

In diesen Fällen kann der TTouch besonders hilfreich sein, wie meine Mitautorin Sybil Taylor durch eigene Erfahrung herausfand. Sybil besuchte ihre Freundin Evelyn, die in einem kleinen Appartementhaus in New York lebte, eine Art Mini-Kommune, in der jeder jeden kannte und sich, wie in einer erweiterten Familie, auch um die anderen kümmerte. Die Nachbarin im Stockwerk unter Evelyn, Robin, eine mütterliche Frau, die keinem herrenlosen Tier widerstehen konnte, ob es nun vierbeinig war oder piepste, war gerade gestorben. Sie hinterließ zwei Sittiche, eine zitterige kleine Malteser-Hundedame und eine alte Schildpattkatze mit Namen Gregory.

Die Tiere reagierten auf diesen Trauerfall körperlich. Sie verhielten sich leicht verwirrt, und Hund und Katze wurden krank. Deshalb schlossen sich die Hausbewohner zusammen und übernahmen Robins »Erbe«, indem sie sich abwechselnd um die Pflege kümmerten und den Tieren Aufmerksamkeit und Liebe zukommen ließen, bis sich Familien für sie fanden.

Gregory war die erste Katze, die die Frau besessen hatte, und über deren Pflege hatte sie sich vor ihrem Tod die meisten Sorgen gemacht. Er war ein Charakterkater, den alle im Hause kannten, ein geselliger Patriarch, der die Eingänge und Treppen zu seiner Domäne erkoren hatte und jeden

Ankömmling begrüßte. Wer darauf einging, wurde mit einer Flut heiserer Miautöne begrüßt und aufgefordert, ihn zu streicheln.

Nachdem Robin beerdigt war, ging es mit Gregory bergab. Er verlor rapide an Gewicht. Sein rechtes Ohr war stark entzündet, und er taumelte ständig, wobei er auf eine herzzerreißende Weise die Stufen hinunterfiel, die er sonst mit so viel Elan unter Kontrolle gehabt hatte. Seine Nieren funktionierten auch nicht mehr richtig, und es bildeten sich Tumore im Darm. Nur ein paar Wochen nach Robins Tod war er zu schwach geworden, um seine Zuneigung noch zeigen zu können. Nur noch Haut und Knochen, mußte ihm gut zugeredet werden, Babynahrung von einem Löffel zu nehmen.

Als Sybil ankam, wollte Evelyn dem Kater gerade seine tägliche Dosis Medizin geben und bat Sybil, ihn kurz zu halten. Gregorys Körper war ganz leicht und eckig, wie ein paar Kleiderbügel. Er kauerte sich ohne Widerspruch in Sybils Schoß zusammen, legte den Kopf gegen ihre Brust und wartete auf die unvermeidliche Pille, die man in seinen Schlund stecken würde.

Evelyn hatte eine eigene mollige junge Katze. Sie liebte Gregory, das sah Sybil, doch sie merkte auch, daß sie sich jedesmal, wenn sie ihn anfassen mußte, schuldbewußt möglichst rasch der Berührung entzog. Nach der Medizin schlug Evelyn vor, ihn in den Garten an die frische Luft zu bringen.

Hinter Evelyns Haus lag ein Garten, eine bizarre Verbindung von Stadt und Land. Unter einem Baldachin fedriger Götterbäume standen einige verblichene Klappstühle in einem Blumengewirr, wie in der Mitte eines Bouquets. An einem Ende des Gartens schwänzelten drei fette Goldfische in einer versenkten Badewanne, und durch alles führte, wie ein Anklang an das alte Rom, ein weißer Mosaikweg, der sich bei näherem Hinsehen als aus Scherben von Badezimmerkacheln bestehend entpuppte.

Die zwei Frauen setzten sich unter die Bäume, und Sybil hielt den Kater. Sie hatte das Gefühl, daß sein Lebenswille so schwach war, daß er es kaum mehr lange machen würde. Um ihm näherzukommen und etwas Gutes für ihn zu tun, fing sie an, kleine »Waschbär«-Kreise über seinen abgemagerten Körper zu machen. Und nach einem Augenblick hob er seinen Kopf, sah sie an und streckte dann seine Pfoten genüßlich nach vorne.

»Er scheint das zu mögen«, sagte Evelyn. »Ich muß zugeben, ich mag ihn nicht gerne anfassen. Es schreckt mich irgendwie ab. Ich bin ganz unglücklich darüber, aber so ist es nun mal.«

Evelyn sah einen Moment zu, dann wollte sie die Kreise selbst einmal versuchen und fand heraus, daß diese ganz spezielle Art der Berührung ihre Einstellung völlig änderte. Die genaue und positive Konzentration, die der TTouch verlangt, ließ keinen Raum für ihre instinktive Abwehr. Ihre Furcht schmolz bei diesem direkten Kontakt zu Gregory dahin.

Ein paar Tage später starb Gregory. Evelyn hatte aufgehört, ihm seine Pillen zu geben. »Man mußte ihn ja sowieso dazu zwingen. Er wurde jeden Tag schwächer, warum ihn also quälen?« sagte sie.

An seinem letzten Tag blieb Evelyn zu Hause und ging nicht zur Arbeit. Sie wollte bei ihm sein und ihn halten können und den TTouch machen, wann immer er es wollte. Stan, der langjährige Hausmeister, kam, um Greg zu sehen. Wissend, daß dies wohl sein letzter Besuch sein würde, zog Evelyn den Kater vorsichtig aus seinem Versteck unter dem Bett und drückte ihn an ihre Brust, Herz an Herz. Zuerst war er ganz schlaff, dann schnurrte er matt und streckte sich. Es war ein merkwürdiges, schwerfälliges Sichstrecken bis in die Krallen hinein, als wenn er nach etwas greifen oder irgendwo herauskommen wollte.

Stan hatte sich auch um Gregory gekümmert, zwar frei von Sentimentalität, doch mit viel Liebe. Als er ihn jetzt ansah, schüttelte er seinen Kopf und sagte: »Die Leute kaufen Tiere für ihre Kinder, und wenn diese Junge bekommen, sehen sie das Wunder der Geburt. Was ist aber mit dem Wunder des Todes?«

Nachdem er gegangen war, legte Evelyn Gregory auf ein gefaltetes Tuch in einem Karton in ihrer Nähe, damit er bei ihr sein konnte, während sie am Schreibtisch arbeitete. Seine Atmung war flach. Er lag nahezu bewegungslos, und doch war noch Leben in ihm. Am frühen Abend sah sie aus dem Augenwinkel eine plötzliche Bewegung – er streckte sein Hinterbein, als wollte er sich am Ohr kratzen, etwas, was sie ihm gar nicht mehr zugetraut hatte. Ein Stoß durchfuhr ihn, sein Kopf flog zurück, und sein letztes Lebensfünkchen schien ihm durch das geöffnete Maul zu entfliegen.

Ein paar Stunden später kamen vier Nachbarn wie auf ein Zeichen hin zusammen, unter ihnen auch Stan und Evelyn. Schweigend und ernst gingen sie in den dunklen Garten zu dem Maulbeerbusch, unter dem schon andere Katzen begraben worden waren. Und im Strahl einer Taschenlampe gruben sie Gregorys letzte Ruhestätte. Als sie ihn in das Grab legten, rollte sein ewig unruhiger, brauner Schwanz aus dem Tuch, in das er gewickelt war, und lag auf der feuchten, kühlen Erde wie eine Art von Baumwurzel.

Das Gesumme der Ventilatoren und das abendliche Geklapper des Geschirrs, das abgewaschen wurde, umgab die Gruppe, als sie ihre Hände voll Erde in das Loch warfen und auf Wiedersehen sagten. Sie standen ganz ruhig, die Arme umeinander gelegt, als ob sie durch ihre Körper den Atem, den Puls und das Leben wieder auftanken würden.

Später sprach Evelyn mit Sybil über die Erfahrung. Stan habe recht gehabt: Der Tod sei ein Wunder, und durch Gregory habe sie seine verschiedenen Stadien ohne Angst und mit Ehrfurcht erleben dürfen.

Schutz für die Tiere in der Natur: Der Weg nach Hause

Wir werden nie den Weg nach Hause finden, bis wir dem Karibu, dem Lachs, dem Luchs und dem weißkehligen Spatz ohne Arglist und ohne Verrat im Sinn ins Gesicht sehen können. Wir müssen uns nach langer Pause wieder entscheiden, welchen Weg wir gehen wollen, wie wir uns verhalten wollen. Wir müssen in unseren Handlungen gegenüber den Elementen unserer naturgegebenen Geschichte wieder ohne Tadel sein...
Was wir den Tieren antun, bekümmert uns ... und die fehlende Freundschaft zu ihnen läßt uns einen unbestimmten Verlust spüren. Wenn es möglich wäre, den Gedanken an Respekt in unserer Beziehung zu den Tieren wieder aufleben zu lassen und die Ehrfurcht vor der Vielfalt der Tierwelt, dann wäre es wie eine Erneuerung der menschlichen Spezies. Unsere Erfahrungen würden tiefer, so viel tiefer werden, wenn wir dafür kämpfen und unsere Stimmen gegen jegliche Tyrannei erheben würden.

Barry Lopez
»Renegotiating the Contracts«
Parabola magazine

Im Hügelland zwischen San Antonio und Austin machte sich eines Morgens ein Trapper an sein Tagewerk. Manchmal erledigte er Arbeit für die Bezirksverwaltung, doch an diesem speziellen Tag war sein Arbeitgeber ein Rancher. Sein Job rangierte unter der Bezeichnung »Raubtier-Kontrolle«. Er mußte die Höhlen der Koyoten, Luchse und Füchse ausfindig machen, Benzin hineingießen und alles anzünden. Danach werden die Leichen der Weibchen und Jungen herausgezogen. Dahinter steckt die Idee, mit dem Auslöschen ganzer Familien die Raubtierpopulation unter Kontrolle zu bringen.

Ein paar Tage nach dieser »Reinigungsaktion« hörte ein Mann, der mit seinen Kindern im Wald spazierenging, ein leises Wimmern, das aus einem Zederngestrüpp kam. Als er der Sache auf den Grund ging, fand er eine kleine Füchsin, die die Größe eines drei Monate alten Kätzchens hatte. Sie saß vor einem schwarzen Loch, einzige Überlebende zwischen den Leichen ihrer Geschwister. Über siebzig Prozent Fell waren weggebrannt, und der Mann nahm sie vorsichtig auf den Arm und versuchte, ihr sowenig wie möglich weh zu tun.

Sowohl die kleine Füchsin als auch der Trapper gehörten zu einem inzwischen weltweit verbreiteten Problem: dem Zusammenstoß von Interessen; auf der einen Seite der Mensch und auf der anderen Seite die Überlebensmöglichkeiten der Wildnis. Überall, wo der Mensch sich weiter ausbreitet, verlieren die Wildnis und ihre Bewohner an Boden. Hirsche äsen auf unseren Rasenflächen und fressen unsere Blumen, Koyoten werden in Parks und Vorstadt-Obstgärten gesichtet, und kleine Tierleichen finden wir auf unseren

Straßen. Tiere des Dschungels und der Steppe sind dazu gezwungen, mit dem Menschen um Leben und Land zu kämpfen.

Glücklicherweise sind sich immer mehr Menschen dieser Problematik des zwanzigsten Jahrhunderts bewußt und zeigen ihre Besorgnis. In immer mehr Rehabilitationszentren für Tiere, die rund um die Welt entstehen, lernen die Menschen, wie sie die wunderbaren Kreaturen aus Noahs Arche beschützen können, die verletzt, verwaist oder verstoßen »an ihre Tür klopfen«.

An einem dieser Orte, der »Wildlife Rescue and Rehabilitation Sanctuary« traf ich das erstemal auf die kleine Füchsin, die durch das Feuer verwaist war. Der Mann, der sie gefunden hatte, hatte sie mit nach Hause genommen und aufgezogen. Sie war zu wild, um ein wirklich passendes Heimtier abzugeben, deshalb brachte er sie in das Tierzentrum. Zu der Zeit hatte sie sich schon zu sehr an die Menschen gewöhnt und konnte deshalb nicht zurück in die Wildnis.

Solche Tiere bringen häufig Probleme mit, doch die kleine Füchsin nahm bald einen speziellen Platz in dem Zentrum ein. Sie wurde zur Vermittlerin zwischen den völlig verschreckten Füchsen, die direkt aus den Wäldern kamen, und den fremden »Zweibeinern«, mit denen sie dort das erstemal Bekanntschaft schlossen. Durch die Vermittlung des kleinen Fuchses war es möglich, daß viele ihrer Verwandten den Menschen lange genug akzeptierten, bis ihnen geholfen werden konnte und sie geheilt wurden, ohne ihre Fähigkeit, in der Freiheit zu leben, zu verlieren.

»Sie war wie ein Ruhepunkt auf halbem Weg«, erzählte mir die Gründerin und Leiterin des Tierzentrums Lynn Cuny. »Sie hat sich sogar mit einem von einem Auto angefahrenen Fuchs gepaart, und als die Jungen alt genug waren, haben wir sie mit dem Rüden in die Freiheit entlassen.«

»Wo bringt ihr sie denn hin?« wollte ich wissen, denn die Gefahr, daß sie wieder gefangen und verletzt wurden, war ja groß. »Wir haben das Glück, eine große Anzahl von ausgedehnten und geschützten privaten Revieren zu kennen«, sagte sie. Lynn, eine große Frau von kräftiger Statur, etwa Ende dreißig, hatte das Reha-Zentrum für Tiere vor vierzehn Jahren gegründet, als sie ihre Arbeit am San-Antonio-Zoo aufgegeben hatte.

»Mir wurde plötzlich bewußt, daß es eine große Population wilder Tiere auf dem Land um San Antonio herum gab: Waschbären, Opossums, Stinktiere, Füchse und viele verschiedene Vogelarten. Nur kannte sich niemand mit ihnen aus. Wenn die Leute Waschbären in ihren Abfalleimern fanden oder Stinktiere unter ihrem Haus, riefen sie entsetzt die Polizei, und die kam und erschoß die Tiere. Es mußte jemanden geben, der dagegen etwas unternehmen würde, so dachte ich, und das könnte ja auch gut ich selber sein.«

Die ersten Jahre waren magere Jahre; Lynn hielt ihre Schutzstation über Wasser, indem sie morgens von zwei bis sechs Uhr Zeitungen austrug. Wie viele andere Reha-Zentren im Land, fing sie zu Hause an und hinterließ überall ihre Telefonnummer, in Tierhandlungen, bei Tierärzten, Zoos, den Feuerwehren und Polizeistationen, bei Bezirks- und Staatsbehörden.

Das heutige »Wildlife Rescue and Rehabilitation Sanctuary« umfaßt 8,5 zusammenhängende Hektar. Dreitausend Tiere – Berglöwen, Jaguare, Timberwölfe, Koyoten, Hirsche, Luchse, Füchse, Waschbären, Opossums, Eichhörnchen, Schlangen, Fische, Vögel und »pensionierte« Zootiere – kommen jährlich durch die Eingangstore und werden von fünf Angestellten und 30 Volontären betreut. Da Lynn es schlicht unmöglich findet, auch nur ein einziges Tier zurückzuweisen, sind die Mitarbeiter manchmal überlastet und die Gehege überfüllt. Daher ist sie auf jede Hilfe angewiesen.

»Das oberste Ziel unserer Einrichtung ist es, die lebensfähigen Tiere so schnell wie möglich in die Freiheit zu entlassen«, sagt Lynn. »Tiere aus dem Zoo oder Pumas, denen die Vorbesitzer die Klauen entfernt haben, bleiben unsere ständigen Gäste.«

Lynn ist der festen Überzeugung, daß von Menschen geschädigte Tiere »mehr von uns verlangen als kleine Käfige mit Betonböden, die leicht sauberzuhalten sind.«

Die Gehege der Schutzstation unterscheiden sich von den üblichen Käfigen sehr stark. Fünfzehn Meter hohe Telefonmasten bilden die Pfähle für einen Drahtzaun um und über ein Stück Land der Größe eines Morgens. Das Ergebnis: ein Stück Natur, das auch hoch genug ist für große Eichen und im Umfang so ausgedehnt, daß es ein Gelände mit dichtem Strauchwerk, Grasflächen, Steinblöcken und auch einem Wasserlauf gestattet.

Als wir durch die Anlage gingen, zeigte Lynn mir einen Koyoten, dem ins Hinterbein geschossen worden war. Die Wunde war verheilt, doch er zeigte Verhaltensstörungen. Wenn ihn irgend etwas aufregte, lief er nicht weg, sondern drehte sich dauernd im Kreis. Lynn wollte gerne wissen, ob der TTouch das Muster durchbrechen könne, da man ihn sonst nicht freilassen konnte. Die einzige Möglichkeit, ihn zu fangen, war, ihn in eine Ecke zu treiben und eine Decke über ihn zu werfen. Er würde völlig stilliegen und in den klassischen Erstarrungs- und Ohnmachtsreflex verfallen, bewegungslos vor Furcht (siehe Seite 113).

So lag er zu meinen Füßen, die Decke über seinem Kopf, ohne jede Regung. Als ich mich neben ihn kniete, wollte ich keine Verbindung zu ihm aufbauen – er sollte ja ungezähmt bleiben –, mein Anliegen war, mit ihm auf der »Zelle-zu-Zelle«-Ebene zu korrespondieren. Die Fleischwunde, die die Kugel verursacht hatte, war verheilt, doch der Körper hatte als Antwort auf die Verletzung den verwundeten Teil vom Gehirn ausgeschlossen.

Da ich wußte, daß die direkte Arbeit an dem verletzten Bein die Negativ-Reaktion nur verstärken würde, nahm ich mir erst das gesunde vor. Erstaunlicherweise reagiert ein gesunder Teil auf der einen Körperseite positiv auf sein Gegenstück: Beeinflußt man eine Seite, überträgt es sich auch auf die andere. Der nächstliegende Vergleich wären zwei Klaviere, die nebeneinander stehen: Spielt man das eine, vibrieren die Saiten des anderen analog.

Um den Bereich zu entspannen, begann ich vorsichtig mit nur Viertelkreisen an Sprunggelenk und Oberschenkel des gesunden Beines. Sowie ich eine Antwort fühlte, ging ich zu leichten »Waschbär«- und »Liegender Leopard«-Kreisen über. Da ich jetzt den Furchtreflex durch eine akzeptable Verbindung ersetzt hatte, war der Übergang zum kranken Bein möglich. Ich arbeitete mit der gleichen Reihenfolge des TTouch und erinnerte mit den Kreisen die blockierten Zellen, daß es auch noch einen effektiveren Weg der Funktion geben würde. Ich beendete die Sitzung mit Kreisen über das ganze Bein und bog es vor und zurück. Langsam stand ich auf, um zu sehen, was jetzt geschah. Nachdem die Decke weggezogen war, sah sich der Koyote kurz um, dann sprang er auf und rannte in gerader Linie davon.

Nachdem ich die Schutzstation verlassen hatte, wurde der Koyote weiter mit dem TTouch behandelt. Da es mit ihm bergauf ging, konnte er nach einem Monat in ein zwei Hektar großes Gelände entlassen werden.

Nicht alle Tiere in der Schutzstation entwickeln sich so gut, manche behalten bleibende Schäden. Lynn bat mich auch, an einem dort lebenden Opossum zu arbeiten, das durch ein Auto verletzt worden war. Ihre Hinterbeine waren gelähmt, und sie kroch herum und zog ihre nutzlosen Beine hinter sich her. Dabei waren die Haare hinten alle abgescheuert, und das Fleisch war zernarbt und verletzt. Das arme Ding war häßlich, voller Entschlossenheit, unglaublich lieb und immer noch sehr lebendig.

Man konnte diesen Zustand nicht ändern, das wußten wir. Doch Lynn wollte gerne wissen, ob der TTouch die Beschwerden etwas lindern konnte. Am wichtigsten war ihr, der Beutelratte mitzuteilen, daß sie wichtig war, und für mich war es sehr bewegend, sie kennenzulernen. Hier gab es ein kleines Tier, das die meisten Menschen nicht nur als verletzt, sondern auch als nutzlos ansahen, und es lebte hier in einem wunderbaren natürlichen Lebensraum, wo es sich hinter Steinen und unter Büschen verstecken konnte und so geschützt war. Ich setzte mich mit ihr auf den Boden, froh, daß es kein nackter Zement war, sondern Erde, bedeckt mit weichen Kiefernnadeln.

Während ich sie auf meinem Schoß hielt, nahm ich kleine »Waschbär«-Kreise für ihre zerschundenen Beine, um einen Kontakt zwischen uns herzustellen, und brachte unsere Atmung in denselben Rhythmus. In dieser Technik, die wir »gleichschreiten« nennen, paßte ich mich zuerst ihrer Atmung an, die flach und schnell vor Angst ging. War unser Rhythmus derselbe, übernahm ich die Führung, atmete ruhiger, tiefer und langsamer und spürte, wie sie mir folgte und ihre Furcht langsam ablegte, als wenn man von kalten Stromschnellen in ein großes, ruhiges Becken schwimmt.

Nach und nach, als unsere Verständigung aufgebaut war, bemerkte ich ein ausgeprägtes Individuum, das schüchtern und liebenswürdig war und im höchsten Maße geduldig.

Bei einigen Tierarten machen wir es uns leicht und sehen nicht mehr die individuelle Natur in dem einzelnen Lebewesen, sondern werfen sie alle in einen Topf, wie zum Beispiel die Beutelratte. Und doch, als ich sie berührte, die so ruhig in meinem Schoß lag, fühlte ich die Einzigartigkeit ihres Lebens und auch des Lebens jeden Wesens. Sie war natürlich ein Opossum mit den dafür typischen runden schwarzen Augen, rauhem graubraunem Fell, empfindlichen Pfoten, und doch war sie auch einzigartig, so unverwechselbar wie ein Fingerabdruck, führte ein individuelles Leben wie jedes Gänseblümchen, jedes Pferd und jeder Mensch auch.

Lynns Schutzgebiet in Texas ist das größte in den Vereinigten Staaten, doch es gibt zwischen Ost- und Westküste noch viele andere Einrichtungen, die dieselbe Arbeit machen. In der Nähe von Rochester, im Staate New York, besuchte ich »Wildlife Rescue and Rehabilitation, Inc.«, um mit dem TTouch zu zeigen, daß Tiere beruhigt werden können und über das Trauma ihrer Gefangenschaft hinwegkommen, um dann wieder entlassen zu werden. Viele Waschbären landen an ihrer »Türschwelle«, und wenn ich mit einem dieser kugelrunden Gesellen arbeitete, benutzte ich Bleistifte und Federn als Hilfe.

Bleistifte sind für kleine Tiere, was die Stäbe für die großen sind: Sie ersetzen bzw. verlängern die Hand bei Tieren, die für den direkten Kontakt zu ängstlich oder zu aggressiv sind. Wenn man einen Bleistift benutzt, kann man am Anfang etwas mehr Kontakt als mit einer Feder herstellen. Der Vorteil ist: Dreht sich das Tier herum und beißt, trifft es den Bleistift, nicht die Hand. Ich benutze auch das Radiergummiende eines nicht angespitzten Bleistiftes, um kleine Zirkel aus der Entfernung zu machen. Gut geeignet ist es auch für Kreise zwischen den Ballen kleiner Pfoten.

Die Geschichte vom Kenyon-Bär und den Montana-Bärenjungen

Wenn man sich mit einem Tier befaßt und dabei den TTouch benutzt, entsteht eine Beziehung gegenseitigen Vertrauens und keinerlei Abhängigkeit. Das Tier behält seine Selbständigkeit und ist nicht auf den Menschen fixiert, und man wird auch nicht von dem Tier und seiner Liebe erdrückt. Statt dessen ist es eine Zuneigung, die ohne Bedingungen auskommt.

Ein wichtiges und kontroverses Thema für Zoos und Reha-Zentren ist das Problem der Bindung: Zuviel davon verdirbt das Tier für die Zoohaltung oder für die Freilassung in die Natur; bei zuwenig leidet das Tier und wird depressiv. Da ich mit Leuten aus Zoos und Reha-Zentren rund um die Welt zusammenarbeite, habe ich feststellen können, daß der TTouch eine gute Lösung für dieses schwierige Problem sein kann.

Einen besonders dramatischen Test hatten wir in Form eines fünf Monate alten Schwarzbärjungen, der bei den großen Waldbränden im Sommer 1988 in Montana verwaist aufgefunden wurde. Er trat ganz plötzlich und auf sehr ergreifende Weise in mein Leben, zusammen mit zwölf weiteren kleinen Jungbären, die im selben Feuersturm heimatlos geworden waren.

Es war eine verzweifelte Situation. Die kleinen Bären, die getrennt von ihren Müttern allein auf Straßen oder im Unterholz gefunden worden waren, waren zu Schützlingen des »Montana Department of Fish and Wildlife« geworden, doch es gab kaum Geld für ihre Unterbringung, da der Haushalt durch die alle Rekorde brechende Trockenheit und das Feuer schon zu sehr beansprucht war. Wenn nicht in kürzester Zeit ein Plan zu ihrer Rettung vorgelegt würde, müßten alle jungen Bären innerhalb von Tagen eingeschläfert werden.

Als dieses auf einer Versammlung des Wildlife Department bekanntgegeben wurde, rief einer der Mitarbeiter sofort bei Eleanor McCulley in Austin, Texas, an. Eleanor ist TTEAM-Helferin und Mitglied von »Animal Ambassadors International« (AAI), und der Mitarbeiter kannte sie von einem meiner Lehrgänge.

Die Anregung zu AAI bekam ich auf meiner ersten Reise 1984 in die Sowjetunion. Während ich mich dort aufhielt, träumte ich von einer »Stiftung des Ursprungs« ohne religiöse oder politische Zugehörigkeit.

Seitdem ist dieser Traum Wirklichkeit geworden. Animal Ambassadors International hat vierunddreißig Mitgliedsländer und unterstützt in seinem Programm eine Anzahl miteinander in Beziehung stehender Ziele: Fortschritt in dem Verständnis und der Beziehung der Arten untereinander; Kindern den Stellenwert der Tiere in unserem Leben näherzubringen; Verhinderung von Grausamkeiten an Tieren; der therapeutische Wert der Tiere für den Menschen; Verständnis für die Abhängigkeit der menschlich-tierischen Beziehung voneinander und von ihrer Umwelt, um nur einige wenige zu nennen. Natürlich ist TTEAM oft in diese Programme integriert.

Es ist daher nicht verwunderlich, daß Eleanor, als sie von dem Elend der Bärenjungen hörte, sofort an AAI dachte. Das Wildlife Department hatte versucht, die Kleinen unterzubringen, doch ihre Zeit war kurz geworden. Zu allen Schwierigkeiten kam noch, daß einer der Bären bei einem Autounfall eine Gehirnerschütterung und Folgeschäden davongetragen hatte.

Eleanor rief die entsprechende Behörde an, bat um Zeitaufschub und ließ wissen, daß AAI die finanzielle Verantwortung übernehmen würde. Es folgte eine Flut von Telefonanrufen, und am Ende willigten Dr. William Sayre, seine Frau Mary Anne und Dr. William Rush und seine Frau Joanne aus Austin, Texas, ein, das Projekt zu übernehmen und die nötigen Gelder durch Spenden aufzubringen.

Große Erleichterung – die Bären waren gerettet. Mit dieser Gnadenfrist war es den Montana-Wildhütern möglich, eine Heimat für alle Bären zu finden, mit Ausnahme des kleinen, verletzten. Er war schwach und hatte Muskelzittern in den Beinen, das sich bei Streß auf den ganzen Körper übertrug.

Deshalb kam Kenyon, wie wir ihn nannten, unter die Obhut von AAI, das »letzte Wort« bei seiner Behandlung hatten allerdings die Tierärzte Dr. Tom Beckett und sein Partner und TTEAM-Anhänger Marnie Reeder. Plötzlich wurde der ängstliche kleine Bär zum Mittelpunkt der Aufmerksamkeit eines ganzen Teams, das sich mit seiner Genesung, weiteren Entwicklung und auch eventuellen Entlassung in die Wildnis befaßte.

Dr. Beckett ist der Gründer der »Camino Viejo Equine Veterinary Clinic« in Austin. In dieser Klinik werden der TTouch und die TTEAM-Methode in den Bereichen der Diagnostik, Behandlung und Pflege angewandt. Tom und Marnie hatten schon häufig aus der Sicht von Tiermedizinern über TTEAM geschrieben und es als einen neuen Weg angeboten. Sie haben dafür von der »Humane Society of Austin und Travis County« einen Preis verliehen bekommen. Da sie auch besonders an den Problemen der Wiederauswilderung interessiert waren, haben sie die Methoden des TTouch im ganzen Land an die Rehabilitations-Mitarbeiter weitergegeben.

Kenyon wurde im Hintergarten der Familie Rush untergebracht, in einem eingezäunten Betonauslauf, in dem auch eine große Hundehütte stand, in der einmal eine dänische Dogge gelebt hatte. Der kleine Bär sah sich kurz in dieser fremden Welt um, dann rannte er zu der Hütte und blieb dort, viel zu ängstlich, um wieder herauszukommen. Wir flochten deshalb grüne Zedernäste in die Drahtteile des Zaunes, brachten Stämme und frische Blätter und bedeckten den Zementboden mit weichem Stroh. Das flache Dach des Hundehauses schien ebenfalls ein gutes Ruheplätzchen zu sein, deshalb legten wir auch oben Stroh aus und Heuballen außenherum, damit Kenyon hinaufklettern konnte, wenn er wollte.

Die Veränderung seiner Umgebung bewirkte ein wahres Wunder bei dem Bärenjungen. Er kam nicht nur aus seinem Versteck, er kletterte auch auf das Dach und fühlte sich auch nicht gestört, als ein Fernsehteam ihn filmte.

Die nächsten drei Monate arbeitete Marnie jeden Tag an Kenyons Körper. Nachts war Joanne Rush da, um notfalls zu helfen. Hörte sie ihn jammern, ging sie, ihn zu füttern, oder saß nur einfach bei ihm, um ihm Gesellschaft zu leisten; manchmal las sie ihm sogar vor. So verrückt es sich anhört, aber die menschliche Stimme und ihr Rhythmus beim Vorlesen scheinen eine beruhigende Wirkung auf Tiere zu haben.

Es war schwer, ihn nicht zum Haustier zu machen, er war so niedlich und anhänglich. Wenn er seinen wuscheligen Kopf und die Pfoten in der Öffnung seiner Hütte sehen ließ, hätte es auch eine zauberhafte Illustration in einem Kinderbuch sein können. Doch meist wird aus diesem exotischen Baby ein erwachsenes Tier mit den dazugehörigen Charaktereigenschaften und dem entsprechenden Gebiß. Traurig gefangen zwischen ihrer und unserer Welt, werden sie gefährlich. Unsere Forderung und unser Ziel war es deshalb, Kenyon in einer liebevollen und streßfreien Atmosphäre gesund werden zu lassen, die ihn aber nicht binden sollte.

Jungbären müssen die ersten zwei Jahre eng bei ihrer Mutter bleiben. Durch eine Trennung werden sie orientierungslos und neigen zu neurotischem Verhalten, wie stereotypem Hin- und Herlaufen oder dauerndem Lecken der Füße und anderen zwanghaften Verhaltensweisen. Das Fußlecken scheint eine Ersatzhandlung für den Milchtritt zu sein; durch ihn wird der Milchfluß angeregt, und die Pfoten werden animiert, etwas zu tun.

Um diese Angewohnheiten zu unterbrechen, arbeitete Marnie mit dem TTouch an Kenyons Körper und legte außerdem leichte Stangen aus Plastikrohren in seinen Auslauf, um das Hin- und Hergehen zu beenden. Marnie stellte ihre Therapien vor: »Als er zuerst hier ankam, konnte man ihn natürlich nicht einfach greifen«, sagte sie. »Wir nahmen am Anfang die Stäbe und machten kleine Kreise mit dem Knauf, um dann langsam die Hände am Schaft hinabgleiten zu lassen, dann konnten wir ihn mit den Fingern berühren.«

Wenn er mit seinem Hin- und Hergehen anfing, unterbrach Marnie seine Stereotypie, indem sie die Rohre in seinen Weg legte, damit er sie überklettern mußte. Als Bestätigung berührte sie ihn mit zwei Stäben auf beiden Körperseiten. Bevor die Arbeit mit ihm aufgenommen wurde, zuckte aufgrund der neurologischen Störung eines seiner Hinterbeine unkontrollierbar nach einer Seite, und die Vorderbeine waren nicht parallel ausgerichtet. Nach ein paar Wochen mit den Rohren und der Arbeit am Körper bewegte er sich mit perfekter Grazie und war sehr kräftig geworden.

Schon am Anfang von Kenyons Aufenthalt kam ich, um die Behandlungsmethoden mit Marnie und Tom abzusprechen. Marnie hatte das Maul und die kleinen scharfen Zähne bis jetzt ausgespart, genauso wie die krallenbewehrten Pfoten, doch wenn seine Genesung wirklich fortschreiten sollte, mußte Kenyon uns wesentliche Berührungen in diesen Bereichen erlauben. Ich wollte, daß er lernt, vorsichtig mit Menschen umzugehen, wie auch, daß er in der Feinmotorik unterscheiden lernte, die dargebotene Hand zu quetschen oder sie vorsichtig zu berühren oder seine Pfote hinzuhalten, einmal mit »gezückten« Krallen und dann mit Krallen, die eingezogen sind.

Will ein Bär etwas untersuchen oder jemanden freundlich begrüßen, »tastet« er es oder ihn mit dem Maul ab, und Kenyon konnte natürlich nicht wissen, daß das für uns schmerzhaft sein könnte. Meine Arbeit an seinem Maul begann ich mit zwei kurzen, sechzig Zentimeter langen Schläuchen, um ihn am Beißen zu hindern. Immer, wenn er es versuchte, schützte ich mich mit den Schläuchen oder legte meine Hände übereinander, so daß er sie nicht mit seinem Maul umschließen konnte. Nachdem er sich an die Schläuche gewöhnt hatte, strich ich ihm sanft unter dem Kinn entlang, den Hals herunter bis zur Brust, wobei ich beide Schläuche gleichzeitig einsetzte, um das Verhaltensmuster »Widerstand« zu durchbrechen. Ich legte dann einen Schlauch beiseite und berührte ihn unter dem Kinn und an den beiden Seiten der Kinnlade sowohl mit der Rückseite meiner Hand als auch mit dem anderen Schlauch. Als er sich auch daran gewöhnt hatte, nahm ich nur noch meine Hände, wobei ich meine Finger leicht nach innen krümmte, so daß ich ihn mit den Knöcheln in denselben Bereichen bearbeitete.

Kenyon fühlte sich auch bedroht, wenn man sich seinen Ohren näherte, doch dieser Bereich ist ja für den TTouch besonders wichtig. Also arbeitete ich mit einer Hand an seinem Maul und am Kinn, was er ja inzwischen mochte, und mit der anderen an den Ohren, und bald akzeptierte er auch diesen Kontakt.

Als wir unsere Sitzungen begannen, verhielt er sich wie für ihn typisch: Er lag in seiner Hütte, und nur sein Kopf und die Vorderpfoten sahen heraus. Deshalb setzte ich mich einfach vor ihn und begann. Nach der dritten Fünfzehn-Minuten-Sitzung kam plötzlich seine warme, trockene Nase hoch und erforschte vorsichtig mein Gesicht.

Ich hielt ganz still, und zu meiner absoluten Überraschung erfuhr ich eine besonders liebe und feine Demonstration seines Vertrauens, das er nun fühlte: Zuerst berührte er ganz vorsichtig meine geschlossenen Augen, um dann mit der Präzision eines Uhrmachers meine Wimpern zwischen seine Zähne zu nehmen und ganz, ganz vorsichtig daran zu zupfen, zuerst ein Auge, dann das andere. Er machte es so langsam, als wollte er mir versichern und sagen, ich brauchte keine Angst zu haben. Dieser Augenblick mit dem kleinen Bären gehört zu den ergreifendsten Begebenheiten mit Tieren in meinem Leben (siehe Foto S. 206).

Als nächstes »behandelten« Kenyon und ich das Thema, wie er seine Pranken im Umgang mit Menschen einsetzen sollte. Als Anfang hielt ich weiterhin eine Hand unter sein Kinn, wo er den Kontakt nun liebte, die andere Hand fuhr seine Beine herunter bis zu seinen Pfoten. Bären haben ihre Krallen reflexartig ausgefahren, wenn sie etwas ertasten – ein Grund für die Entfernung der Krallen, wenn sie in Gefangenschaft sind oder im Zirkus auftreten. (Das Entfernen der Krallen ist in der Schweiz und in Deutschland verboten. – Anmerkung der Übersetzer.)

Es entsetzt mich, wenn ich sehe, wie im Zirkus mit Bären umgegangen wird. Sie werden als Jungbären geholt, bekommen einen Maulkorb, die Krallen werden entfernt, und sie müssen Kunststücke lernen, die ihnen mit brutalen Methoden der körperlichen Strafe und Belohnung beigebracht werden. Natürlich muß man im Umgang mit Tieren, wie einem Bären zum Beispiel, Vorsicht walten lassen und seine Gefährlichkeit berücksichtigen, doch meine langjährige Erfahrung mit Tieren hat mir gezeigt, daß Gewalt nicht nötig ist, und ich habe die große Hoffnung, daß wir von der Einstellung wegkommen, Gewalt anwenden zu müssen.

Wenn ein Bär seine Pfote ausstreckt, um zu spielen oder nach etwas zu greifen, krümmt er die Pfote, und die Klauen kommen automatisch heraus. Jedesmal also, wenn Kenyon seine Pfote ausstreckte, würde ich sie nehmen und flach halten, um ihm zu zeigen, wie die Klauen eingezogen bleiben können und wie sich das anfühlt. Ich bewegte die Pfote, um ihm zu demonstrieren, wo der Unterschied mit aus- oder eingefahrenen Krallen liegt. Dann hielt ich die Pfote leicht in einer Hand und arbeitete mit TTouch-Kreisen auf und zwischen den Ballen. Nach einer Weile legte er seine Pfote ganz vorsichtig mit eingezogenen Krallen auf meine Hand.

Genau wie beim Maul, begriff er nach ein paar Sitzungen, was ich von ihm wollte und wie er sich verhalten mußte, damit die Menschen sich mit ihm verständigen konnten.

Nach drei Monaten im Hintergarten der Rushes waren aus dem liebevollen, pausbäckigen Babybären-Charme die sprunghaften Eskapaden eines Heranwachsenden geworden. Kräftig und gesund, war er seinem Hundehüttenquartier entwachsen, und ihn stach der Hafer, genau wie bei einem jungen Pferd. Es war offensichtlich, daß seine Zeit gekommen war, in die Wildnis zurückzukehren.

Wir stellten auch erfreut fest, daß er zwar unter unserer Obhut prächtig gediehen war, sich jedoch an niemanden gebunden hatte und wir die nächste Phase starten konnten, die nur noch halb am Haus sein und ihn auf das Leben in Freiheit und die eigene Jagd nach Futter vorbereiten würde.

Viele Menschen glauben, es sei ganz einfach, einem Tier die Freiheit wiederzugeben, man müsse es nur irgendwo in der Wildnis aussetzen. Doch das funktioniert so nicht. Wenn der Mensch einem Tier Schutz und Futter gibt, vergißt das Tier seine Jagdinstinkte. Sie müssen vor dem Schritt in die Freiheit erst wieder angelernt werden.

Im »Wildlife Rescue and Rehabilitation Sanctuary« nahe San Antonio beaufsichtigte Marnie den Bau eines großen Geheges, das fest genug eingezäunt war, um das inzwischen neun Monate alte Bärenjunge aufzunehmen. Drei Monate sah Kenyon keinen Menschen. Während er schlief, wurde das Futter für ihn versteckt, und in einem künstlichen See wurden Fische ausgesetzt. Nach dieser Zeit war er stark und selbständig geworden, ein wilder Bär.

Er wurde nach Montana zurückgeflogen, wo die Abteilung Wildreservat ihn aussetzen wollte. Unglücklicherweise fand man keinen geeigneten Platz, und während ich diese Zeilen schreibe, sind wir immer noch auf der Suche nach einer Heimat für Kenyon. Nur leider arbeitet die Zeit gegen ihn; das Reservat hat keine Möglichkeit, ihn in einer ursprünglichen und unabhängigen Umgebung zu halten, und jeder Tag länger in Gefangenschaft bringt ihn um seine Fähigkeit, die Freiheit zu überleben.

Wie Kenyons Fall zeigt, hören die Probleme der Rehabilitation nicht auf, wenn das Tier in der Lage ist, in seine natürliche Umgebung zurückzukehren. Ein Tier, das wieder zweckmäßig untergebracht ist, aber potentiell gefährlich sein kann, wird eine Menge rechtlicher und anderer Probleme aufwerfen. Viele Aufseher in Wildparks und Reservaten sind der Meinung, daß von Hand aufgezogene Tiere ein Risiko für den Menschen sind. Diese Tiere sind natürlich freundlich und ohne Angst, wenn sie dem Menschen begegnen, doch wenn sie um Futter betteln und keines bekommen, können sie aggressiv werden.

Das Dilemma in den Parks liegt nicht nur im Verhalten der Bären, sondern auch in dem der Menschen. Weil uns das Verständnis und die Kenntnisse fehlen, stellen wir Abhängigkeiten her, die schließlich »ins Auge gehen«. Wir füttern ja schließlich auch, selbst wenn Schilder uns bitten, es nicht zu tun. Wir ermutigen sie, an den Straßen zu betteln, so daß wir ihre »süßen« Verhaltensweisen mit unserer Kamera festhalten können. Sie sehen so harmlos aus, wenn sie da stehen, wie riesige lebende Teddybären. Ich hörte sogar von einem Mann, der aus seinem Auto stieg und versuchte, sein Baby dem Bär auf den Rücken zu halten, um ein Erinnerungsfoto zu machen. Wenn sie sich dann nicht mehr wie Teddys verhalten, merken wir plötzlich und manchmal auf sehr grausame Weise, welche Probleme wir geschaffen haben.

Die Menschen dringen langsam in die Lebensräume der Bären vor und bringen durch ihre sorglose Müllagerung die Bären in eine gesundheitsschädliche und potentiell gefährliche Abhängigkeit hinein. In Gebieten wie Neu Mexiko, wo die immer näher kommenden Menschen und die anhaltende Trockenheit die Bären gezwungen haben, aus ihren Bergen herunterzukommen, siedeln die Wildhüter sie um und bringen sie in andere Landesteile, die dann wiederum mit Bären übervölkert sind. Ein Ausweg aus diesem Dilemma ist schwer zu finden, doch je mehr wir unsere eigene wichtige Rolle in dieser Gleichung begreifen lernen, desto eher werden sich auch Antworten zeigen. Wir müssen uns nur die Mühe machen.

Afrikas Tierwaisen

Kurz nach der Rettung der »Dreizehn von Montana« bekam ich einen Anruf von Carolyn Bocian, zu dem Zeitpunkt Zoowärterin in der Menschenaffenabteilung des »National Zoological Garden« in Washington. Wir hatten oft über ihren Traum, eine Art »Genesungszentrum«, gesprochen, und zwar für aus Laboratorien entlassene Affen. Und nun erzählte sie mir von einer Schimpansen-Rettungsaktion in Zambia, die dringend Hilfe brauchte.

Das englische Ehepaar David und Sheila Siddle, beide Mitte sechzig, lebte seit vierzig Jahren in Afrika. Sheila kam als junges Mädchen mit ihren Eltern, und David arbeitete erst als Ingenieur, später wechselte er dann und wurde Viehzüchter in Zambia. Über die Jahre stellten sie mit wachsender Besorgnis fest, wie Afrikas unberührte Landstriche immer mehr von Siedlungen eingekreist wurden und der Handel mit Baby-Schimpansen zu einem florierenden Geschäft über den ganzen Kontinent gedieh.

Die Wilderer, selbst häufig in tiefer Armut lebend, waren verärgert wie auch verwirrt über die neuen Schutzgesetze, die ihre alten Jagdrechte abgeschafft hatten. Sie erschossen oder vergifteten die erwachsenen Schimpansen, um dann die verwaisten Babys an den gut zahlenden internationalen Wildtier- und biomedizinischen Forschungsmarkt zu verkaufen.

In ihrem Kampf gegen die Wilderer holten die afrikanischen Regierungen viele dieser Babys zurück. Sie einfach in der Wildnis auszusetzen war jedoch ihr sicherer Tod, oder sie wurden wieder gefangen. Deshalb gründeten die Siddles 1983 die »Chimfunshi Wildlife Orphanage«, eine der wenigen Einrichtungen für Schimpansen in Afrika, die eine Zuflucht für die kleinen Waisen bereithielt.

Ohne den Platz bei den Siddles hatte das Rückführungsprogramm der Regierung keine Möglichkeit, die Schimpansen unterzubringen, erzählte mir Carolyn Bocian und auch, daß David und Sheila Probleme hatten, ihr Projekt zu finanzieren. Sie brauchten Gelder, um ihren Betrieb weiterzuführen. Außerdem mußte eine große Außenanlage fertiggestellt werden, in der die Waisen als soziale Gruppe leben konnten.

Drei Tage nach meinem Gespräch mit Carolyn gingen mir die Siddles und ihre Schimpansen immer noch nicht aus dem Kopf. Ich saß gerade an einem Brief, in dem ich sie um mehr Informationen bat und die Idee eines »Schimpansen-Adoptions-Programms« erläuterte, das in unserem TTEAM-Newsletter veröffentlicht werden sollte, als ein anderer Anruf kam. Es war Harriet Crosby, Gründerin und Leiterin des »Instituts für Sowjetisch-Amerikanische Beziehungen«.

»Das Institut läuft ausgezeichnet«, sagte sie mir, »ich habe etwas Zeit, wenn du irgendeine Reise planst, die etwas mit Tieren zu tun hat, ich käme gerne mit.« Hier war sie also, die gute Nachricht für die Siddles. Wenn wir sie besuchen würden, könnte Harriet durch ihre Beziehungen vielleicht eine Subvention zu ihren Gunsten herausschlagen.

»Wie wäre es mit Zambia?« fragte ich sie. »Wir könnten eine Waisenstation für siebzehn Schimpansen besuchen.« Und Harriet, scharfsichtige Abenteurerin, die sie nun mal war, fing praktisch schon an, ihre Tasche zu packen, bevor sie den Telefonhörer aufgelegt hatte.

Die abgelegene Farm der Siddles in Nord-Zambia zu finden war fast so schwer, wie die Quellen des Nils ausfindig zu machen, doch irgendwie schafften wir es. David und Sheila waren erleichtert, als sie uns sahen. Sie wußten, daß wir auf dem Weg waren, aber sie hatten den Kontakt zu uns verloren, da es kein Telefon gab und das Telegraphenamt wegen der Weihnachtsferien geschlossen war.

Meine Notizen der ersten Tage lauten:

> Unter einem langgezogenen Strohdach sitzen wir an einem Tisch bei kaltem Bier. Der Blick ist überwältigend und geht über eine flußdurchzogene Ebene mit einigen Hektar Grasland, die vom Wald eingerahmt ist, soweit das Auge reicht. In der Regenzeit tritt der Fluß über seine Ufer, und die Ebene ist überschwemmt. Eine Rasenfläche zieht sich vom Sitzplatz bis zu einem Gehege, in dem zwölf verwaiste Paviane hoffnungsvoll auf ihre Freiheit warten.

Zur Rechten liegt das Haus, und dort befinden sich auch die siebzehn Schimpansen. Als wir sie besuchen, werden wir gewarnt, unsere Biergläser außer Reichweite zu halten, da sie es lieben, danach zu greifen.
Die neun jüngsten Schimpansen sind an der Außenseite des Hauses untergebracht, die älteren innen in einer Drahteinzäunung, die die ganze Wand des Wohnraumes einnimmt. Sie sind freundlich, reichen ihre Hände durch den Draht, um nach unseren zu greifen. Coco streckt ihre flinken Finger in meine Tasche und grabscht nach meinem Geld. Sheila kann es gerade noch retten. Sandy ist vier Jahre alt und hat eine Erkältung. Ich bearbeite sein Ohr, und er lehnt sich gegen den Draht und hält mir sein Ohr hin.
Wenn ein Schimpanse krank ist und noch jung genug für eine Windel, kann er zu Sheila und Dave ins Bett. Wenn nicht, schläft Sheila im Stroh bei ihm.
Siebzehn Uhr: Patrick, der Wärter aus Zambia, der sich seit fünf Jahren um die Schimpansen kümmert, hat Feierabend, Sheila und David füttern jedem seine Portion gekochten Getreidebrei mit Gemüse und Knoblauch. Alle Schimpansen sind sehr freundlich und nehmen ihr Futter ohne Rangelei entgegen.
Siebzehn bis achtzehn Uhr: Da alle Schimpansen um diese Uhrzeit zum Ausbruch neigen, muß David um die Gehege gehen und die Drähte sorgfältig überprüfen. Wir gehen einen Bereich von 0,28 Hektar Einzäunungen ab. Nur das Tor, die Käfigabteilungen und die elektrischen Drähte müssen noch fertiggestellt werden. Das Gebiet ist schön bewaldet und überall mit Gras bedeckt. Eine sehr hohe Mauer umgibt alles, über drei Meter hoch. Der Stromdraht für die Spitze ist geplant, sowohl um die Wilderer draußen wie die Schimpansen drinnen zu halten. In etwa eineinhalb Metern Höhe soll noch ein Stromdraht gezogen werden, denn nach Davids Meinung tendieren die Schimpansen dazu, Zweige und Äste gegen die Mauer zu lehnen, um daran hochzuklettern. Damit sie nicht erst ganz oben auf den Draht treffen und sich beim Herunterfallen verletzen, soll der Draht weiter unten sie schon gleich vom Versuch abhalten.
Wir kehren zurück und sitzen draußen am Tisch im Dämmerlicht. Sheila ist am TTouch interessiert, nicht nur für die Tiere, sondern auch für die Menschen. Sie behandelt alle Zambianer der zur Farm gehörenden Siedlung, ein Dorf mit zweihundertfünfzig Männern, Frauen und Kindern, für die die Siddlers die Verantwortung haben.
Ein Fast-Vollmond erhellt die afrikanische Nacht. Zum Essen gehen wir ins Haus und machen uns fertig für die Nacht. Da der Generator nachts ausgeschaltet ist, waschen wir im friedlichen Licht der Kerosinlampen das Geschirr ab.
Der Wecker soll um sechs Uhr klingeln, damit wir Patrick und die jüngeren Schimpansen auf ihrem Weg in den Dschungel begleiten können. Jeden Tag gehen sie für sieben Stunden hinaus zum Laufen, Spielen, in die Bäume klettern, Früchte essen und sich einfach nur wohlfühlen. Sheila schlug vor, auszuschlafen und dann hinunterzugehen, doch wir sind um die halbe Welt gereist, um hierher zu kommen, und wie Moshe Feldenkrais zu sagen pflegt: »Schlafen kann ich, wenn ich tot bin.«

Am Morgen brechen Harriet und ich mit Patrick, den neun Schimpansen und Mark und Tracy, zwei jungen englischen freiwilligen Helfern, die erst kürzlich in Chimifunshi eingetroffen sind, in den Wald auf. Mark hatte schon im Zoo als Freiwilliger bei den Schimpansen gearbeitet, doch Tracys Kenntnisse beschränkten sich bis jetzt hauptsächlich auf Schafe, Hütehunde und Pferde. Von Anfang an war sie etwas nervös, und das war es vielleicht, was die auftauchenden Probleme begünstigte.

Mit einigen Schimpansen auf unseren Hüften und anderen, die um uns herumtollten, machten wir uns auf den Weg. Das Sonnenlicht flutete zwischen den hohen Bäumen, die in großen Abständen im hohen, saftigen Gras standen. Sandy, Tara, Tober, Jane, Donna, Rita, Cora, Boo Boo und Coco, das neunköpfige »Jungteam«, verteilte sich zu beiden Seiten des Weges. Sie liefen zu den riesigen orangefarbenen Pilzen, die überall wuchsen, und schlürften das Regenwasser, das sich in ihren gebeulten Hüten gesammelt hatte. Sie kletterten die Bäume hoch, um Früchte und Nüsse zu pflücken, und spielten Fangen, dabei rannten sie die sieben Meter hohen Ameisenhügel, die es überall gab, rauf und runter, gigantische Ameisenstädte unter Tonkuppeln. Nach dreißig Minuten stoppten wir auf einer Lichtung, um eine Pause zu machen.

Doch ich muß mich verbessern, wir *dachten*, wir könnten eine Pause machen, nicht so die Schimpansen, die den Spaß fortsetzten, Äste über uns schüttelten, daß es regnete, Hängematten in den Baumwipfeln bauten und uns einluden, mit ihnen »kitzeln« zu spielen. Harriet und ich waren völlig gefangen und angesteckt von der übermütigen Ausgelassenheit und wurden gezwungen, ihr Lieblingsspiel mitzumachen, also schwangen wir begeisterte Schimpansen an ihren Armen und Beinen um uns herum.

Dann jedoch, mit der Plötzlichkeit eines tropischen Sturms, änderte sich die Stimmung. Die englische Besucherin Tracy und ich hatten uns auf einen Baumstamm gesetzt, als der Spaßvogel Donna herbeigeflitzt kam und nach unserem Rucksack griff. Tracy schrie und machte einen Satz Richtung Gepäck, was wiederum Tober verärgerte. Da er glaubte, Donna werde angegriffen, kam er beschützend angerannt und biß Tracy in die Wade.

Tracys Gesicht wurde weiß vor Schreck, und auf ihrem Bein erschienen zwei blaue Löcher. Ihre Wade begann, unkontrolliert zu zucken. Sie hatte offensichtlich Schmerzen, doch die Wunde blutete nicht. Harriet bearbeitete Tracys Ohren gegen den Schock, und ich begann erst mal, am anderen Bein zu arbeiten, um die Angst abzubauen (siehe Seite 140). Ich ging dann zu dem verletzten Bereich über, begann, in einem Kreis von fünfzehn Zentimetern Abstand »Liegender Leopard«-Kreise zu machen, näherte mich schließlich der Wunde bis auf zwei Zentimeter und wechselte zu »Waschbär«-Kreisen. Nach fünfzehn Minuten waren die Schmerzen mindestens zur Hälfte zurückgegangen, und die Wunde hatte sich vor unseren Augen sichtbar verkleinert.

Nach dreißig Minuten waren die Zahnabdrücke mit leichtem Schorf bedeckt und nur noch ein Viertel so groß wie am Anfang. Und die Schmerzen waren ganz verschwunden.

Für mich war dieser Vorgang nicht neu. Wenn man eng mit Tieren zusammenarbeitet, ist die Möglichkeit eines Bisses immer gegeben. Wenn man gebissen wird, muß man die Wunde zuerst mit einem Desinfektionsmittel reinigen und dann mit dem TTouch anfangen, jedoch nicht direkt auf der Wunde, sondern so, wie ich es bei Tracy gemacht habe, außen herum. Bei Tierbissen besteht immer die Gefahr einer Infektion, deshalb ist es wichtig, die Wunde so schnell wie möglich zu reinigen. Doch es kann eben auch sein, daß es keine geeigneten Erste-Hilfe-Mittel gibt; wir haben dann sehr erstaunt festgestellt, daß in neun von zehn Fällen, wenn der TTouch sofort angewandt wird, keine Schwellung oder Infektion entsteht. Sind Antiseptika vorhanden, müssen diese jedoch immer zuerst benutzt werden.

Als wir am Abend durch den Wald nach Hause gingen, war der Biß an Tracys Bein auf dem Wege der Besserung, nicht jedoch die psychische Wunde. Patrick war böse mit Tober, und Tracy war in der Nähe der Schimpansen angespannt und nervös.

Der zweijährige Tober wurde als Jungtier gefangen und an eine amerikanische Familie verkauft, die ihn mit der Flasche aufzog. Als sie merkten, daß er zu groß wurde und sie ihn nicht mehr kontrollieren konnten, gaben sie ihn an die Siddles ab. Er mußte mit mehr Dingen klarkommen als die anderen Schimpansen, denn er wollte ja nicht nur die menschliche Liebe und Aufmerksamkeit, sondern auch ein Teil der sozialen Gruppe sein, die die Schimpansen bildeten.

Ein anderer junger Schimpanse, Charlie, hatte ähnliche Probleme. Er benahm sich perfekt gegenüber den Siddles und Patrick, doch er reagierte böse auf Besucher, die sich im Schimpansenverhalten nicht auskannten. Das Resultat war, daß er eingesperrt werden mußte. Harriet und ich waren sehr besorgt, daß dieses Schicksal auch Tober blühen könnte. Wir beschlossen, Tober und Tracy zusammenzubringen.

Die Möglichkeit bot sich dann ziemlich schnell und auf dramatische Weise. Zwei Tage später – Tracy und ich hatten morgens zuerst mit einer dreijährigen Stute gearbeitet – spielten und aßen die Schimpansen bereits, als wir bei ihnen im Wald eintrafen. Und wieder war es Donna, die die Aktion einleitete. Sie kam herbeigerannt, um uns zu begrüßen, Tober direkt hinter sich. Tracy hatte sich von dem Vorfall von vor zwei Tagen noch nicht ganz erholt, und als sie die Schimpansen auf sich zustürzen sah, trat sie unbewußt zurück und richtete sich steif vor Furcht auf. Für Schimpansen bedeutet diese aufrechte, starre Haltung Ärger und Gefahr, und Tober dachte erneut, daß Tracy Donna etwas tun wollte. Wie ein Blitz stürzte er deshalb vor und biß Tracy in den Oberschenkel.

Diesmal wurde es Patrick zuviel. Er griff nach einem Stock und jagte Tober davon, wobei er ihn laut in Zambianisch anschrie. Tober suchte sein Heil in der Flucht, doch einmal drehte er sich herum wie ein Kind, das trotzig ist, fuchtelte mit den Armen und bleckte die Zähne. Das machte Patrick nun wiederum so wütend, daß er den Stock nach Tober warf und ihn hart in die Seite traf, was den Schimpansen schließlich unter Protestgebrüll und voller Angst den nächsten Baum erklettern ließ.

Patricks Wut war schlimm für Tober. Alle Schimpansen hatten einen Riesenrespekt vor dem großen, beeindruckenden Zambianer und sahen in ihm ihren Rudelführer, »Big Daddy« und Superalpha, alles in einer Person. Wieder bearbeiteten Harriet und ich sofort die Wunde und Tracys Ohren. Nach einer halben Stunde hatte sie sich beruhigt, und Tober kroch von seinem Baum herunter. Er war todunglücklich, hing in unserer Nähe herum wie ein kleines Kind, das etwas ausgefressen hat und möchte, daß man ihm vergibt und es wieder aufnimmt; doch Patrick ließ ihn nicht in unsere Nähe kommen. Schließlich überzeugten Harriet und ich ihn, daß es für uns alle wichtig sei, dem Schimpansen die Gelegenheit zu geben, sich zu nähern.

Aber Tober war völlig durcheinander von den Ereignissen. Er sah uns aus großen Augen an, hin- und hergerissen zwischen der Furcht vor uns und seinem Wunsch, wieder in der Gruppe aufgenommen zu werden. Es brauchte fünfzehn Minuten, ihn zu überzeugen. Meine Erfahrungen mit Menschenaffen haben mir gezeigt, daß man eine niedrigere Haltung einnehmen muß als sie selber, ihnen den Rücken zudrehen muß, um ihnen deutlich zu zeigen, daß man sich ihnen in friedvoller Absicht nähert; dazu gehört auch, sich zu bürsten oder in ihrer Gegenwart zu essen.

Um Tober also wieder auf uns einzustimmen, ging ich auf Hände und Knie herunter und kroch umher, drehte ihm manchmal den Rücken zu, während Harriet in der Nähe im Gras lag und Sandy bürstete. Wie auch bei anderen Tieren, die Angst haben, kann direkter Augenkontakt bei Schimpansen als Bedrohung wirken; also sah ich nach unten. Wenn ich den Schimpansen ansah, ließ ich meinen Blick weich und unbestimmt werden.

Schließlich schlüpfte Tober schüchtern zu mir und ließ sich mit Kreisen und Fellzupfen anfassen. Als nächste Stufe mußten Tober und Tracy dazu gebracht werden, nebeneinander zu sitzen. Als das geschafft war, brachten wir Tracy dazu, Tober mit »Liegender Leopard«-Zirkeln und dem »Lecken der Kuhzunge« (siehe Seite 233 und 242) zu bearbeiten, beides TTouch-Kreise, die sowohl für den Geber als auch für den Empfänger besonders angenehm sind.

Langsam baute sich die Furcht zwischen ihnen ab. Tober kletterte in Tracys Schoß und legte seine Arme um ihren Hals, als wollte er sagen, daß er ihr nicht weh tun wollte. Am Ende des Tages war Tracy zu seiner besten Freundin aufgestiegen, und er lief in ihre schützenden Arme, wenn eine Schlange ihn erschreckte. Es war ihre Hand, die er auf dem Weg nach Hause hielt.

Nachdem Harriet die Situation der Siddles mit eigenen Augen gesehen hatte, war es ihr möglich, das Fundament zu einer Stiftung zu legen, nicht nur um die Gehege der Schimpansen fertigzustellen, sondern auch für eine neue Küche für Sheila, die es satt hatte, für siebzehn Schimpansen und zehn Menschen in einem drei mal drei Meter großen Raum zu kochen.

Aber was wird aus dem Chimfunshi-Schutzgebiet, wenn die Siddles dort nicht mehr sind? Und wie kann ihr Traum von einem 80 Hektar großen Reservat jemals in einem Afrika realisiert werden, dessen Tiere so viel Gewalt, einer so ungewissen Zukunft und so konfliktbeladenen Traditionen ausgesetzt sind? Wie soll ein Wilderer, der für ein abgeliefertes Tier ein Jahresgehalt bekommt, verstehen, daß die Gefangennahme oder das Töten eines Elefanten, Schimpansen oder Gorillas eine Tragödie sein soll? Wie sollen Menschen, die am Verhungern sind, begreifen, daß die Erhaltung einer Art auch eine Frage ihres eigenen Überlebens und des Überlebens ihrer Kinder ist?

In den letzten Jahrzehnten haben wir uns auf ein ökologisches Desaster zubewegt, und es gibt viele Stimmen, die sagen, daß es schon zu spät ist, die Zeit für uns und die anderen Mitbewohner dieser Erde zurückzudrehen. Buckminster Fuller nennt uns aus diesem Grund auch »das Raumschiff Erde«.

In Anbetracht dieser ungewissen Zukunft frage ich mich auch selber, ob der Aufwand an Zeit, Geld und Mühe berechtigt ist, der uns eine kleine Bande von Schimpansen in Afrika oder einen einzelnen Bären in Montana retten läßt. Die Vielfalt und Größe der notwendigen Änderungen überwältigt mich manchmal, wie es wohl anderen Menschen auch geschieht. Aber es taucht auch der Gedanke auf, daß – wie Tropfen in einem Ozean – jedes Individuum, jede Familie, jede Gruppe ein Teil des Lebens auf der Erde darstellt. Und wenn wir als einzelne versuchen, eine Änderung herbeizuführen, zeigt jeder von uns, was für alle möglich ist.

Ich glaube, wenn wir unsere Herzen für die Tiere öffnen, uns um sie sorgen und soviel wie möglich für sie tun, wird dieses Handeln, wie eine Welle, jeden auf der Erde ansprechen und das ineinander verwobene und untrennbare Netz von Steinen, Pflanzen, Tieren und Menschen, das wir unser Zuhause nennen, beeinflussen.

Und ich glaube, daß jeder einzelne von uns eine Änderung herbeiführen kann.

Wie es gemacht wird: Ein illustrierter Führer durch die Techniken und Begriffe

TTEAM: TEAM war ursprünglich die Abkürzung für »Tellington-Jones Equine Awareness Method«. Das war der Name für das Trainingssystem und die Körperarbeit für Pferde und Reiter, die ich über viele Jahre entwickelt hatte. Als ich nach meinen Feldenkrais-Studien fortfuhr, die speziellen Möglichkeiten am Pferdekörper zu erforschen, entwickelte sich der TTouch. Wir fanden, daß der TTouch sowohl für sich als System bestehen bleiben konnte, aber auch zum integrierten Teil der Arbeit gehörte, die wir TEAM-Arbeit genannt hatten. Um nun deutlich zu machen, daß der TTouch zu TEAM gehörte, ein Teil davon war, fügten wir das Extra-T dazu, also TTEAM.

Und als wir die TTEAM-Methoden auch auf Hunde und Katzen und Kühe und Bären und viele andere Tierarten übertrugen, nahmen wir noch eine andere Definition dazu: die »Tellington-Jones Every Animal Method« (die Tellington-Jones-Methode für jedes Lebewesen). Natürlich repräsentiert der Name das Ziel unserer Arbeit, daß man ein Team werden soll mit seinem Tier, mit Spaß, Verständigung und Mitarbeit, so wie das Wort »Team« es ausdrückt.

Zur Zeit wird das TTEAM in über vierunddreißig Ländern praktiziert.

TTouch: Wir verwenden das doppelte T nicht nur, weil es für Tellington Touch steht, sondern weil die Abkürzung TT auch der griechische Buchstabe *pi* ist, was wiederum kreisförmig heißt. Der Basis-TTouch wird folgendermaßen gemacht: Der Daumen liegt als Unterstützung auf dem Tier, die restlichen Finger mit dem Mittelfinger als »Leit-Finger« beschreiben einen 1¼-Kreis, indem sie bei der Sechs auf dem Zifferblatt einer imaginären Uhr beginnen und die Haut in einem vollen und einem Viertelkreis herumschieben (bei Neun aufhören) und dann die Finger wegnehmen. Hand und Arm sollten locker bleiben, und die praktizierende Person sollte bewußt atmen (siehe auch »Zirkel verfeinern«, Seite 231).

Bei kleinen Tieren, wie zum Beispiel Vögeln, einer kleinen Eidechse, einem jungen Kätzchen, wird man wahrscheinlich nur einen der drei Finger nehmen und nicht alle; es kommt auch darauf an, wie man die Hand hält. Um zwischen den Federn eines Vogels oder am Ohr eines Kätzchens zu arbeiten, genügt zum Beispiel eine Fingerspitze.

Wir fangen in der Sechs-Uhr-Position an, um den Kreis mit einem Hochdrücken der Haut zu beginnen; denn wenn man mit der Zwölf-Uhr-Stellung beginnt, drücken die Finger abwärts und straffen die Haut, statt sie zu lösen. Die Kreise sollen die Funktion der Zellen aktivieren und Nervenimpulse geben, um dadurch dem Körper zu einem ganz neuen Bewußtsein zu verhelfen.

Viele Menschen verbinden den TTouch fälschlicherweise mit »Massage«, weil das ein Wort ist, mit dem sie etwas anfangen können, bis sie den TTouch selber ausprobiert haben. Die meisten Massagetechniken sind reibende Bewegungen, die die Muskeln ansprechen sollen. Beim TTouch wird die Haut eher bewegt als gerieben. Die Absicht dahinter ist, unbenutzte Nervenbahnen zum Gehirn zu öffnen und die Funktionen der Zellen zu aktivieren. Aber natürlich, wenn das Nervensystem angesprochen wird, wird auch der Muskel mit einbezogen.

Zirkel verfeinern

An dieser Stelle würde ich gerne die Beschreibung des Basis-TTouch-Kreises von Seite 31 näher erläutern. Als meine Schwester Robyn die Kreise lehrte, stellte sie fest, daß Anfänger dazu neigen, ihre Hände und Finger bei den Kreisen zu versteifen. Versuche deine Finger ganz steif zu machen und einen Kreis zu ziehen, und du wirst sehen, daß es das Zwerchfell einengt und die Atmung behindert.

Als Robyn zu erklären versuchte, wie man die Finger halten und bewegen müsse, suchte sie häufig nach den richtigen Worten, bis ihr eines Tages beim Lesen eines Anatomiebuches eine Eselsbrücke ins Auge fiel.

Unsere Finger sind durch drei Gelenke aufgeteilt in die sogenannten Fingerglieder. Das erste Glied an der Fingerspitze heißt distal intermedial phalange. Das zweite Glied zwischen dem ersten und zweiten Gelenk heißt intermediate intermedial phalange, und der dritte Teil wird proximal intermedial phalange genannt. »Warum sie nicht DIP, MIP und PIP nennen?«, dachte Robyn. Die Bezeichnungen klangen wie Charaktere aus Comicheften und würden leicht zu lernen und zu behalten sein.

Beim ersten TTouch-Versuch neigen die meisten Menschen dazu, die DIP-, MIP- und PIP-Gelenke *gerade und steif* zu halten und die Haut ohne jede Bewegung der Finger im Kreis herum zu drücken. Man muß es zuerst mit ganz leichtem Druck versuchen, dann gleiten die Finger einfach nur über die Haut.

Versuche nun, denselben Kreis zu machen, wobei die DIP-, MIP- und PIP-Gelenke *gebogen und nachgiebig* sein sollen. Die Haut kann dann viel leichter und weicher herumgedrückt werden, da alle Gelenke mit der Bewegung mitgehen. Wenn der Kreis größer werden soll, muß auch der Druck etwas stärker sein, damit die Finger nicht einfach über die Haut rutschen. Die Größe des Zirkels hängt also auch von der Beweglichkeit der Haut ab.

Wie auf Seite 31 beschrieben, sollte man sich beim Kreismachen das Zifferblatt einer Uhr vorstellen. Der Daumen liegt sanft als »Anker« auf dem Körper des Empfängers. Danach werden die restlichen vier Finger auf die Sechs-Uhr-Stellung unserer imaginären Uhr gelegt, und dann fängt man den

Kreis mit dem Mittelfinger an, der die Bewegung leitet. Die meisten gehen zu schnell vor, rennen von sechs zu neun und werden dann langsam. Man sollte sich also zwingen, auch sieben und acht in gleichmäßigem Tempo zu passieren, den Kreis wirklich rund zu machen und Druck und Geschwindigkeit stetig zu halten. Am Anfang hilft es, sich jede Ziffer auf der Uhr vorzustellen, wenn die Finger sich nähern.

Ist die Haut an einer Stelle des Körpers straff, sollte man den Kreis an dieser Stelle leichter und kleiner machen, die Rundung auf jeden Fall erhalten; bei lockerer, entspannter Haut ist es dagegen viel leichter, den Zirkel, ohne abzurutschen, zu beenden.

Wenn man sich von der Sechs zur Neun bewegt, beginnt sich das erste DIP-Gelenk zu strecken – so lange, bis es bei der Zwölf flach liegt. Bis zur Drei bleibt es so flach, danach krümmt es sich wieder, und die DIP und MIP beugen sich, um die Haut bis zur Sechs weiterzuziehen. Weiter Richtung acht streckt sich der DIP wieder, um dort zu stoppen und loszulassen.

Man fängt damit an, die Zirkel erst auf der eigenen Hand oder dem Unterarm zu versuchen. Man dreht einen ganzen und einen Viertelkreis auf einmal und wechselt dann zu irgendeiner anderen Stelle und wiederholt den Vorgang. Als Regel haben wir vorgeschlagen, daß die Kreise im Uhrzeigersinn gehen sollen, denn die Akupunkturisten haben bestätigt, daß Wendungen im Uhrzeigersinn stärken, während sie andersherum Spannungen abbauen.

Die Richtung, in die man die Kreise macht, bleibt eigentlich immer dieselbe, egal ob man Rechts- oder Linkshänder ist. Es kann aber auch vorkommen, daß jemand, Mensch oder Tier, die Berührung nicht ertragen kann, wobei Verletzungen oder Schmerzen der Grund sein können. Dann wird der Kreis gegen den Uhrzeigersinn eher akzeptiert als der Kreis im Uhrzeigersinn.

Es kann auch passieren, daß man selber instinktiv die Richtung ändert; man sollte sich dann selbst vertrauen und weitermachen – die eigene Intuition ist meist richtig.

Auch wenn wir nun schon so viele Jahre und mit Hunderten von Menschen TTouch-Kreise und ihre Richtung ausprobiert haben, habe ich keine endgültige Antwort gefunden, wann im oder gegen den Uhrzeigersinn gedreht werden muß. Es gibt immer Ausnahmen.

Druckstärken des TTouch: Die Druckskala geht von eins bis zehn. Um die jeweilige Druckstärke herauszufinden, ist folgende Übung gut: Der Daumen liegt leicht auf der Wange, Zeige- und Mittelfinger berühren das Augenlid. Dieser Druck sollte gerade so leicht sein, daß die Haut über dem Augapfel in einem Kreis bewegt werden kann. Die gleiche Bewegung, mit demselben Druck wie auf dem Augenlid, sollte anschließend auf dem oberen Teil des Unterarms ausgeführt werden. Um ein Gefühl für diesen Druck zu bekommen, macht man mit den Fingerspitzen noch mehrere Kreise an verschiedenen Stellen auf dem Arm. Die Kreise hinterlassen keinen Abdruck auf der Haut. Dies ist Druckstärke eins.

Nun zurück zum Augenlid, auf dem jetzt mehrere Kreise in einer Druckstärke gemacht werden sollen, die noch angenehm ist (auf der Stirn, wenn man Kontaktlinsen trägt). Dann wieder zum Unterarm; diesmal hinterläßt der Druck einen kleinen Abdruck auf der Haut. Das ist Druckstärke drei oder vier. Dreimal soviel Druck wäre dann neun oder zehn. Und es soll hier noch einmal erwähnt werden: Auch wenn der Druck vielleicht zu leicht erscheint, er soll das Nervensystem erreichen und nicht die Muskeln.

Tellington-TTouches: Wann und wie werden sie angewendet?

Wir haben den verschiedenen TTouches und wichtigsten Übungen Namen aus dem Tierreich gegeben, da sie so besser vorstellbar, leichter zu lernen und zu behalten sind.

Die hier beschriebenen TTouches folgen dem einfachen Zirkel im Uhrzeigersinn (außer bei Gegen-den-Uhrzeiger-Situationen, wie auf Seite 46 beschrieben).

Der Wolken-Leopard (Clouded Leopard)

Wann: Der Basis-Tellington-TTouch ist der Wolken-Leopard, nach einem Nebelparder (so lautet die exakte Übersetzung), den ich im Zoo von Los Angeles behandelt hatte. Der Wortteil »Wolke« soll die Leichtigkeit beschreiben, mit der die ganze Hand den Körper berührt, und der Leopard steht für die Druckstärke, die die Finger ausüben. Ein Leopard kann so leichtfüßig sein wie ein TTouch-Druck von eins bis drei, aber auch so kräftig, daß ein Druck von acht bis zehn passen würde. Der stärkere Leopard-TTouch ist für die mehr bemuskelten oder auch blockierten Tiere gedacht.

Wie: Halte die Hand leicht gekrümmt, und benutze die Fingerballen, um die Kreise wie zuvor und auf Seite 32 beschrieben zu machen.

Der liegende Leopard (Lying Leopard)

Wann: Dieser TTouch ist gut für sensible Tiere, bei denen der Wolken-Leopard vielleicht zu intensiv ist oder gar bedrohlich wirkt. Er eignet sich auch gut gegen Schmerzen und bei möglichen Schwellungen nach Verletzungen.

Wie: Da der Leopard bei diesem TTouch liegt, ist auch die Hand flach und erlaubt durch die größere Auflagefläche einen wärmeren Kontakt. So blei-

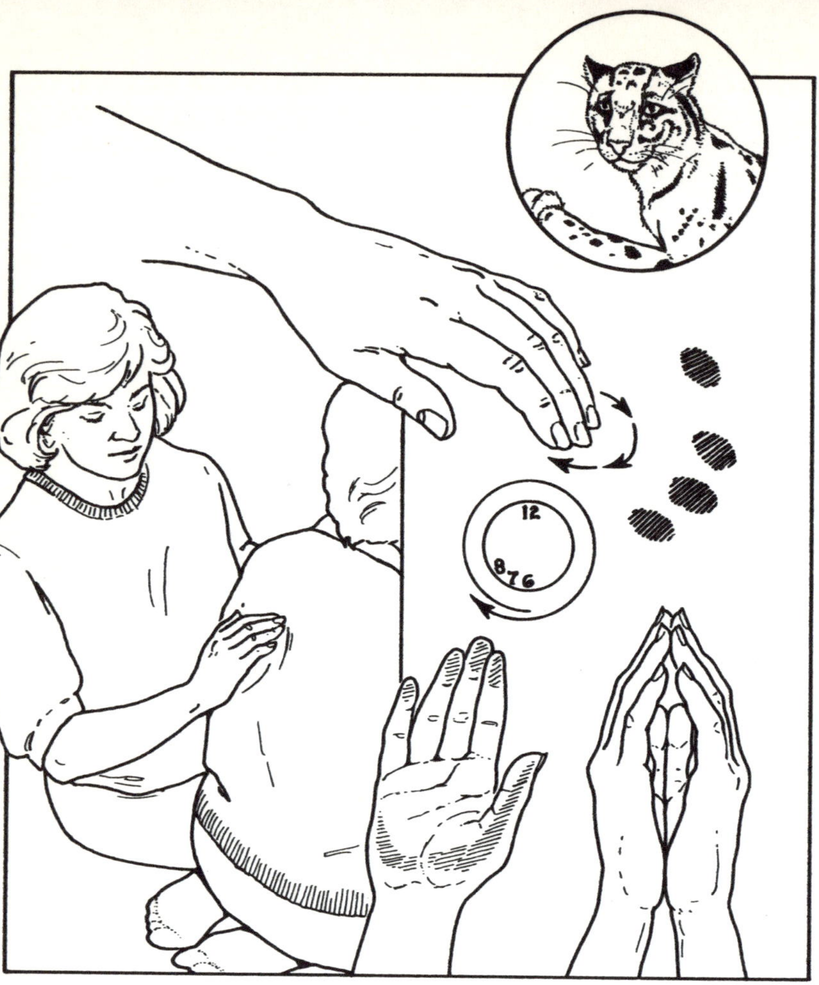

ben Hand, Arm und Schulter entspannt, was wiederum hilft, die Atmung rhythmisch und ruhig zu halten.

Wenn das Tier nervös ist und nicht angefaßt werden will, sollte der Kreis schneller gemacht werden; beruhigt es sich, wird man auch langsamer und muß dann darauf achten, den Kreis rund zu halten und die Haut unter den Fingern auch wirklich zu fühlen.

Vergleiche den Wolken-Leopard und den liegenden Leopard abwechselnd auf dem eigenen Arm, um so zu erkennen und zu fühlen, wann man welchen am besten anwendet.

Den liegenden Leopard nehme ich gerne bei frischen Verletzungen, um den Schmerz zu lindern und Schwellungen abzubauen. Wenn eine Wunde schlimm und sehr schmerzhaft ist, lege ich die gewölbte Hand leicht über die Wunde und bewege den ganzen Bereich im Kreis, wobei die gekrümmte Innenfläche der Hand direkt oberhalb der Wunde bleibt.

Man kann auch das wieder an sich selber ausprobieren. Dabei sollte ein beschützendes Gefühl vermittelt werden. Aber wenn der Schmerz im Verletzungsbereich zu groß ist, sollte man leichte, langsame »Liegender-Leopard«-Kreise um die Wunde herum machen, bevor man die Hand darüber legt. Ist die Wunde offen und Erste-Hilfe-Material zur Hand, sollte man zuerst die Wunde mit einem sterilen Tuch bedecken und dann erst die Kreise beginnen.

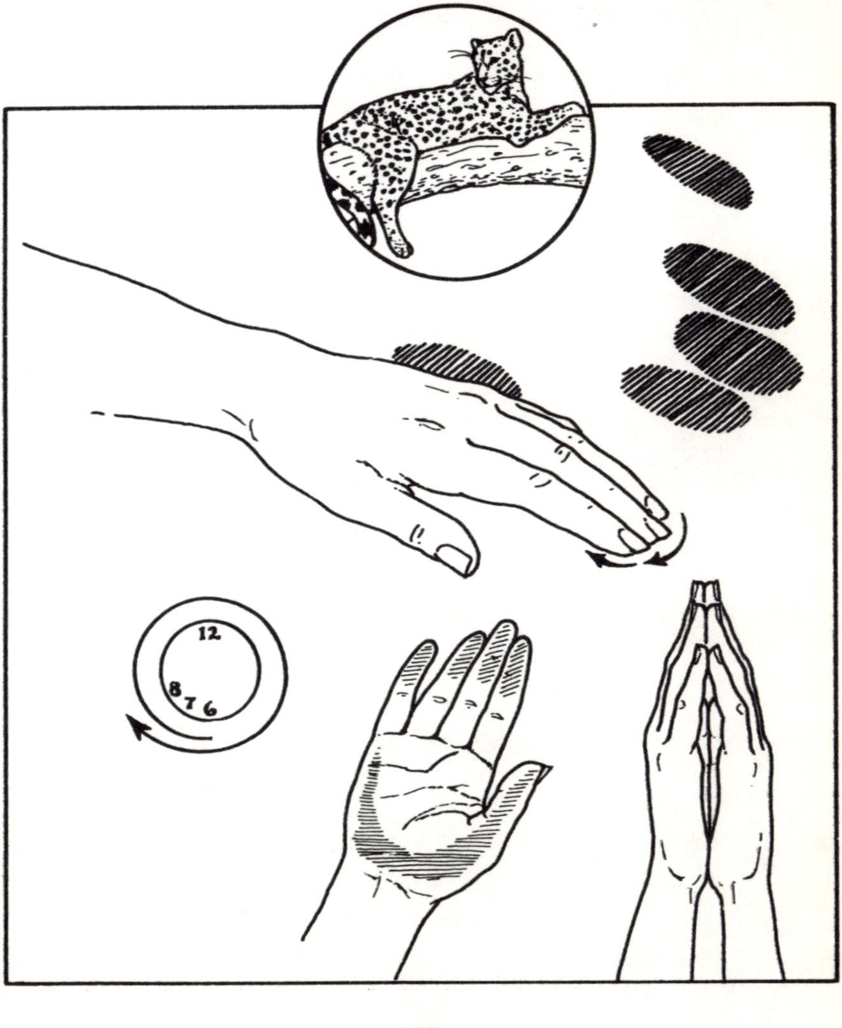

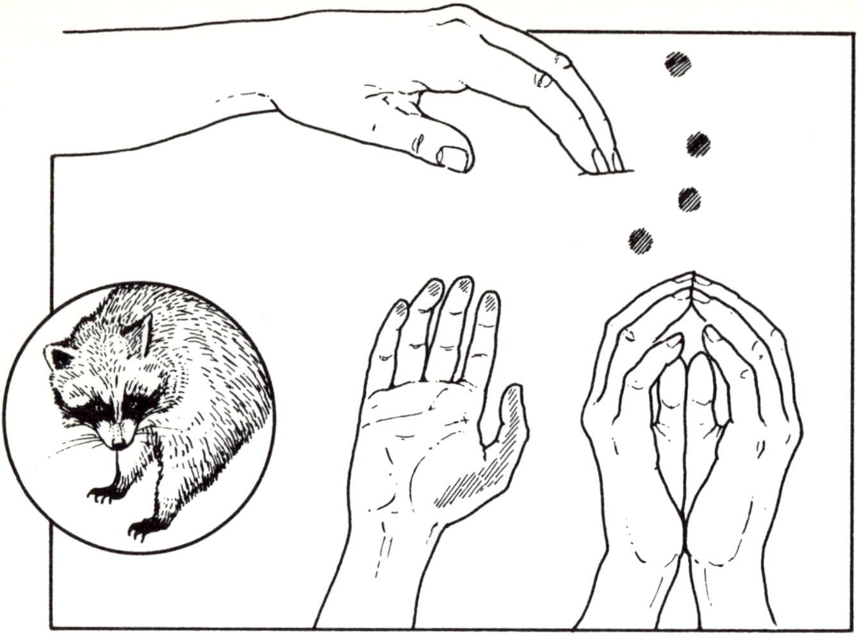

Der Waschbär
(Raccoon)

Wann: Dieser TTouch wurde nach den winzigen, gefühlvollen Bewegungen des Waschbären benannt, wenn er sein Futter wäscht. Er ist besonders brauchbar bei kleinen Tieren und schwierigen Arbeiten, z. B. dem Bereich um Wunden, um die Heilung zu beschleunigen. Außerdem ist er gut für die Zirkulation und die Aktivierung von Nervenimpulsen in den oberen Beinpartien. Dieser TTouch wird zum Abschwellen genommen.

Wie: Mit kleinstmöglichem Druck benutzt man die Fingerspitzen direkt hinter den Nägeln.

Der Schneckengang
(Snail's Pace)

Wann: Auf den Namen für diesen TTouch kam ich, als eines Morgens eine Schnecke meinen Weg kreuzte. Das Zusammenziehen und Sich-Strecken ihres Körpers auf ihrem Weg erinnerte mich an das Anheben und Loslassen der Fingerspitzen, das wir anwenden, wenn wir Rücken- und Nackenmuskeln entspannen wollen, die Atmung verbessern oder Streß abbauen. Dieser

TTouch hilft bei akuten Verletzungen, da der Schmerz sofort nachläßt, wenn man ihn anwendet.

Wie: Man nehme die Fingerspitzen bis zum ersten Gelenk (DIP, siehe Seite 231), drücke den Muskel auf unserem Zifferblatt leicht von sechs in Richtung neun, halte diese Stellung ein paar Sekunden und lasse *langsam* wieder los. Normalerweise benutzt man dazu eine Druckstärke von zwei bis drei.

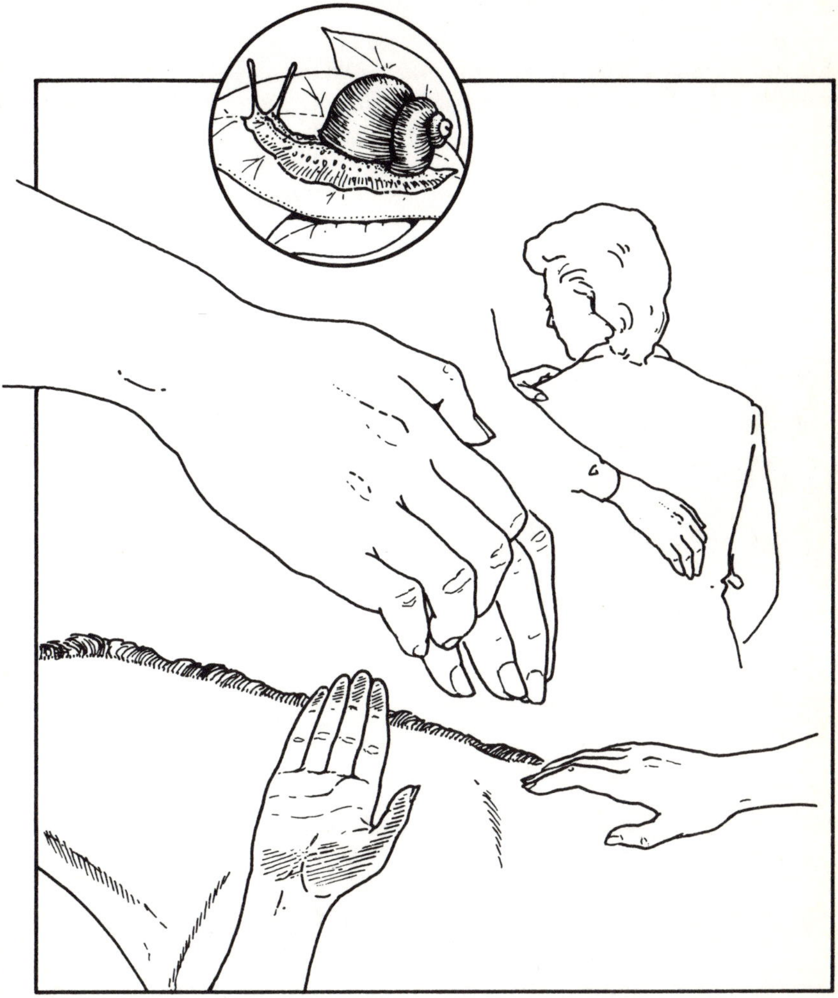

Der Bär
(Bear)

Wann: Beim Bär-TTouch können die Finger tief in muskulöse Bereiche eindringen, ohne daß Empfänger oder Anwender sich unwohl fühlen.

Wie: Die Fingernägel sollten eine mittlere Länge haben, etwa zwischen zwei und drei Millimeter, jedenfalls so lang, daß das Tier oder der Mensch die Nägel fühlt, wenn man sie gerade hineindrückt. Wenn dann bei der imaginären Sechs-Uhr-Position angefangen wird, sollte der Kontakt zum Körper schwerpunktmäßig auf den Nägeln liegen und nicht auf den Fingerspitzen. Der ganze Kreis wird so mit den nach unten gerichteten Fingern gemacht. Im bemuskelten Bereich soll sich der TTouch anfühlen, als wenn sich die Finger zwischen den Muskeln durchpressen, aber nicht in den Muskel hineingraben.

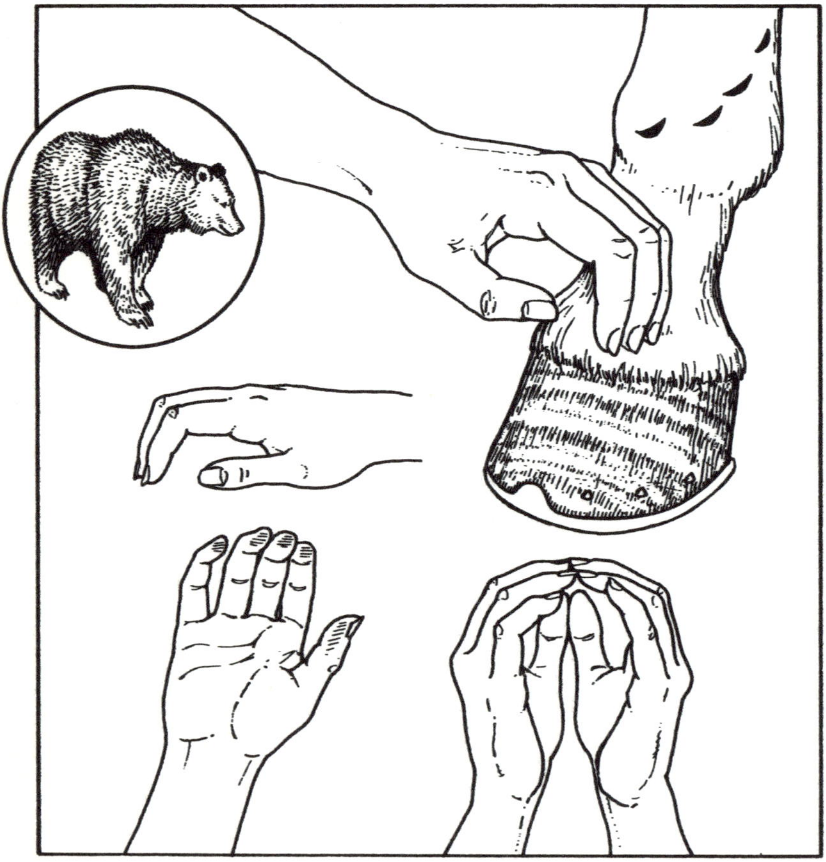

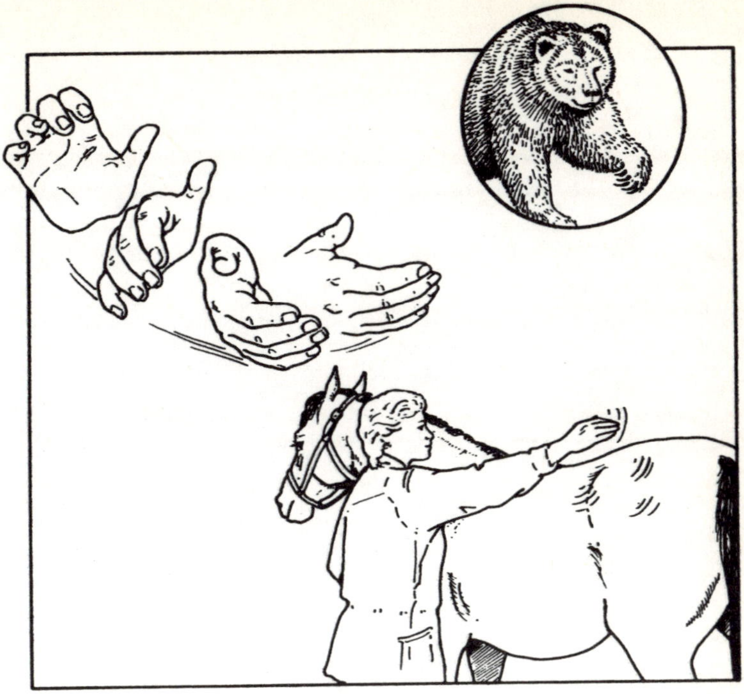

Der Schlag der Bärenpranke
(Flick of the Bear's Paw)

Wann: Ein guter TTouch für Tiere mit anfänglichen Berührungsängsten, aber auch bei Hunden und Pferden, die in einer Schau auftreten; bei ihnen haben wir den TTouch gemacht, kurz bevor sie in den Show-Ring mußten. Nach einer beruhigenden TTouch-Sitzung weckt der Schlag der Bärenpranke den Körper auf und macht ihn aufmerksam für kommende Ereignisse, ohne Nervosität zu verursachen. Beendet man eine Sitzung nicht auf diese Weise, kann das Tier *zu* entspannt sein, um eine wirklich gute Vorstellung geben zu können.

Wie: Dieser TTouch ist eine fegende Bewegung mit der gewölbten Hand, der am Genick beginnt und über den Körper zum Hinterteil hinführt. Die Bewegung erinnert mich an einen Bären, der im Wasser nach Lachsen fischt, oder an einen Menschen, der Fussel von seiner Jacke streift. Die Härte des Schlages wird von Tier zu Tier verschieden sein. Manche Tiere mögen eine kräftige Bewegung und Kontakt, während andere den ganz leichten, fast wischenden TTouch vorziehen. Das Handgelenk sollte locker bleiben, wenn man sich von einer Stelle zur nächsten bewegt. Vielleicht bewegt sich das Tier am Anfang noch etwas unruhig, doch das gibt sich bald.

Die *federleichte* Bärenpranke
(*Feathering*)

Wann: Eine leichtere Version des Schlages mit der Bärenpranke für Tiere mit großer Angst vor Berührungen.

Wie: Es wird ganz leicht und schnell gefegt, wie wenn die Fingerspitzen mit Federn verlängert wären, so daß das Tier keine Gelegenheit hat, sich vor dem Kontakt zu fürchten.

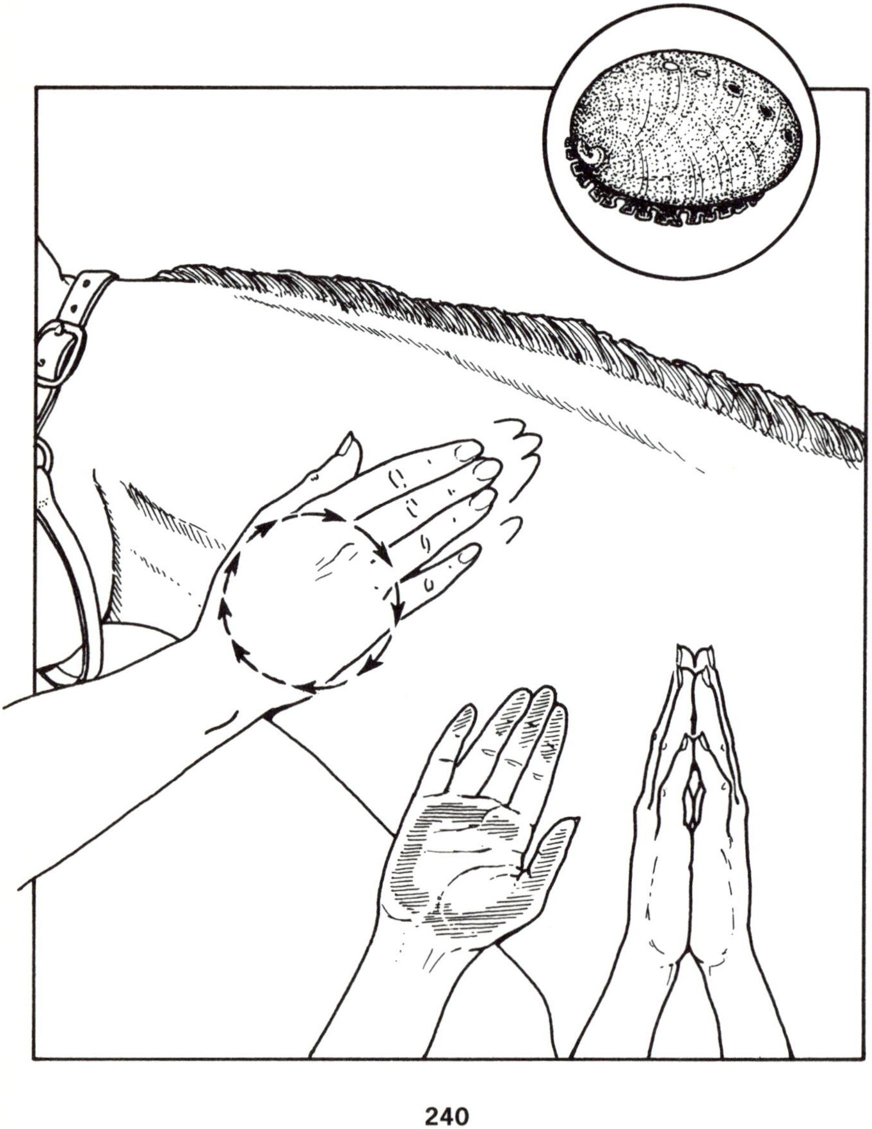

Die Muschel
(Abalone)

Wann: Der Muschel-TTouch dringt nicht tief, er bewegt eine größere Hautfläche als der Basiskreis, und wir haben herausgefunden, daß durch ihn ängstliche Tiere ihre Spannung verlieren und langsamer atmen. Man sollte es an sich selber versuchen. Es ist ein angenehmes Gefühl und gut geeignet für übersensible Menschen und Tiere, denen der Druck von Fingerspitzen zu intensiv ist.

Wie: Den Namen »Muschel« zu finden, war ein echtes Aha-Erlebnis für mich. Ich hatte immer Probleme gehabt, die Bewegung mit der ganzen Hand zu beschreiben, aber die Vorstellung einer Muschel, die an einem Ozeanfelsen klebt, war perfekt.

Man muß sich die ganze Hand vorstellen, wie sie wie eine Muschel auf der Haut des Tieres liegt und diese in einem großen Kreis mit so viel Druck bewegt, daß die Hand nicht *über* die Haut gleitet, sondern sie wirklich bewegt. Begonnen wird wieder bei sechs Uhr, dort liegen die Fingerspitzen. Dann wird der Kreis gemacht, über die Sechs hinaus bis zur Acht. Eine Variation ist »die Muschel mit dem Schneckenschwanz«: Um Schmerzen zu lindern, kann man bei dem TTouch, statt bei acht aufzuhören, von dort zurück zur Sechs gehen und dort die Hand langsam lösen.

Bei Pferden: Bei Schmerzen, verursacht durch akute Hufrollenentzündung oder Lahmheiten, sollte man vielleicht nur einen Viertelkreis machen (von der Sechs zur Neun und zurück).

Bei Tieren mit langem Fell: Die Hand geht unter das Fell und nimmt ein Haarbüschel zwischen die Finger. Jetzt bewegt man die Hand leicht und vorsichtig und führt dadurch die Finger von der Haarwurzel bis zur Haarspitze. Wir haben herausgefunden, daß fast alle Tiere es mochten, einschließlich des »Menschentieres«.

Das Lecken der Kuhzunge (The Lick of the Cow's Tongue)

Wann: Bei einer Wanderung entlang einer Landstraße diskutierten ein Freund und ich, wie man einen diagonalen Strich nennen könnte, der quer über das Haarkleid gemacht wird. Das Muhen einer Kuh gab dann den Anstoß für den Namen. Dieser schöne, lange TTouch wird zur Anregung der Durchblutung gebraucht und um entzündete Muskeln zu entspannen, oder auch für Muskeln, die an einem heißen Tag oder in einem Wettkampf hart beansprucht wurden.

Die Atmung kann ebenfalls durch diesen TTouch verlangsamt werden. Als generelle Entspannungsübung ist er ebenso geeignet wie bei Tieren, die sich nicht oder schlecht anfassen lassen.

Das Lecken der Kuhzunge schafft bei den Tieren eine Verbindung vom Bauch zum Rücken, sie bekommen ein besseres Gefühl für ihren Körper und entwickeln mehr Selbstsicherheit.

Wie: Wenn dem Pferd nach harter Arbeit heiß ist, macht man den TTouch am besten mit einem feuchten Tuch oder Strumpf oder auf nassem Fell. Dieser TTouch ist für Pferde und Hunde geeignet. Man fängt unter dem Bauch in der Mitte an, die Finger leicht gespreizt und gekrümmt und vom eigenen Körper weg zeigend. Dann gleiten die Finger über den Bauch und drücken dabei leicht in die Richtung der Bewegung. Geht es dann die Bauchrundungen aufwärts, wird die Hand gedreht, und die Finger zeigen nun in die Bewegungsrichtung. Der TTouch geht nun bis kurz über die Wirbelsäule hinaus.

Der Kontakt wird mit dem Handballen und den Fingerspitzen gemacht, dabei ruht die andere Hand leicht auf dem Tier. Man sollte gut ausbalanciert und fest auf beiden Füßen stehen. Die Bewegung sollte man selber von den Füßen her spüren und nicht nur im Arm – so kann man auch tiefer und langsamer atmen.

Die Reaktion des Tieres wird zeigen, wie stark der Druck sein darf. Wenn ein Pferd viel getan hat, wird der Adrenalinspiegel entsprechend hoch sein, und das kann einen stärkeren Druck verlangen als bei einem ausgeruhten Pferd. Soll ein Tier beruhigt und die Atmung langsamer und tiefer werden, muß der TTouch leicht gemacht werden.

Bei Pferden und anderen größeren Tieren kann dieser TTouch auch entlang der Schulter erfolgen. Man fängt am tiefsten Punkt der Schulter an und geht bis zum Widerrist hoch.

Arbeitet man an einem übersensiblen Tier, kann es sein, daß die Haut zuckt. In diesem Fall sollte man seine Bewegung stoppen und einen leichten Muschel-Kreis machen, bevor man ein Stück höher weitermacht. Das Tier kann wieder ruhiger atmen, und man durchbricht die Gewohnheit ständigen Muskelzuckens und den Wunsch, dem Kontakt auszuweichen.

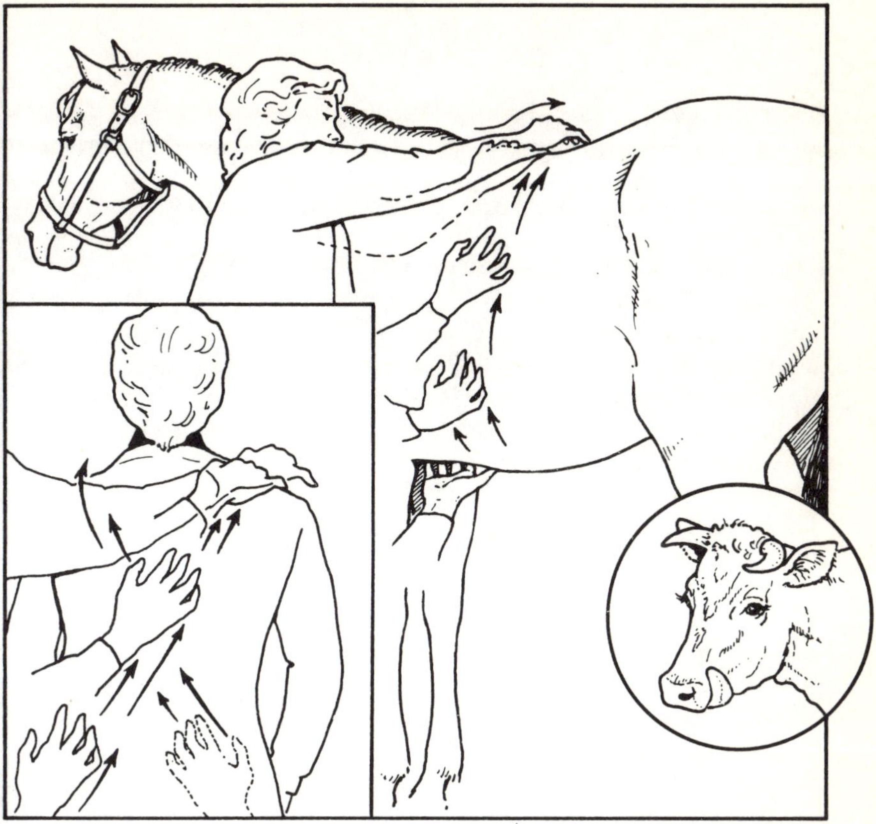

Der Tiger
(Tiger)

Wann: Die Bezeichnung »Tiger TTouch« fand ich eines Tages, als ich an einem Freund die Handhaltung vorführte. Er hatte kräftige Muskeln und war an schwere körperliche Arbeit gewöhnt, deshalb spreizte ich meine gekrümmten Finger ab und ging sehr tief hinein mit meinen Kreisen, ließ mich von den Fingernägeln führen. Als ich meine Hand ansah, erinnerte sie mich plötzlich an die Form und auch die Kraft, die eine Tigerpranke hat.

Dieser TTouch hilft nicht nur bei stark bemuskelten Individuen, sondern lindert auch Juckreiz.

Wie: Die Finger werden gekrümmt und auseinandergespreizt wie eine Tigerpranke. Die Kreise werden mit einem Druck von sechs oder sieben gemacht. Durch die abgespreizte Hand scheinen alle Finger und Fingernägel eigene Kreise zu drehen.

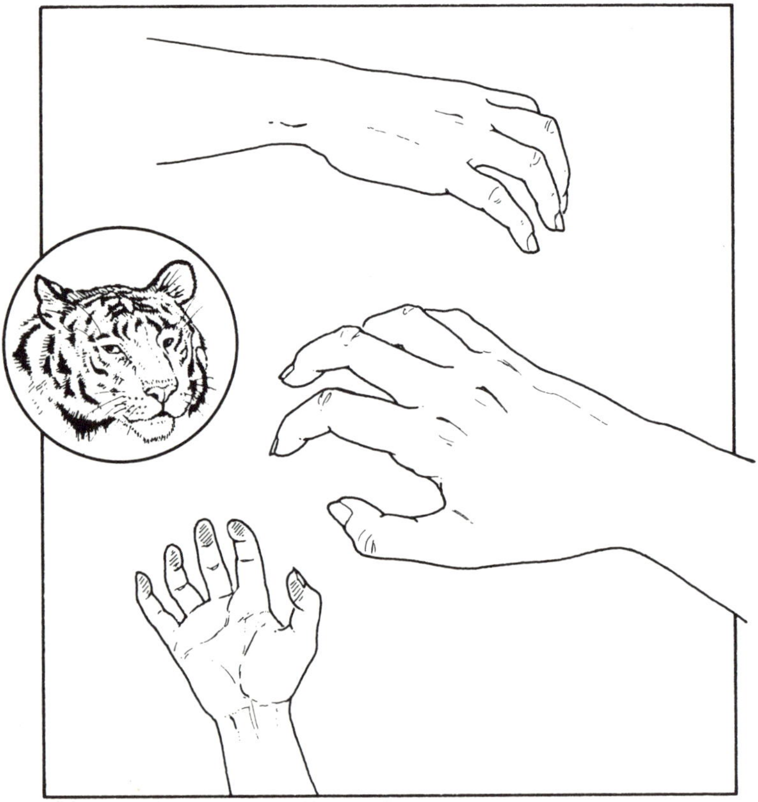

Noahs langer Marsch
(Noah's March)

Wann: Bei diesem TTouch streicht die Hand lang und fest über den ganzen Körper. Wir schließen gerne eine Sitzung mit diesem TTouch. Nach unserer Erfahrung bringt der TTouch den verschiedenen Körperteilen ein neues Lebensgefühl; Noahs langer Marsch vermittelt danach ein Gefühl von Ganzheit und Wiedereingliederung.

Wie: Es wird am Kopf angefangen mit festen, langen Strichen. Kein Teil des Körpers sollte ausgelassen werden.

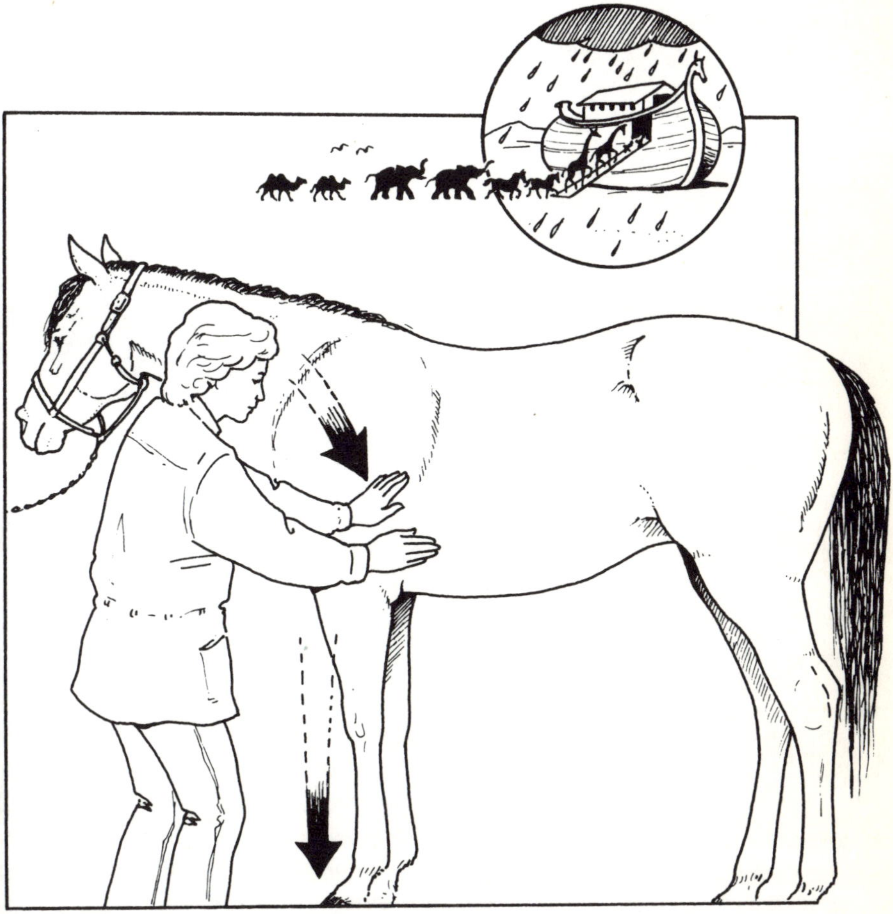

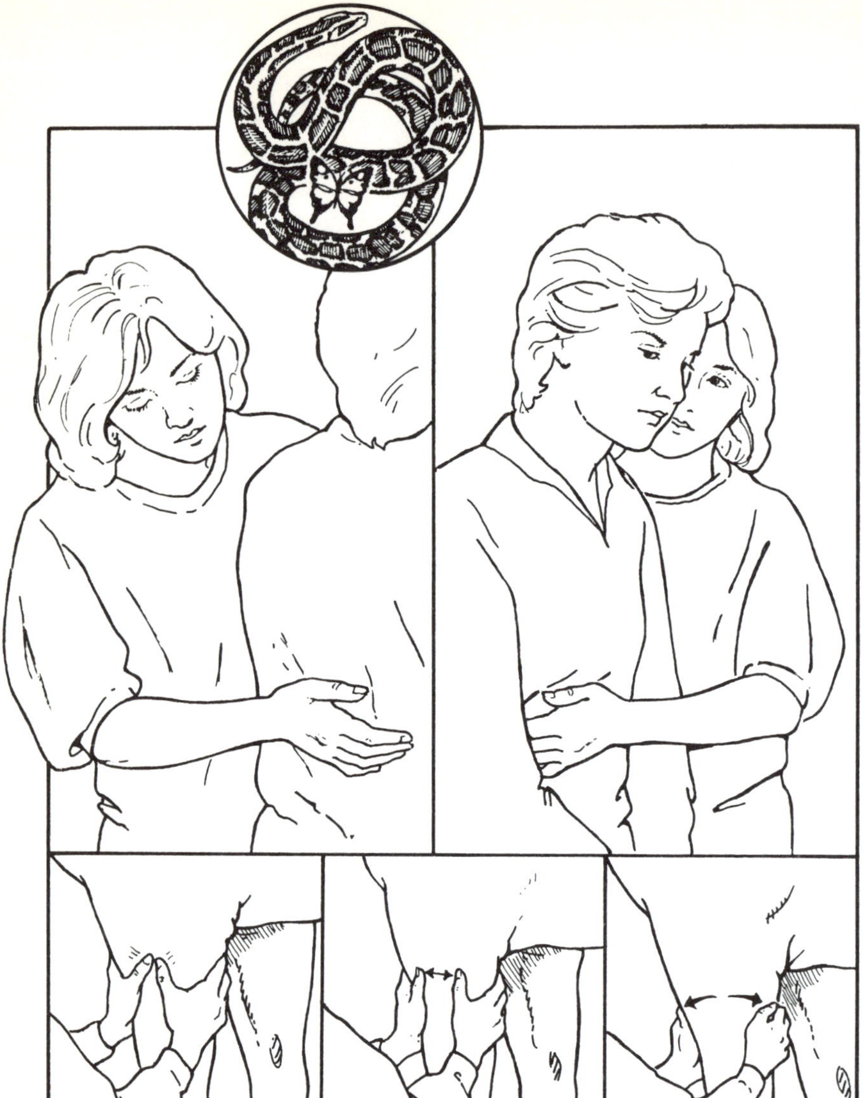

Der Python-Griff
(Python-Lift)

Wann: Hier war die burmesische Pythonschlange »Joyce« die Namensgeberin (Seite 145). Es ist eine Art »Anheben«, das wir manchmal benutzen, um Muskelspannungen und Spasmen abzubauen. Es hilft gut an den Schultern,

Beinen, dem Hals und dem Brustbereich bei Tieren, speziell gut beim Menschen im Rückenbereich, an Armen und Beinen und auch den Schultern.

Wie: Beide Hände liegen auf dem Körper, oder beide Hände umfassen ein Bein. Mit gerade ausreichendem Druck, um die Haut einige wenige Zentimeter anheben zu können und den Muskel zu stützen, drückt die Hand oder die Hände die Haut *langsam* nach oben. Vier Sekunden halten und wiederum *langsam* zurückgehen (ohne Kontakt oder Druck zu verändern), danach langsam loslassen. Am Körper werden beide Hände zum Anheben genommen, eine mit unterstützender Wirkung auf der Brust und die andere auf dem Rücken, wenn Brust oder Rücken bearbeitet werden sollen. Man sollte darauf achten, daß gerade so viel »geliftet« wird, daß der Muskel leicht unterstützt wird; ist es zuviel, wird das Tier seinen Atem anhalten.

Der Versuch an einem Freund, der verspannt oder müde ist: Je eine Hand vorne und hinten am Körper hinlegen. Die Haut und den Muskel mit gerade so viel Druck anheben, daß die Haut nicht wegrutschen kann. Wieder zirka vier Sekunden halten und langsam zur Anfangsstellung zurückkommen.

Der Schmetterling
(Butterfly)

Wann: Der Schmetterling wird meist mit dem Python-Griff kombiniert und wird dazu benutzt, die Durchblutung anzuregen.

Wie: Die Daumen zeigen nach oben, und die Finger legen sich um das Bein oder den Arm. Das Anheben der Haut ist genau wie beim Python-Griff. Am höchsten Punkt gleiten die Daumen auseinander, nach hinten und nach unten, bis sie sich an der Rückseite des Beines wieder treffen.

Die Spinne
(Tarantula pulling the plow)

Wann: Diese Bewegung wurde von einer wahrscheinlich alten mongolischen Behandlungsmethode, genannt »Hautrollen«, inspiriert. In der Mongolei wurde es vor dem Kampf angewandt, um furchtloser zu sein. Bekannt unter dem Namen *chua'ka*, wurde ihm nachgesagt, die Durchblutung anzuregen und starre Verhaltensmuster seelischen Ursprungs zu durchbrechen. Dabei wird die Haut, die aufgrund dieser alten Gewohnheiten mit dem Muskel »verklebt« ist, durch das »Rollen« wieder locker. Da wir *chua'ka* als zu schmerzhaft für die meisten Tiere (wie auch Menschen) fanden, hat es uns zu einer viel angenehmeren und weniger intensiven Version des »Hautrollens« inspiriert.

Wie: Die Bewegung wird mit oder entlang dem Haarstrich gemacht und nicht entgegen. Man lege die Hände nebeneinander, Fingerspitzen auseinander und gekrümmt, wie man sich vielleicht zwei große Spinnen vorstellen würde. Die Daumen berühren sich leicht und liegen hinter den Fingern. Dann krabbeln die Zeige- und Mittelfinger beider Hände gleichzeitig vorwärts, gefolgt von den Daumen, die eine kleine Furche Haut vor sich herschieben – wie ein Pflug.

Meine wandernden Finger erinnerten mich an eine besonders liebenswerte Haus-Tarantel, die vor Jahren mit mir in meinem Büro auf der »Pacific Coast Equestrian Research Farm« lebte. Ich nannte sie Charlotte. (Ich hatte keine Ahnung, wie man das Geschlecht einer Tarantel bestimmen könnte, doch ich nannte sie nach einer wunderbaren Spinne aus E. B. White's Buch »Charlotte's Web«.)

Tiere, die kein Streicheln, Bürsten oder Berühren irgendwelcher Art tolerieren, empfinden das Hautrollen von der Spinne als angenehme Einführung in die TTouch-Kreise. Es wirkt auch gut bei älteren Tieren, die sensibel auf Berührungen reagieren. Die langen Linien wirken wie eine Verbindung des Körpers in der Horizontalen von den Schultern zum Hinterteil.

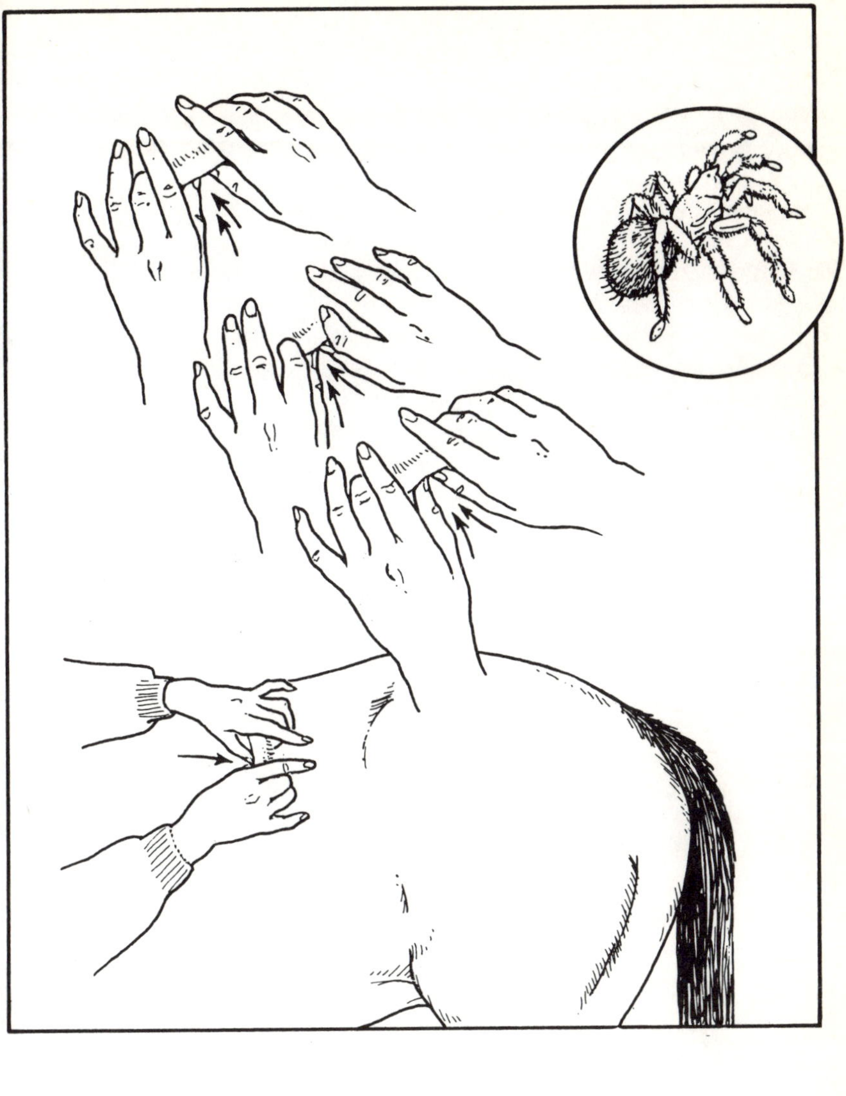

Bauch heben
(Belly Lifts)

Wann: Das »Bauchheben« ist bei Tieren und Menschen besonders hilfreich, wenn die Magenperistaltik oder die Darmbewegung angeregt werden soll. Folgendes kann damit gut unterstützt werden:

- Tiere mit Kolik: es regt die Darmbewegung an,
- Tiere mit Verdauungsproblemen,
- Tiere, die ausgetrocknet sind und kaum Darmgeräusche haben,
- trächtige Tiere (Menschen eingeschlossen): es erleichtert die Preßwehen,
- Pferde mit Satteldruck und verspannter Rückenmuskulatur: sie lernen, wieder richtig zu atmen, statt die Luft anzuhalten und sich zu verspannen,
- Pferde, die heftig auf das Anziehen des Gurtes reagieren: sie empfinden danach den Druck als angenehm und fangen wieder an zu atmen,
- junge Pferde vor dem Satteln, um Satteldruck und Atemfesthalten zu vermeiden,
- Tiere mit wundem Rücken: es vermindert den Druck,
- Tiere mit tiefem Rücken: es gibt ihnen ein neues Gefühl dafür, den Rücken nach oben zu bringen,
- kitzelige Tiere, die nicht unter dem Bauch angefaßt werden wollen: sie lernen, wieder richtig zu atmen, und akzeptieren die Berührung.

Wie: Bei großen Tieren kann »Bauch heben«, wie auf der Abbildung gezeigt, von zwei Personen gemacht werden, entweder indem man die Hände unter den Bauch hält oder ein gefaltetes Handtuch oder einen breiten Gurt (etwa 12 cm breit) verwendet. Wenn man die Hände nimmt, sollte soviel Handoberfläche wie möglich gegen den Bauch gedrückt werden (jeder Schmuck, der stören kann, muß vorher entfernt werden). Ich ziehe, wenn möglich, ein gefaltetes Handtuch oder einen breiten Sattelgurt vor, da der Druck besser verteilt wird und es für unseren Rücken angenehmer ist.

Man fängt hinter den Vorderbeinen an und hebt den Bauchbereich leicht an. Abhängig von der Reaktion des Tieres, sollte diese Stellung zehn bis fünfzehn Sekunden gehalten werden. Danach *langsam* nachlassen. Um den gewünschten Erfolg zu erzielen, ist es sehr wichtig, *langsam* loszulassen. Wenn dieses Loslassen doppelt so lange dauert wie das Anheben, wäre es ideal. Gebrauche auch die Beine beim Anheben, nicht nur den Rücken. Wenn sich das Tier wehrt, sollte man nur anheben, bis man den Gegendruck des Bauches fühlt. Danach wiederholt man den Vorgang etwas weiter hinten. Man sollte soweit nach hinten Richtung Flanke gehen, wie es noch angenehm und sicher ist (im hinteren Bereich sind viele Tiere kitzelig oder sensibel, besonders wenn sie Schmerzen haben). Das Bauchheben kann drei- oder viermal wiederholt werden, dabei beginnt man immer hinter dem Ellbogen.

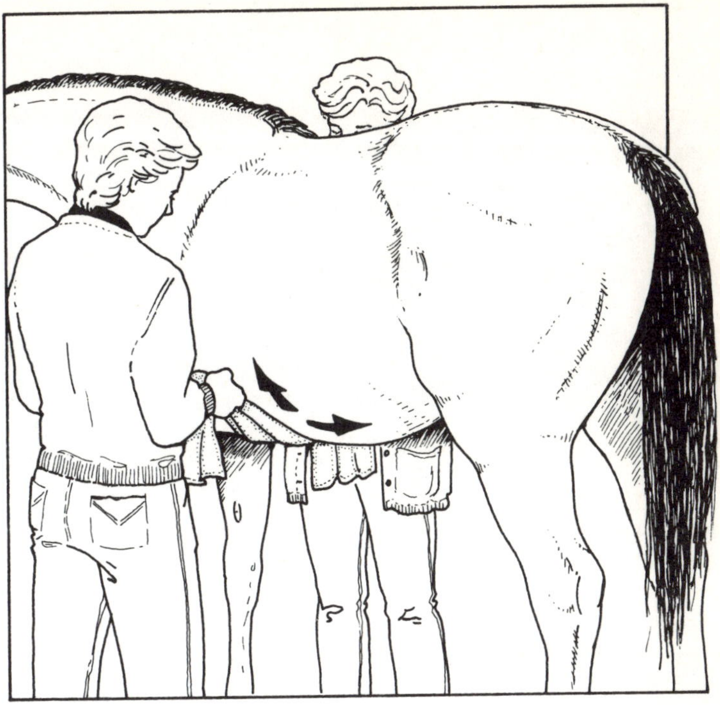

Wenn man alleine ist, kann man Unterarme und Hände nehmen, um das Bauchheben zu machen. Auch hier darauf achten, daß die Beine dabei Schultern und Rücken entlasten.

Rücken anheben *(Back Lifts)*

Wir werden oft gefragt, was der Unterschied zwischen »Bauch heben« und »Rücken anheben« ist. Das Ziel des Bauchheben-TTouches ist es, die Muskeln im Unterleibsbereich zur Entspannung zu bringen und die Atmung zu vertiefen. Und mit dem »Rücken anheben« soll versucht werden, den Rücken des Tieres etwas anzuheben, dadurch wird die Wirbelsäulenstellung verändert: Das Tier kann seinen Hals senken und lang machen.

Wann: Rücken anheben ist gut in folgenden Fällen:

- um den Kopf tiefer zu bekommen,
- das Tier kann die Bauchmuskulatur aktivieren und bekommt ein anderes Gefühl für den Rückenbereich,

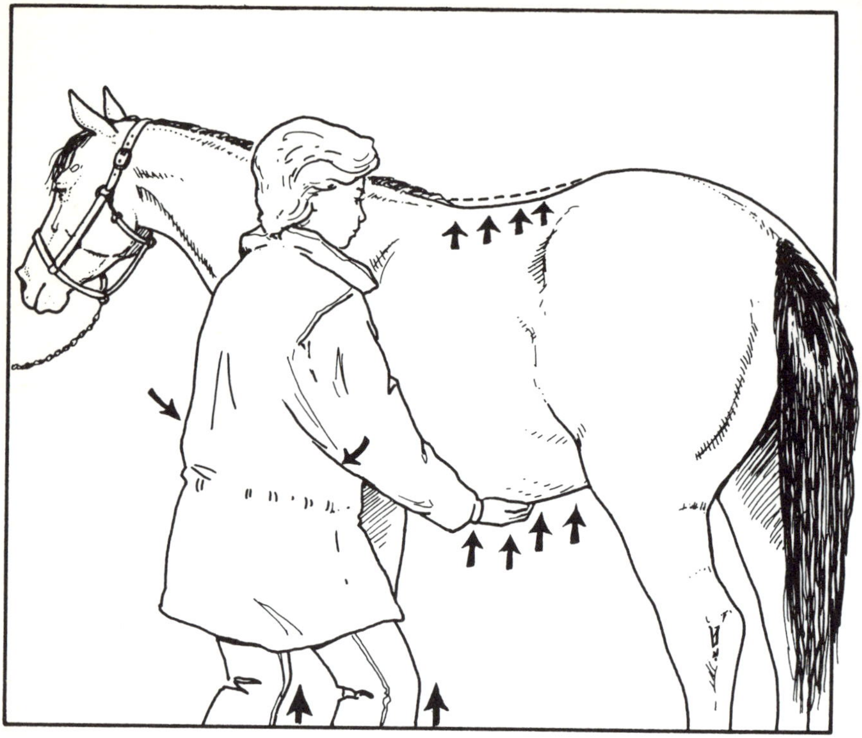

- um tiefere Bereiche im Rücken und Widerrist zu »füllen«, wenn das Pferd seinen Rücken nach unten wegdrückt, zum Beispiel nach dem Satteln und Aufsteigen; für Pferde, die sensibel beim Putzen sind, für eine hochträchtige Stute oder auch für ein altes Pferd, dessen Rücken sich gesenkt hat;
- um die Haltung bei Hunden mit zu hoch getragenem Kopf, Nervosität oder Aggression zu ändern; ändert sich die Haltung, ändert sich auch das Verhalten.

Wie: »Rücken anheben« kann auf verschiedene Weise gemacht werden, das hängt auch etwas vom Tier ab. Die große Zeichnung zeigt, wie die Fingerspitzen in einer »Drücken und loslassen«-Bewegung an der Mittellinie unter dem Bauch angesetzt werden, gleich hinter den Vorderbeinen. Es ist wichtig, das Tier vor dem TTouch unter dem Bauch zu streichen, damit es nicht erschrickt. Bei einem Pferd muß man vorsichtig anfangen, damit es nicht ausschlägt.

Wenn das Tier sensibel ist, stimmt man es durch mit der flachen Hand oder den Fingerspitzen ausgeführte »Muschel«- oder »Wolkenleopard«-Kreise entlang der Bauchnaht ein.

Eine andere Möglichkeit ist der Dachs-Griff. Er wirkt gut bei Huftieren und ist für viele Menschen leichter zu machen als das normale »Rückenanheben«. Mit gespreizten und gekrümmten Fingern, so daß das Tier die Fingernägel spürt, fängt man jenseits der Bauchlinie an. Wie eine Harke drücken beide Hände gegen den Bauch und werden so nach vorne und oben gezogen. Man kann sanft beginnen und den Druck dann erhöhen, wenn das Tier nicht reagiert. Meistens braucht man nur etwas mehr Übung, um das Heben des Rückens zu erreichen. Doch es gibt auch Tiere, die völlig versteift im Rückenbereich sind, bei denen braucht man mehrere Sitzungen, um zu einem Erfolg zu kommen. Es ist vorteilhaft, wenn noch eine andere Person dabei ist, die sagen kann, was passiert, da man in der Haltung, in der man den Dachs-Griff macht, das Heben des Rückens nicht sehen kann.

Beim Dachs-Griff kann man häufig sehen, wie der Rücken sich dehnt und das Tier aussieht, als wenn es zugenommen hätte.

Körperliche und Verhaltensprobleme, bei denen mit dem TTouch geholfen werden kann

Grundsätzlich anzuwenden bei einer Vielzahl von Tierarten: Bei Schock infolge von Verletzung oder aus anderen Gründen; um tierärztliche Untersuchungen zu erleichtern; um Furcht- und Schmerzreaktionen und bei eingeschränkter Haltung Verletzungen durch Panik zu verhindern; als Hilfe und zur Beschleunigung der Genesung nach schwerer Erkrankung, Verletzung oder neurologischem Schaden; gegen Kolik; bei Fortpflanzungsschwierigkeiten; bei Problemen nach der Geburt; um den Streß während der Gefangenschaft zu vermindern; bei neurotischem Verhalten infolge von Streß; bei aggressivem Verhalten gegenüber dem Besitzer, Trainer oder Wärter; gegen Langeweile; zur Förderung sozialer Fähigkeiten; als Erleichterung im Alter; zur Beruhigung überaktiver Tiere; um Tiere zu trainieren, die in der Haustiertherapie eingesetzt werden.

Wir haben erfolgreich Tiere trainiert, die dann in Krankenhäusern und Altersheimen einen fröhlichen Einsatz als »Therapietiere« absolviert haben. Die Patienten oder älteren Menschen werden dann ermutigt, bei ihren »tierischen« Gästen den »Liegenden Leopard«-TTouch zu machen – was für beide Seiten von großem Erfolg ist.

Hunde: Für Hunde mit Angst vor dem Tierarzt oder in unbekannten Situationen; bei Angst vor lauten Geräuschen wie Gewitter, Feuerwerk oder Schüssen; bei andauerndem Bellen, Beißern oder Hunden, die alles zerkauen; bei Hunden, die nicht gehorchen, weglaufen, nicht kommen, wenn man sie ruft; für Hunde, die ständig an der Leine zerren; gegen Arthritis, Hüftgelenksdysplasie oder Schwäche in den Hüftgelenken und für Hunde, die Schwierigkeiten beim Reinigen der Zähne machen.

Katzen: Für Katzen, die nicht angefaßt werden möchten oder Fremde nicht leiden können; um die wilde Katze zu zähmen; für Katzen, die ihre Krallen zu sehr benutzen (wenn dieses Verhalten auftritt, muß man besonders auf die Pfoten achten).

Pferde: Für Pferde, die Probleme beim Beschlagen und Putzen haben; Schwierigkeiten beim Satteln und Aufsteigen; bei Kopfscheuheit, Zurückwerfen oder Sturheit gegenüber dem treibenden Schenkel; bei trägen Pferden und solchen, die nervös auf Neues oder fremde Gegenstände reagieren; bei Unaufmerksamkeit und mangelnder Konzentrationsfähigkeit; wenn es nicht ruhig stehenbleiben kann; bei Pferden, die keine Rampe hochgehen wollen; bei zu hoher Kopfhaltung und Kopfschlagen; wenn ein Pferd nicht in Balance geht.

Der TTouch bei Furcht vor Kontakt

Es gibt verschiedene Wege, mit einem Tier oder einem Menschen zu arbeiten, das oder der Angst vor Berührungen hat. Wichtig ist zuerst, daß man beim Annähern den Handrücken nimmt und nicht die Innenseite. Die Rückseite der Hand stellt offensichtlich, nicht nur im Hinblick auf Greifen und Festhalten, eine weit geringere Bedrohung dar, sie scheint außerdem auch weniger persönliche Energie weiterzugeben als die Innenseite.

Wenn das Tier Angst hat, sollte man die ersten TTouch-Kreise schnell, leicht und weit auseinanderliegend machen. Die ersten sechs bis acht Kreise sollten nur Dreiviertelzirkel sein, der Sechs-Uhr-Punkt auf jeden Fall parallel zum Boden. Wenn das Tier den TTouch annimmt, verlangsamt man und macht wieder den ganzen Eineinviertel-Kreis.

Und wenn es auch mit diesem leichten Zirkel nicht geht, versucht man es mit dem Feder-TTouch. Man muß sich nur vorstellen, Federn würden eine Verlängerung der Finger sein und mit diesen würde man den Körper wie im Vorbeiflug berühren, sie sofort wieder wegnehmen und den Vorgang wiederholen. Da der Kontakt so leicht und flüchtig ist, kann das Nervensystem nicht wie gewohnt reagieren und wird bald die Furcht vor der Berührung verlieren. Nach dieser Feder-Behandlung sollten drei bis vier Dreiviertelkreise folgen und danach ganz leichte »Wolken-Leopard«-Zirkel.

Es kommt aber auch vor, daß ein Tier oder ein Mensch aus verschiedensten Ursachen keinerlei Körperkontakt zuläßt. Für mich heißt das, auf meine Kollektion von Stofftieren zurückzugreifen. Ich ziehe dann meist ein großes, weiches Spieltier mit dicken Pfoten hervor. Mit einer der Stofftierpfoten wird abgestützt und der Kontakt hergestellt. Mit der anderen Pfote werden dann die Kreise gemacht, als wenn es die eigene Hand wäre. Fehlt die Intensität des direkten Kontaktes, schwindet auch langsam die Furcht vor Berührung, das Tier oder der Mensch entspannt sich und genießt den TTouch.

TTEAM-Ausdrücke

Das Körperband

Für Hunde: Durch das Körperband lernen die Hunde ihre Grenzen besser kennen, bekommen mehr Bewußtheit für ihren Körper und somit auch mehr Sicherheit. Die Bandage hilft den Hunden in Balance zu kommen. Das Körperband kann hilfreich sein bei Hunden, die Angst vor Geräuschen, wie z. B. Gewitter, Staubsauger und Schüssen, haben. Es gibt scheuen Hunden mehr Selbstbewußtsein und bei nervösen Hunden verbessert es die Selbstkontrolle. Außerdem kann es agressiven Hunden und Angstbeißern helfen. Es verbessert die Bewegung und unterstützt Hunde mit Arthrose beim Aufstehen, Treppensteigen, etc.

Für die meisten Hunde verwenden wir eine 10 cm breite elastische Bandage. (Bei sehr kleinen Hunden ist die Bandage schmaler.) Die Bandage kommt aus dem human-medizinischen Bereich und wird normalerweise z. B. für das Bandagieren eines Beines verwendet.

Es gibt viele verschiedene Möglichkeiten, das Körperband anzulegen; ich möchte hier allerdings nur unsere meistverwendete zeigen: Wir legen die Mitte des Bandes um die Brust, kreuzen es über dem Rücken, führen es auf der Innenseite der Hinterbeine durch, bringen es von dort in Richtung der Flanken zurück, schlingen es einmal um die Bandage an der Seite und verbinden dann die Enden mit einer Sicherheitsnadel auf dem Rücken. Bei manchen Hunden benötigt man für die erste Kreuzung hinter der Schulter auch eine Sicherheitsnadel, da sonst die Bandage verrutscht.

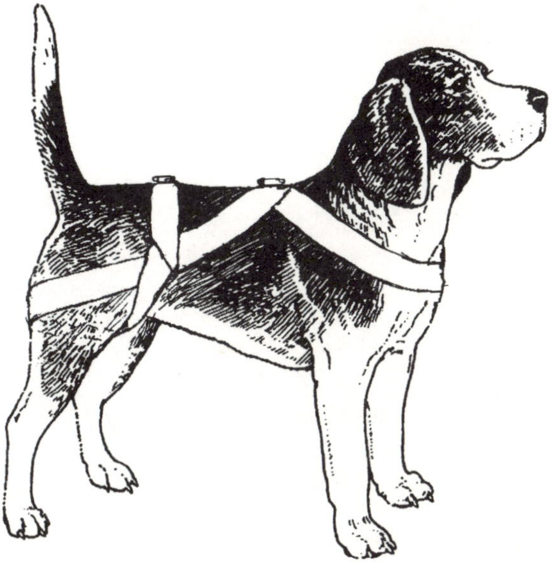

Das Körperseil vermittelt dem Hund ein Gefühl für den ganzen Körper, von der Schulter über die Brust und den Rücken zum Hinterteil. Dieses Gefühl ist bei einem Hund, der Angst hat, unsicher in seinem Umfeld ist oder mangelndes Selbstvertrauen hat, nicht vorhanden. Falls der Hund aus dem Seil schlüpft, kann man auch eine etwa 180 cm lange elastische Binde für diese Übung verwenden.

Für Pferde: Wie auch bei Hunden, nehmen wir das Körperseil, um den Pferden ein Empfinden für den ganzen Körper zu vermitteln. Nervöse Pferde werden ruhiger und finden ihr Gleichgewicht wieder, und Koordinationsvermögen und Gang werden verbessert.

Chunking (schrittweises Lernen)

Diesen Begriff haben wir aus der Sprache der Neurologen übernommen. Er beschreibt die Aufteilung einer gestellten Aufgabe in mehrere Teile, die das Tier besser erfüllen kann. Jeder kleine Teil, der erfolgreich geschafft ist, stärkt das Selbstvertrauen und macht die nächste Lernstufe einfacher. Am Ende steht dann eine erfolgreich bewältigte Aufgabe. Mit anderen Worten, wenn man etwas von seinem Tier verlangt, was es so noch nicht kann, muß man ein paar Lernschritte zurückgehen und nur einen kleinen Teil der Aufgabe verlangen, vielleicht auch auf einem anderen Weg, als ursprünglich geplant war. Selbst wenn es sich scheinbar widersetzt, sollte man eher von Nichtverstehen ausgehen und dem Tier nochmals eine Chance geben.

Ohrarbeit

Als ich 1958 das erstemal erfolgreich bei einer lebensbedrohenden Kolik die Ohrarbeit angewendet hatte, war ich mir der Bedeutung noch nicht bewußt. Erst ab 1981 habe ich die Arbeit am Ohr von der Basis zur Spitze in verschiedenen Fällen angewandt, bei Kolik, Schock infolge von Verletzung oder Krankheit, Erschöpfung, Unterkühlung und Altersproblemen.

In den letzten Jahren haben wir die Ohrarbeit bei den unterschiedlichsten Tierarten eingesetzt, dazu gehören zum Beispiel Pferde, Hunde, Katzen, Ziegen, Schafe, Kühe, Esel, Bären, Lamas, Geparden, Schneeleoparden und Vögel (um die Ohröffnungen) – und eben auch Menschen.

Nach Theorien aus dem Bereich der Akupunktur spiegelt das Ohr den ganzen Körper im kleinen wider, und vielleicht erklärt diese Theorie, warum der TTouch in diesem Bereich so erfolgreich ist.

Wie: Das Ohr wird vorsichtig zwischen Daumen und leicht gekrümmtem Zeigefinger gehalten, und es wird von der Basis zur Spitze entlanggestrichen, wobei kein Teil ausgelassen werden soll. Vor allem die Spitze ist wichtig, da hier der Punkt zur Schockbehandlung liegt. Wenn es ein sehr kleines Tier ist, sollten der Daumen und die Spitze des Zeigefingers genommen werden.

Arbeite ich an einem Ohr, habe ich immer das Empfinden, das zarte Blütenblatt einer Rose zwischen den Fingern zu halten.

Bei Verletzung ist es hilfreich, zuerst »Waschbär«-Kreise an der Ohrinnenseite zu machen und dann mit den langen Strichen weiterzumachen.

Halti

Es ist eine Ausbildungshilfe für wilde und starke Welpen sowie auch für Hunde, die ständig an der Leine zerren oder einfach überaktiv sind. Beim »Halti« kann der *brave* Hund hecheln, gähnen oder bellen. Wenn er aber zieht, kämpft oder versucht zu beißen, schließt das »Halti« das Maul und zieht den Kopf in die andere Richtung, das Problem tritt gar nicht erst auf. So kann man den Hund schmerzlos und einfach kontrollieren, und er bekommt Respekt vor der Leine.

Wie: Um Widerstand und Angst vor Druck zu vermeiden, sollte man den Hund gut auf das »Halfter« vorbereiten, am besten mit »Waschbär«-Kreisen über das ganze Maul. Die Leine darf niemals ausschließlich am »Halti« befestigt werden. Statt dessen sollen zwei Leinen befestigt werden, die eine am Halsband und die andere am »Halti«.

Es muß sehr darauf geachtet werden, daß am »Halti« nicht zu fest gezogen oder gerissen wird, damit das Maul nicht unnötigem Druck ausgesetzt ist und der Hund sich verletzt. Nach ein paar Übungen kann auf das »Halti« verzichtet werden, der Respekt vor der Leine wird größer sein, und der Hund kann die Signale am Halsband besser verstehen.

Das »Halti« soll als freundliche Trainingsmethode angesehen werden, nicht als eine Bestrafung. Bei Hunden mit kurzer Schnauze, z. B. Boxer oder Bulldoggen, verwendet man statt dessen den »Gentle Leader«.

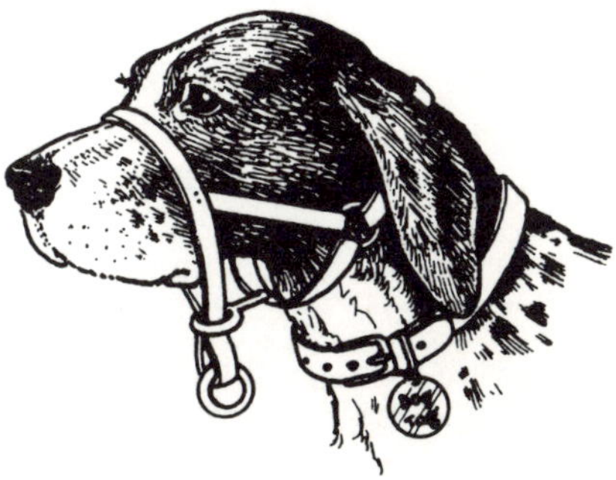

Arbeit am Maul

Am Maul eines Tieres zu arbeiten ist der schnellste und effektivste Weg, um eine dauerhafte Verhaltensänderung bei Tieren zu erreichen, die sich widersetzen oder emotionale Probleme haben. Wir haben diese Technik erfolgreich eingesetzt bei vielen Tierarten, zahmen und exotischen, Pferden, Katzen, Hunden, Lamas und Rhinozerossen, Tigern, Affen und Geparden.

Wir finden, daß ein bis zwei Sitzungen des TTouch am Maul, jeweils fünf bis zehn Minuten lang, oft ausreichen, um Gewohnheiten wie Beißen, die Kauphase bei Welpen oder Maulprobleme bei Pferden zu ändern.

Wie: Das Maul ist neurologisch mit dem limbischen System verbunden, welches wiederum die Emotionen kontrolliert. Bearbeitet man also das Maul mit kleinen, weichen Kreisen, läßt die Finger vorsichtig über das Zahnfleisch gleiten und macht Kreise außen und innen an den Lippen, kann auf Dauer Verhalten wie Übersensibilität, Angst, Aggression und Angstbeißen verändert werden.

Achtung: Es ist natürlich Vorsicht geboten bei aggressiven Hunden oder ähnlich gefährlichen Tieren. Bei Vorbehalten hinsichtlich der eigenen Sicherheit empfehle ich sehr, zuerst mit Übungen wie »Die Brieftaube« oder »Tiger zähmen« anzufangen, so daß das Tier unter Kontrolle ist und man aus der Entfernung mit den Stäben beginnen kann. So kann ein Tier beruhigt und auf weitere Übungen vorbereitet werden; und man merkt, wann der TTouch mit der Hand vom Tier akzeptiert wird. Ist es in der richtigen Position, wird etwas Weiches über das Ende des Stabes gebunden, und man beginnt, die Kreise über den Kopf bis hin zu den Lippen zu machen.

Man achte darauf, daß der Kopf des Tieres gesenkt ist und die Atmung ruhig. Auch auf die eigene Atmung muß geachtet werden, nicht zu vergessen der beruhigende »Singsang«.

Hindernisse

Bodenstangen (zehn bis fünfzehn Zentimeter dick und dreieinhalb Meter lang), PVC-Rohre (Kunststoffrohre, die anstelle der Stangen genommen werden können), Kegel, Rampen, Autoreifen und Plastik, alles kann auf verschiedene Weise hingelegt und benutzt werden, um Verhaltensweisen und Bewegungen zu verändern. Die Tiere müssen die wechselnden Hindernisse »durchlaufen«.

Hochgelegte Stangen in unterschiedlicher Anordnung unterstützen nicht nur die Koordination, Beweglichkeit und Konzentration, sondern können auch bei neurologischen Schäden hilfreich sein. Bei Kenyon, dem Bär (Seite 220), haben wir parallele Stangen in Höhe von zwanzig Zentimetern hingelegt, so daß er beim Überklettern Rücken und Schultern auf ungewohnte Weise benutzen mußte.

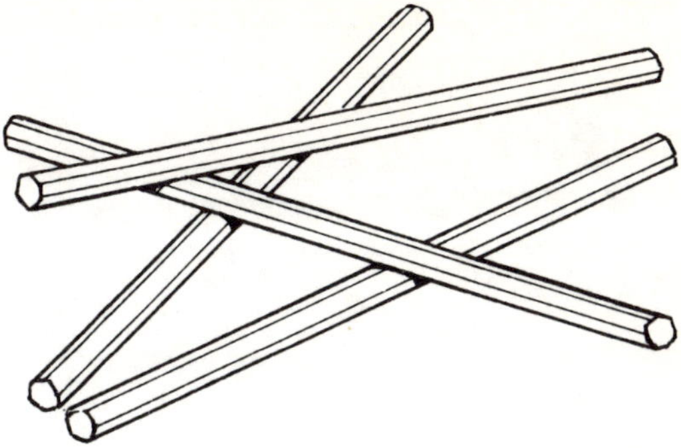

PVC-Rohre von zirka sieben Zentimetern Durchmesser und auf eine Länge von gut eineinhalb Metern zugeschnitten, sind für Hunde gut geeignet. Sie sind leicht zu stapeln und zu verlängern, indem man sie mit Plastikmanschetten verbindet, die im Handel erhältlich sind.

Hochgestellte Stangen

Eine Übung, die sowohl für Pferde als auch für Hunde geeignet ist.

Für Pferde: Die Stangen werden wie abgebildet aufgestellt: So, daß Pferde, die sich leicht ablenken lassen, konzentriert durch die Hindernisse gehen und dem Menschen mehr Aufmerksamkeit schenken müssen.

Für Hunde: Die Plastik- und Holzstangen werden willkürlich quer übereinandergelegt, so daß der Hund seinen Weg hindurchfinden muß. Er kann nicht einfach hindurchlaufen, sondern muß überlegen, bevor er einen Schritt macht. Er kann sich auch nicht zwischen den Stangen hinsetzen, sondern muß herausfinden, wie er sich hindurchbewegen kann.

Labyrinth

Ein Irrgarten in verschiedenen Ausführungen mit mindestens sechs Dreieinhalb-Meter-Stangen; er wird benutzt, um sowohl dem Tier als auch dem Besitzer oder Führer zur Mitarbeit und Partnerschaft zu verhelfen. Die Tiere, und da besonders Pferde und Hunde, sollen lernen zu gehorchen, ihr Gleichgewicht zu finden, Kontrolle über sich selbst zu erlangen sowie Konzentration, Geduld und Genauigkeit bei der Ausführung. Das Labyrinth wird auch in der Rehabilitation angewendet, wenn neurologische Schäden die Bewegungen beeinträchtigen (Seite 57).

Für Hunde: Beim Aufbau eines Irrgartens für Hunde können Plastikrohre, die zusammengesteckt werden, Bambusstangen oder lange Stäbe genommen werden. Die Stangen oder Hindernisse sollten acht bis zehn Zentimeter dick sein.

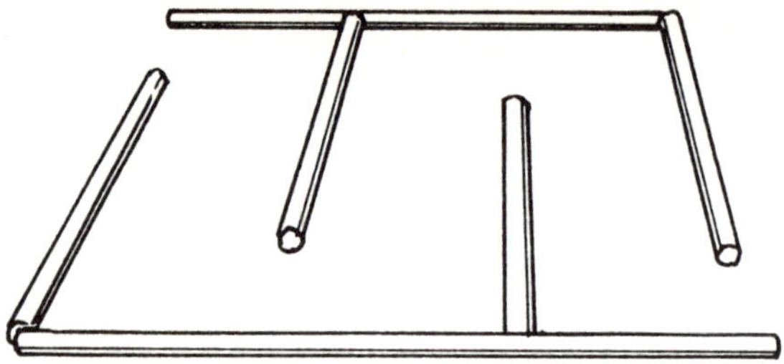

Für Katzen oder kleine Tiere kann man Bleistifte, Schnüre oder Stöckchen als Material nehmen.

Ich benutzte das Labyrinth zuerst, um Grenzen abzustecken, die die Aufmerksamkeit eines Pferdes auf nicht gewohnte Weise beanspruchen würden. Man beginnt, indem man das Pferd oder ein anderes Tier in das Labyrinth führt, es zwei, drei Schritte gehen und dann anhalten läßt, dann wieder zwei, drei Schritte, anhalten usw. Dem Tier wird dabei mit einem leichten Signal gezeigt, daß es stehenbleiben soll, entweder mit der Kette (wenn es ein Pferd ist), mit einer Bewegung des Stabes vor der Nase oder durch ein Anticken an der Brust. Diese Bewegungen, die das Tier lehren, sich zurückzuhalten, die Schritte zu verkürzen und die Bewegungen zu stoppen, fördern Balance und Konzentration.

Wenn das Tier die Schritt- und Halt-Befehle akzeptiert hat, gehen wir über zu den Halb-Schritten: Es soll die Bewegungen selber verkürzen. Ziel ist die Selbstkontrolle des Tieres. Machen wir es nicht wie eben beschrieben, sondern gehen einfach mit dem Tier durch das Labyrinth und um die Ecke, so ist es zwar aufmerksam, langweilt sich aber schon nach kurzer Zeit. Die kurzen Zeichen zum Anhalten lassen das Tier stoppen, während es sich im Gleichgewicht befindet, und die verkürzten Schritte verhindern Langeweile. Wir haben auch in einem »Biofeedback«-Experiment herausgefunden, daß das Verlangsamen der Schritte eines Pferdes bei einer 90-Grad-Wendung die Beta-Ströme aktiviert, was nicht passiert, wenn es in normaler Geschwindigkeit geradeaus geht (Beta-Ströme sind aktiv bei Denkvorgängen und beim Lösen von Problemen).

Was wir gerne erreichen wollen in diesen Bewegungen, ist, daß die Hinterfüße denselben Weg gehen wie die Vorderfüße und der Rhythmus der Bewegungen gleichmäßig, ruhig und ohne Unterbrechung weitergeht. Nervöse Tiere neigen zum Stopp an der Biegung, machen zwei, drei Schritte mit den Vorderbeinen, bevor die Hinterbeine folgen, ein Zeichen für mangelnde Koordination in der langsamen Bewegung. Beim vierten Gang durch das Labyrinth ist diese Tendenz normalerweise verschwunden.

Die Begrenzungen im Labyrinth scheinen auf Hunde wie auch auf Pferde eine beruhigende Wirkung zu haben, und überaktive Tiere werden meist gelassener. Katzen oder kleinere Tiere kann man mit dem Radiergummiende eines nicht angespitzten Bleistiftes durch das Labyrinth führen, indem man ihn wie einen Stab benutzt.

Führkette (für Pferde)

Eine zirka fünfundsiebzig Zentimeter lange Kette, die mit einem ein Meter achtzig langen weichen Nylonseil verbunden ist, wird so am Halfter befestigt, daß die Kette über den Nasenriemen des Halfters läuft. Das Pferd wird dadurch veranlaßt, den Kopf zu senken, damit ist der Fluchtinstinkt unterbrochen, und der Führer des Pferdes kann feine, klare und deutliche Signale geben, ohne Gewalt zu gebrauchen. Die Führkette soll nur als sanfter Befehl und in Verbindung mit der Gerte gesehen werden, es soll nicht gezerrt, gerüttelt oder daran gezogen werden.

Schwanz- oder Schweifarbeit

Die Arbeit am Schweif hat viele Anwendungsbereiche. Das sanfte Ziehen, Halten und Wieder-Loslassen im Zusammenhang mit Kreisen am Schweifansatz, darunter und darüber, kräftigen Rücken und Hinterhand und bauen vorhandene Steifheit ab. Offensichtlich wird auch Furcht damit beeinflußt, besonders bei Pferden und Hunden, die bei Angst den Schwanz zwischen die Hinterbeine klemmen.

Wir haben herausgefunden, daß, wenn man die Schweifhaltung des Tieres ändert, sich auch sein Verhalten in Angstsituationen verändert. Zum Beispiel hatten wir unzählige positive Resultate, wenn wir genau zu diesem Problem die Arbeit am Schweif intensiv durchführten, wie bei Lärm (Schüssen oder Gewitter), Angstbeißen, Aggression oder scheuen Tieren.

Bei Huftieren war der Erfolg ähnlich groß, und die Schweifarbeit verminderte das Auskeilen.

Bei nervösen Hunden und Pferden ist es hilfreich, die Furcht vor allem Neuen herabzusetzen. In der Zucht kann diese Methode unterstützend wirken, wie auch bei Untersuchungen des Tierarztes in diesem Bereich. Tatsächlich ist die Arbeit an Basis und Ansatz des Schwanzes/Schweifes bei Hündinnen oder Stuten eine Erleichterung für den Deckakt, speziell bei jungen und nervösen Tieren.

Bei Welpen mit kupierten Schwänzen helfen sanfte Kreise um den Schwanz, die Nervosität und Unausgeglichenheit zu vermindern.

Das »Summen«

Wir summen, um mit unserer Stimme die Nerven und den Atem des Tieres wie auch des Menschen, der mit ihm arbeitet, zu beruhigen. Die Worte werden gedehnt und ruhig ausgesprochen, wie »guuut«, »braaav« oder »steeeh«. Diese Art der Kommunikation baut Spannungen ab und bringt Tier und Besitzer in eine ausgeglichene Stimmung.

Die gedehnten, langen Worte bilden eine Stimmung voller Vertrauen und Ruhe – im Gegensatz zu kurzen, scharfen Worten, die zwar sofortigen Gehorsam verlangen, doch das Tier »hält den Atem an« und erstarrt in der Bewegung. Das »Summen« gilt als positive Trainingshilfe bei der Erziehung eines Tieres – im Gegensatz zu einem Training, das auf Furcht aufgebaut ist.

Der Stab

Der TTEAM-Stab ist eine Gerte, die ein Meter zwanzig lang ist (fünfundneunzig Zentimeter für Hunde), stabil, leicht und gut ausbalanciert – nicht zu steif, aber auch nicht zu biegsam. Alle TTEAM-Gerten sind weiß, weil diese Farbe offensichtlich einen guten Effekt auf Tiere hat. Am einen Ende sitzt ein kleiner, harter knopfähnlicher Knauf, der gute Dienste leistet, wenn auf die Entfernung Kreise gemacht werden müssen.

Da die meisten Leute mit der Bezeichnung *Gerte* Bestrafung assoziieren, gebrauchen wir unsere *Stäbe*, um den TTEAM-Geist, wie er gemeint ist, zu vermitteln. Für uns ist der Stab lediglich die Verlängerung unseres Armes; ein Tier berühren, um es zu beruhigen und damit es aufmerksam wird, ihm Sicherheit zu geben und Signale weiterzugeben. (Manchmal wird ein Tier durch diese leichten Berührungen so schnell ruhig, daß es wie ein Wunder wirkt.)

Drei TTEAM-Positionen

Der Dingo

ist eine Haltung, die wir einnehmen, wenn wir ein Tier lehren, geführt zu werden und leicht vorwärts zu gehen, wenn wir es darum bitten.

Der Stab wird in der rechten Hand gehalten (wenn man auf der linken Seite des Tieres steht). Arbeitet man mit Pferden oder Huftieren, wird die Kette ein paar Zentimeter vom Halfter entfernt in die linke Hand genommen; das gleiche gilt für Hunde oder kleinere Tiere. Der Stab wird nun in zwei Streichbewegungen über den Rücken geführt, und das »Vorwärts«-Zeichen an der Kette mit einem kurzen Ziehen-und-loslassen-Signal folgt sofort. Nochmals unterstützt man mit einem Doppel-»tip-tip« des Stabes auf dem Hinterteil.

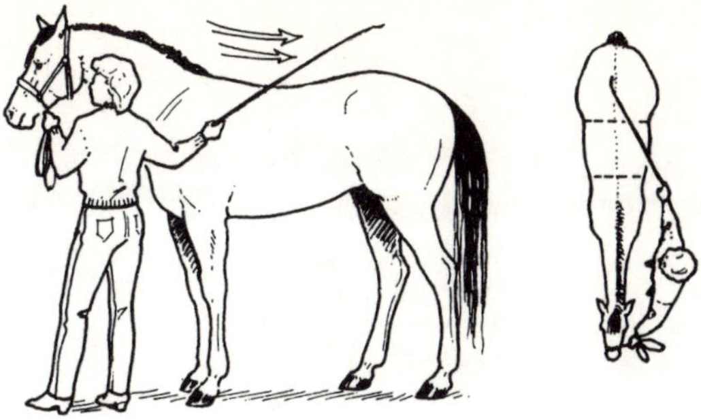

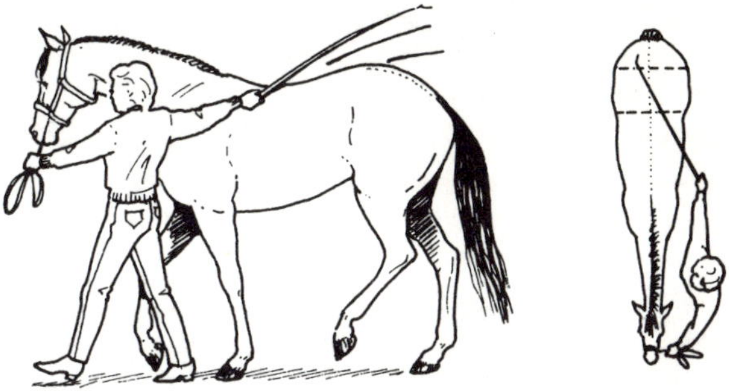

Die langen Striche über den Rücken beruhigen das Tier und lassen es seinen Körper als Ganzes fühlen. Der »Dingo« ist gut für Tiere, die Probleme haben beim Führen, ob sie nun zurückziehen oder stur an einem Platz stehenbleiben.

Die Brieftaube
(*Journey of the* Homing *Pigeon*)

Für Hunde und Huftiere: Bei dieser Übung braucht man zwei Personen, eine auf jeder Seite. In dieser Stellung wird die Aufmerksamkeit des Tieres geteilt, sie unterbricht festgefahrene Verhaltensmuster und unterstützt in hohem Maße die Fähigkeit zu lernen. Tiere, die auf diese Weise gearbeitet werden, sind viel schneller zur Zusammenarbeit bereit als Tiere, die nur mit einer Person arbeiten.

Für Pferde: In dieser Position wird der Fluchtinstinkt schnell überwunden, das Pferd konzentriert sich, wird gehorsamer und ausbalancierter. Die führende Person lernt, auch auf der entgegengesetzten Seite des Tieres zu arbeiten, und das Pferd lernt, daß auf beiden Seiten jemand mitgeht.

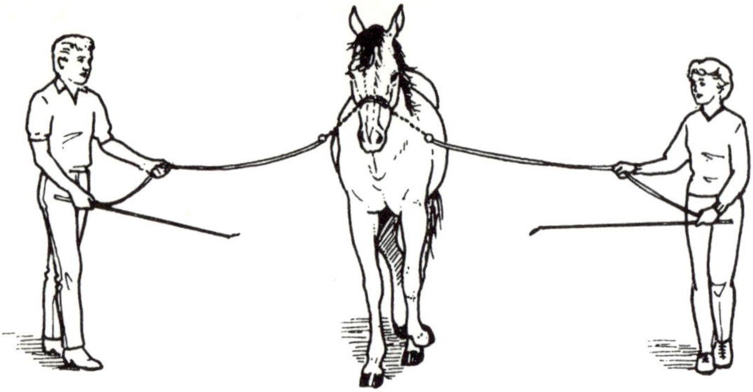

Für Hunde: Die »Brieftaube« ist speziell wirkungsvoll bei Hunden, die scheu und nervös sind, Angst vor Lärm haben, aggressiv oder Angstbeißer sind (Hunde, die nach Fremden aus Nervosität schnappen oder beißen). Die Stellung erlaubt einem, den Hund aus der Entfernung zu berühren. Wenn er ruhiger geworden ist und man sein Vertrauen gewonnen hat, kann mit dem TTouch am Körper weitergemacht werden.

Wie: Eine Leine wird auf jeder Seite des Halsbandes oder des Halfters eingehakt. Beide Führpersonen halten den Strick in den Händen und sind weit genug vom Tier entfernt, damit es keine Platzangst bekommt: bei Pferden und Hunden ungefähr sechzig Zentimeter bis einen Meter zwanzig, abhängig vom Verhalten des Tieres. Der Stab wird auf der linken Seite in der linken Hand und auf der rechten in der rechten Hand gehalten.

Um vowärts zu gehen, streicht einer mit dem Stab über die Brust des Pferdes und geht dann etwas vor. Die Gerte wird nun etwa einen halben Meter entfernt in Nasenhöhe des Tieres gehalten, damit es sich darauf konzentriert. Dann wird die Gerte nach vorne geführt, um so den Weg zu zeigen, der gegangen werden soll. Nach einigen Schritten hält man an, indem man sanft auf die Brust tippt und ein ruhiges Kommando im Summton gibt, etwa »steeeh« oder »haaalt« (scharfe Worte bringen das Tier dazu, sich zu verspannen und den Atem anzuhalten).

Beide »Führer« wechseln sich in den Stellungen ab, die »passive« Person geht auf ihrer Seite mit, bis es Zeit ist zu wechseln. Wenn das Tier sich nach den Aufforderungen der »aktiven« Person nicht bewegt, kann die »passive« es durch Streichen über den Rücken und Antippen des Hinterteils von seiner Seite her aktivieren.

Anmerkung: Bevor man mit der »Brieftaube« anfängt, muß man untereinander klären, wer das Tier übernimmt, wenn es sich wehrt. In der Regel ist es die Person mit den meisten Erfahrungen, bei Pferden auch eher derjenige, der links geht, da das die gebräuchlichere Seite ist. Man muß auch gut untereinander abstimmen, wann gedreht, gestoppt wird.

Den Tiger zähmen
(Taming the Tiger)

Diese Methode ist nützlich für Besitzer, Pfleger und Tierärzte, die mit einem Tier arbeiten wollen, das zu nervös, ängstlich oder aggressiv ist, um ohne zusätzliche Sicherheitsvorkehrungen behandelt zu werden. Sie ist ausgezeichnet geeignet, um einem Tier das Stillstehen beizubringen.

Sie ist auch besonders angebracht, wenn jemand alleine ist, zu seiner oder ihrer Sicherheit und um das Pferd, das zum Beißen, Zurückwerfen, Ausschlagen und Kopfhochreißen neigt, ohne Gewalt beherrschen zu können.

Wie: Man stellt das Tier in kurzer Entfernung von einem Pfosten oder einer Mauer auf, an welcher ein Ring befestigt ist. Jetzt wird eine Kette am Halsband oder Halfter des Tieres befestigt. An der dem Pfosten oder der Mauer zugewandten Seite wird ein zirka fünf Meter langes Seil – abhängig von Größe und Tierart – ebenfalls am Halsband/Halfter befestigt. Dann wird das Seil um den Pfosten oder durch den Ring gezogen, zurück durch Halsband/Halfter, unter dem Kinn des Tieres und in die Hand des Führers, der ja schon die Kette in seiner Hand hält. Beide, Kette und Seil, werden in einer Hand gehalten, getrennt durch einen Finger.

So kann jede Bewegung des Tieres kontrolliert werden. Ein leichter Kontakt zum Tier ermöglicht es, es in seine Schranken zu weisen. Gibt es den Widerstand auf und beginnt zu arbeiten, kann der Druck der Stricke geändert werden. Das Ziel ist, das Tier dazu zu bringen, die Einschränkung zu akzeptieren, vor der es sich so fürchtet. Wenn das Pferd ziehen will, benutzt man den Dingo mit Überstreichen und Antippen, um diese Reaktion zu stopen.

Anmerkung: Diese Haltung kann auch gut sein für Schautiere, die ruhig die Richter-Untersuchung über sich ergehen lassen müssen.

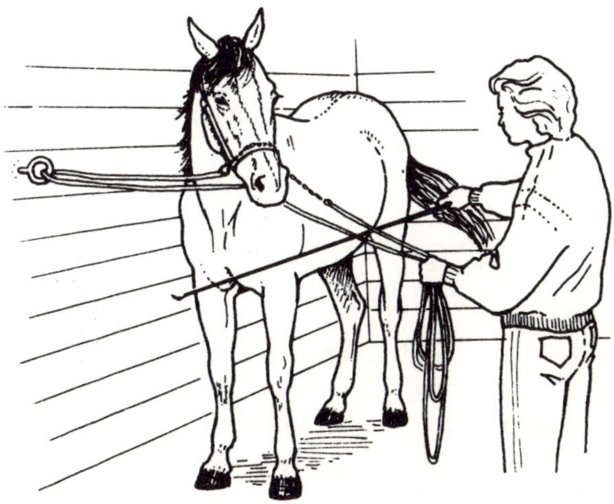

Lernvorgänge

Ich werde oft gefragt, wie es möglich ist, daß ich mit jeder Kreatur arbeiten kann, der ich gegenübergestellt werde – sei es ein Tiger, ein Pferd, eine Schlange, ein kleiner Vogel –, so viele verschiedene Tiere, so viele unterschiedliche Arten. Die wunderbare Vielfalt des Lebens scheint nach genausoviel unterschiedlichen Antworten zu fragen. Doch was den TTouch so leicht möglich macht, ist, nicht die Aufmerksamkeit auf das zu lenken, was trennt, sondern was verbindet.

Wenn ich in die Welt eines bestimmten Tieres trete, will ich mich ihm ohne Druck nähern. Statt in dem TTouch eine Bewegung zu sehen, die *ich an* dem Tier mache, sehe ich in den Kreisen eine Möglichkeit, Harmonie auf Zellebene herzustellen; meine Zellen treten in Verbindung zu denen des Tieres. Auf dieser zellulären Ebene sind Wesen sich nicht mehr fremd, das Gefühl für Gemeinsames bleibt das gleiche, ob ich nun mit einer Rennmaus, einem Luchs, einem Kätzchen oder einem Elefanten arbeite.

Natürlich möchte man, wenn diese Kontaktebene aufgebaut ist, auch in der Lage sein »zuzuhören«, den Empfänger sozusagen auf Feineinstellung bringen. Kommunikation ist, wenn etwas in beiden Richtungen funktioniert. Man muß nicht nur wissen, wie man den TTouch macht, sondern auch, wie es sich anfühlt. Wir fanden heraus, daß die Erfahrung unschätzbar ist, die man in den ersten Lektionen macht, wenn man die Vielfalt der Experimente und »feedbacks« mit Freunden ausprobiert.

Die Teilnehmer meiner Lehrgänge gruppiere ich paarweise und schlage vor, daß jeweils einer oder eine sich vorstellt, ein Pferd zu sein und damit auch Empfänger(in) der Kreise. Nach zehn Minuten werden die Rollen getauscht. Die »Pferde-Person« soll so reagieren, wie sie die Kreise empfunden hat: weglaufen, buckeln, ausschlagen oder beißen, wenn es unangenehm oder schmerzhaft war, oder sich entspannen, die Augen schließen, wenn es ein Vergnügen gewesen ist und Spannungen abgebaut wurden.

Was sich dabei herausstellt, ist, daß es sehr große Unterschiede gibt. Manche Menschen reagieren ganz sensibel auf einen »Hauch« von TTouch, während bei anderen der Druck viel schwerer sein muß. Wenn diese Tatsache akzeptiert wird, muß man auch davon ausgehen, daß Tiere ebenso unterschiedlich sind. Ein Lebewesen mit dem TTouch zu erforschen, kann also auch Aufschluß über sein sonstiges Verhalten geben.

Der richtige Druck

Ein Druck von vier oder fünf ist der beste Weg, TTEAM zu erforschen, die Reaktion auf den TTouch herauszufinden, gleichgültig ob bei Tier oder Mensch. Man kann von da aus in beide Richtungen gehen, um den genau richtigen Druck für den Empfänger des TTouch zu finden. Zum Beispiel übernimmt einer die Rolle des »Pferdes«, ich bearbeite die Schulter mit einem Druck von zwei, und er oder sie weicht mir aus. Für mich heißt das, die Person ist übersensibel, vielleicht aufgrund einer alten Verletzung oder einer bestimmten Haltung der Schulter, oder eine Entzündung ist die Ursache.

Als Antwort würde ich meine Hände so einsetzen, daß Sensibilität und Furcht abgebaut werden können. Mit dem gleichen leichten Druck würde ich den »Liegenden Leopard« nehmen, um durch die Wärme meiner Handfläche Zuversicht auszustrahlen, dann den »Python-Griff«, um die Atmung leicht und regelmäßig werden zu lassen. Wenn Furcht und Unbehagen verschwinden, wird ein Druck von fünf gewöhnlich angenehm oder sogar zum Genuß.

Oder ein Beispiel vom anderen Ende der Skala: Wenn ich den Druck von fünf bis hoch zur Neun oder gar Zehn erhöhe und die Reaktion schlaff und minimal bleibt, dann wäre der richtige Weg ein »Bär«-TTouch, der es mir erlaubt, tiefer in die Körperregionen einzudringen, die unsensibel sind, ohne daß diese wirklich einen stärkeren Druck benötigen. Mit diesem »Tiefen-TTouch« kann man den Zellen ermöglichen, wieder etwas zu fühlen; das Nervensystem bekommt die Chance zu antworten, und die Sensibilität wird dadurch erhöht.

Wenn Menschen den TTouch aneinander ausprobieren, empfehle ich, nur an einer Körperseite zu arbeiten, der Vergleich des »davor und danach« ist dann eindrucksvoller. Man kann feststellen, daß der Arm, der mit dem »Python-Griff« bearbeitet wurde, viel leichter und beweglicher ist als der auf der anderen Seite. Der Sitzung schließt sich eine Diskussion an, in der die »Pferdperson« zu ihrer bisher wortlosen Reaktion beschreibt, was sie gefühlt hat. Waren die Kreise rund genug? Waren sie gleichmäßig weich auf dem ganzen Zirkel? Waren sie zu schnell, zu langsam usw.

Wenn man selber an die Reihe kommt und »Pferd« ist, beobachte man genau, was störend ist bei dem TTouch, den der Partner gerade macht. Verspannt man sich selber in seiner Muskulatur, hält man die Luft an? Ist der Unterschied spürbar, wenn der Partner in die Kreise atmet und die Hand weich ist oder wenn er oder sie es nicht so macht?

Wenn man dann wieder die »menschliche« Rolle übernimmt, muß man erspüren, wann und wie der Körper des »Pferdes« auf die gegebenen Signale reagiert. Das »Pferd« wird zum Spiegel der eigenen Spannungen und Gefühle. Man muß dann die gemachten Erfahrungen austauschen, und ehe man sich versieht, ist der TTouch aus dem Theoretischen der gedruckten Anweisungen herausgewachsen und zur persönlichen Erfahrung geworden, die weiter ausgebaut werden kann mit dem Hund, der Katze, der Schlange, dem Pferd, dem Vogel oder der Rennmaus.

Bezugsquellen

Es gibt zwei TTEAM-Büros, eines in Neu Mexiko und eines in Kanada. Das erstere liegt fünf Minuten von meinem Haus entfernt und ist Zentrale für die TTEAM-Organisation, wozu auch »Animal Ambassador« gehört. Pamela, Joyce und ich »regieren« hier, erledigen Aufträge, Telefonate, erarbeiten Zeitpläne für Lehrgänge, beantworten Briefe, brüten Neues aus und kümmern uns um das Geschäft. Wir sind in einem Adobehaus untergebracht und haben einen weiten Blick über helles, blaugraues Land zu den fernen rosafarbenen Bergen. Das TTEAM-Gebäude ist schon von weitem gut erkennbar durch die Flaggen vieler Nationen, die über dem Giebel flattern. Hat man es betreten, wird man von einer Horde verspielter Affen begrüßt – unser Büro ist auch gleichzeitig Rehabilitationszentrum für Menschenaffen, die aus Versuchslaboratorien stammen.

Das Büro in Kanada wird von meiner Schwester Robyn Hood, ihrem Mann Phil Pretty und Assistentin Christine Schwartz geleitet. Es ist das »Herzstück«, denn dort entsteht der TTEAM-Newsletter. Robyn und ihre Crew beantworten ebenfalls Fragen, nehmen Aufträge entgegen und kümmern sich um den Verkauf. Ihr Büro liegt in einem wunderschönen Haus im Schweizer Stil mit Blick über die Weiden, auf denen neunzig Islandpferde grasen. Robyn hält und verkauft diese wunderbaren, kräftigen Pferde – einmal aus Freude an ihnen, zum anderen als weitere Aufgabe.

Dieses Buch ist gedacht als großer Überblick und Einführung in TTEAM und den Tellington-TTouch. Bitte, schreiben Sie uns. Wir möchten gerne hören, was der TTouch bei Ihren Tieren bewirkt hat. Wenn Sie gerne zusätzliche Informationen haben wollen, einschließlich einer Ausgabe des TTEAM- und/oder des »Animal Ambassador«-Newsletter, weiterführende Lehrgänge, eine Liste der Ausbilder aus Ihrer Region oder eine Liste von Videos, Büchern und Ausrüstungsgegenständen, schreiben Sie an:

TT.E.A.M.-Gilde
Bibi Degn
Hassel 4
D-57589 Pracht
Tel.: 02682/8886
Fax: 02682/6683

Register

Abalone TTouch 240
Abschied nehmen 197
Aggression 170 f
Aggression Hund 76, 89 ff
Aggression Katzen 51, 53
Aggression Lamas 170 f
Altersprobleme 58, 100
Animal Ambassadors International 81, 218
Atmen, bewußtes 32

Back lifts 251
Baden 94 ff
Bär-TTouch 238
Bären 218 ff
Bauch heben 250
Bauernhof 157 ff
Bear TTouch 238
Bellen 93 f
Belly Lifts 250
Berserk Syndrom 170 f
Bewußtes Atmen 32
Bewußtes Reiten 24
Bewußtsein 176
Bezugsquellen 268
Bodenarbeit 15, 25, 104, 108
Brieftaube 263
Bruns, Ursula 27
Bürsten 94 f
Butterfly TTouch 247

Chuckawalla 149 f
Chunking 256
Clouded Leopard TTouch 233

Delphine 177 ff
Dingo 262
Druck 31
Druck-Skala 32
Druckstärken 232 f, 266

Echse »Mr. Big Guy« 150
Einstellung, geistige 30
Elefant »Empress« 194 f
Elefant »Shanti« 188 ff
Elefanten 188 ff
Enten 166 ff
Equitana 19
Erste Hilfe 126
Esel 168 ff
Eule »Archimedes« 133 ff

Farm 157 ff
Feathering 240
Federleichte Bärenpranke 240
Federn 132 ff
Feldenkrais, Moshe 20, 104
Feldenkrais-Training 20
Fingerhaltung 31, 231 f
Flick of the Bear's Paw 239
Flucht 113
Fuchs 214
Führkette 261
Furcht 113, 253 f

Geburt 158 ff
Geburtshilfe Hunde, Katzen 163 f
Geburtshilfe Pferde 162 f
Geflügel 166 f
Gehirnwellen 176
Gehorsamstraining 75
Genesung 57
Gorilla 18, 196

Halti 257
Handhaltung 31, 231 f

Hauskatzen 45
Hindernisse 258
Horsemanship 24
Hufpflege 169
Hühner 166f
Hund »Blitzen« 91ff
Hund »Bonnie« 94f
Hund »Bud« 80ff
Hund »Jake« 193f
Hund »Lars« 76ff
Hunde 63ff
Hundeausbildung 75ff
Hütearbeit 99
Hyperaktivität 97f

Instinkte 113
Interspecies Communication 183

Journey of the Homing Pigeon 263

Kampf 113
Känguruhs 181f
Kater »Pooh« 47f
Kater »Tigger« 46ff
Katze »Gregory« 210ff
Katze »Sveata« 53
Katze »Wimsey« 58
Katzen 35ff
Katzen, unnahbare 45
Katzen, wilde 48ff
Kläffen 93f
Klapperschlangen 150ff
Kolik 122
Kommunikation mit Tieren 187f
Kontakt 52
Kontaktadressen 268
Kontaktscheue 254
Kopf senken 114f
Körperpflege, Hunde 94f
Körperseil 79, 255
Koyote »Mindy« 64ff
Koyoten 215f
Kuh »Gretchen« 164f

Labyrinth 78, 259
Lamas 169f
Lecken der Kuhzunge 242
Lernen, schrittweises 256
Lernfähigkeit 22
Lernvorgänge 266
Lick of the Cow's Tongue 242
Liegender-Leopard-TTouch 233
Lying Leopard TTouch 233

Maularbeit 99, 118ff, 258
Melkprobleme 164f
Muschel-TTouch 240

Nervenleistungen 26
Noahs langer Marsch 245

Ohnmacht 113
Ohrarbeit 103, 120ff, 256
Orkas 183ff
Ozelot »Zelda« 51f

Pferd »Maggie« 105ff
Pferd »Estrella« 199
Pferde 102ff
Pferdetraining 127ff
Python »Joyce« 145ff
Python-Griff 246

Raccoon TTouch 236
Rehabilitation 57, 214
Reiten, bewußtes 24
Reizbarkeit 89ff
Rennkuckuck 137f
Reptilien 143ff
Reviere 53
Rücken anheben 251
Ruhe 60

Schimpansen 224ff
Schlag der Bärenpranke 239

Schmerzen 89 ff, 113, 253
Schmetterlings-TTouch 247
Schnecken 174
Schneckengang-TTouch 236
Schneeleopard 42
Schock 253
Schockbehandlung 55 f
schrittweises Lernen 256
Schutzstation 214 ff
Schwan »Emily« 139 ff
Schwangerschaft 160 ff
Schwanzarbeit 261
Serval »Speedy« 37 ff
Snail's Pace TTouch 236
Sowjetunion 42, 125 ff
Spinnen-TTouch 248
Stäbe 49, 73, 90, 262
Stangen 289
Sterbehilfe 191 ff
Sterben 191 ff
Stöcke 39, 262
Summen 262

Taming the Tiger 265
Tarantula 248
TTeam 25, 27, 34, 230
Technik der Kreise 31 ff, 231 ff
Tellington Equine Awareness Movements 25, 27
Tellington-Jones Every Animal Method 34
Terrarientiere 155
Tierarzt 96 f
Tierstimmen 183 ff
Tierwaisen 223 ff
Tiger zähmen 265
Tiger-TTouch 244
Tod 191 ff
Toning 39
Trächtigkeit 160 ff
Trauern 192 ff
TTouch 230 f

Überaktivität 97 f

UdSSR 42, 125 ff
Unfälle 57

Verhalten, überaktives 97 f
Verletzungen 55 ff, 253
Verstopfung 149 f
Vögel 131 ff
Vögel halten 136

Wale 183 ff
Walgesänge 184 ff
Waschbär-TTouch 236
Welpen 99
Wildlife-Projekt 64
Wildtiere 213 ff
Wildvögel 136 ff
Wolken-Leopard-TTouch 233

Zellfunktionen 26, 29
Zernagen 91 ff
Zureiten 14, 104